Aart de Kruif · Rolf Mansfeld · Martina Hoedemaker

Tierärztliche Bestandsbetreuung beim Milchrind

Aart de Kruif
Rolf Mansfeld
Martina Hoedemaker

Tierärztliche Bestandsbetreuung beim Milchrind

47 Abbildungen, 15 Arbeitsblätter, 82 Tabellen

Mit einem Geleitwort von Eberhard Grunert

Ferdinand Enke Verlag Stuttgart 1998

Prof. Dr. med. vet. Aart de Kruif
Vakgroep Voortplanting, Verloskunde
en Bedrijfsdiergeneeskunde
Faculteit Diergeneeskunde
Universiteit Gent
Salisburylaan 133, B-9820 Merelbeke

Dr. med. vet. Rolf Mansfeld
Fachtierarzt für Zuchthygiene und Besamung
Dorfstraße 43c, D-30916 Isernhagen
Mitglied der "Arbeitsgruppe Tierärztliche Bestandsbetreuung" (Leitung: Prof. Dr. W. Heuwieser) an der
Tierklinik für Fortpflanzung der Freien Universität Berlin

Dr. med. vet. Martina Hoedemaker, Ph. D.
Fachtierärztin für Zuchthygiene und Besamung
Klinik für Geburtshilfe und Gynäkologie des Rindes
Tierärztliche Hochschule Hannover
Bischofsholer Damm 15, D-30173 Hannover

Die Deutsche Bibliothek – CIP-Einheitsaufnahme

Kruif, Aart de:
Tierärztliche Bestandsbetreuung beim Milchrind : 82 Tabellen / Aart de Kruif ; Rolf Mansfeld ; Martina Hoedemaker. Mit einem Geleitw. von Eberhard Grunert. – Stuttgart : Enke, 1998
(Vetprax)
ISBN 3-432-29221-X

Wichtiger Hinweis

Wie jede Wissenschaft ist die Medizin ständigen Entwicklungen unterworfen. Forschung und klinische Erfahrung erweitern unsere Kenntnisse, insbesondere was Behandlung und medikamentöse Therapie anbelangt. Soweit in diesem Werk eine Dosierung oder eine Applikation erwähnt wird, darf der Leser zwar darauf vertrauen, daß Autoren, Herausgeber und Verlag große Sorgfalt darauf verwandt haben, daß diese Angabe dem **Wissensstand bei Fertigstellung des Werkes** entspricht.

Für Angaben über Dosierungsanweisungen und Applikationsformen kann vom Verlag jedoch keine Gewähr übernommen werden. **Jeder Benutzer ist angehalten**, durch sorgfältige Prüfung der Beipackzettel der verwendeten Präparate und gegebenenfalls nach Konsultation eines Spezialisten, festzustellen, ob die dort gegebene Empfehlung für Dosierungen oder die Beachtung von Kontraindikationen gegenüber der Angabe in diesem Buch abweicht. Eine solche Prüfung ist besonders wichtig bei selten verwendeten Präparaten oder solchen, die neu auf den Markt gebracht worden sind. **Jede Dosierung oder Applikation erfolgt auf eigene Gefahr des Benutzers.** Autoren und Verlag appellieren an jeden Benutzer, ihm etwa auffallende Ungenauigkeiten dem Verlag mitzuteilen.

Geschützte Warennamen (Warenzeichen®) werden **nicht immer** besonders kenntlich gemacht. Aus dem Fehlen eines solchen Hinweises kann also nicht geschlossen werden, daß es sich um einen freien Warennamen handelt.

Umschlaggestaltung: Schlotterer & Partner, D-80469 München
Satz: Schröders Agentur, D-14199 Berlin
Druck: Druckhaus Köthen, D-06366 Köthen
Filmsatz: 10/12 p ZapfCalligraph, PC

6 5 4 3 2 1

Geleitwort

Eine langersehnte Buchpublikation zur Integrierten Tierärztlichen Bestandsbetreuung in Milcherzeugerbetrieben liegt unter der Autorenschaft von Prof. Dr. Aart de Kruif, Dr. Rolf Mansfeld und Dr. Martina Hoedemaker im Enke Verlag vor. Sie ergänzt in idealer Weise die einschlägigen Fachbücher, die sich primär mit dem Untersuchungsgang, der Diagnose und der Therapie beim einzelnen Tier befassen. Die drei Autoren haben ein gut gegliedertes, leicht verständlich geschriebenes und mit zahlreichen Tabellen und Abbildungen versehenes Buch erstellt, das alle Aspekte der Integrierten Tierärztlichen Bestandsbetreuung lehrbuchmäßig berücksichtigt, andererseits aber von einem üblichen Lehrbuch in mancherlei Hinsicht abweicht. Untersuchungen und Therapiemaßnahmen, aber auch Lehrmeinungen, werden äußerst kritisch beleuchtet, wobei eigene Erfahrungen der Autoren und ein umfassendes Literaturstudium Grundlage der Aussagen sind. Bei der sehr umfangreichen Literatur wurde besonders das neueste angloamerikanische, deutschsprachige und flämisch-niederländische Schrifttum berücksichtigt.

Die Herausgeber sind durch ihren beruflichen Werdegang für die Erstellung dieses Buches besonders prädestiniert. Alle drei haben eine sehr gute praktisch-wissenschaftliche Ausbildung an einer Universitätsklinik sowie eine langjährige kurative Tätigkeit, sei es in Form einer ambulatorischen Außentätigkeit oder in einer tierärztlichen Landpraxis, absolviert und dabei umfangreiche Kenntnisse – auch bezüglich der wirtschaftlichen Grenzen tierärztlicher Maßnahmen – erworben. Dies wird dem Leser in jedem Kapitel bewußt. Diese Autoren wissen sehr gut, wovon sie schreiben. Der Text ist auf das Wesentliche und das alltäglich Auftretende konzentriert. Für diejenigen, die sich auch über zusätzliche Detailfragen informieren wollen, gibt ein aktuelles Literaturverzeichnis, das am Ende eines jeden Kapitels zur Verfügung steht, wertvolle Hinweise.

Dem Buch ist eine weite Verbreitung zu wünschen, nicht zuletzt im Interesse des neuen Fachgebietes, das immer mehr Beachtung im Lehrangebot tierärztlicher Bildungsstätten finden möge. Mit diesem Werk erhalten auch erfahrene ältere Nutztierkliniker die Chance, sich bewährte Arbeitsmethoden anzueignen, die heute vielerorts schon und zukünftig sicher in zunehmendem Maße einen unverzichtbaren Teil der Nutztierpraxis ausmachen dürften.

Ich wünsche, daß dem Leser das Studium des bemerkenswerten Buches ebenso viel Freude bereitet wie dem Verfasser des Geleitworts. Es enthält eine Fundgrube wichtiger Informationen, gibt Orientierungshilfen von ausgezeichneten Spezialisten und zeigt Wege auf, das Ziel der Herdensanierung baldmöglichst und auch kostengünstig zu erreichen.

Eberhard Grunert
Direktor der Klinik für Geburtshilfe
und Gynäkologie des Rindes der
Tierärztlichen Hochschule Hannover

Vorwort

Die tierärztliche Bestandsbetreuung beim Milchrind hat in den letzten Jahren an Bedeutung gewonnen. Dementsprechend liegen in zunehmendem Maße Erfahrungen aus der praktischen Umsetzung, Ergebnisse wissenschaftlicher Studien auf diesem Gebiet sowie Hilfsmittel, wie Dokumentationssysteme, Arbeitsblätter, Herden-Software u.a., vor. Interessierte Kolleginnen und Kollegen finden Unterstützung in der „Interessengemeinschaft Integrierte Tierärztliche Bestandsbetreuung – Rind" (IG ITB-Rind) des Bundesverbandes Praktischer Tierärzte e.V. (Hahnstraße 70, 60528 Frankfurt am Main). Die wirtschaftlichen Zwänge einerseits sowie steigende Anforderungen hinsichtlich des Verbraucherschutzes und des Tierschutzes andererseits lassen eine weitere Entwicklung und einen wachsenden Bedarf für Leistungen der integrierten Bestandsbetreuung erwarten.

Das vorliegende Werk stellt das Ergebnis des ersten Versuchs dar, einen knapp gefaßten, praxisorientierten Leitfaden für die Bestandsbetreuung beim Milchrind zu schaffen. Außer einer allgemeinen Einführung werden die Schwerpunkte „Herdenfruchtbarkeit", „Eutergesundheit", „Milchleistung und Fütterung" sowie „Jungviehaufzucht" behandelt. Kürzere Abschnitte, wie „Infektionskrankheiten" und „Gliedmaßengesundheit", kommen ergänzend hinzu. Schließlich runden Ausführungen zur Datenverarbeitung und -auswertung sowie zur Bewertung ökonomischer Ergebnisse das Werk ab. Die Autoren verfügen über langjährige Erfahrungen auf dem Gebiet der Bestandsbetreuung. Arbeitsmaterialien, praktische Tips und Hinweise auf mögliche Schwierigkeiten bei der Umsetzung der Bestandsbetreuung stellen den unmittelbaren Bezug zur Praxis sicher. Ein Leitfaden in dieser Form kann kein umfassendes Lehrbuch ersetzen. Es ist vielmehr das Anliegen des Autorenteams, den an der Bestandsbetreuung interessierten Kolleginnen und Kollegen Anregungen für die praktische Umsetzung der Bestandsbetreuung zu geben und ihnen über bekannte Anfangsschwierigkeiten hinwegzuhelfen. Darüber hinaus werden Lösungsansätze für wichtige Problemstellungen im Rahmen der Bestandsbetreuung aufgezeigt. Jeweils am Ende einzelner Abschnitte wird weiterführendes Schrifttum zum Thema angeführt. Über Rückmeldungen aus der Leserschaft an den Verlag und Vorschläge für Verbesserungen und Ergänzungen wären Verfasser und Verlag sehr erfreut.

Frau Dr. Silke Steffen danken wir für die Anfertigung von Zeichnungen und die Unterstützung bei den Korrekturarbeiten.

Das Autorenteam wünscht allen Lesern viel Freude beim Studium des Buches und beste Erfolge bei der Bestandsbetreuung!

Aart de Kruif
Gent

Rolf Mansfeld
Isernhagen

Martina Hoedemaker
Hannover

Inhalt

1 Einführung in die Bestandsbetreuung

1.1 Allgemeines

Die Milcherzeugung ist in den vergangenen Jahrzehnten durch Rationalisierungen in der Produktionstechnik und eine intensive züchterische Bearbeitung von Leistungsmerkmalen gekennzeichnet gewesen. Diese Maßnahmen haben zu einer Zunahme der Herdengrößen und einer Steigerung des Milchleistungsniveaus geführt, wodurch eine angemessene Einkommensentwicklung in der Milchproduktion grundsätzlich gewährleistet werden konnte (Abb. 1). Die Milchleistung läßt sich jedoch nicht beliebig steigern, so daß es heute, unter den Bedingungen eines Milchquotensystems und sinkender Milchpreise, von besonderer Bedeutung ist, eine vorgegebene Milchmenge möglichst kostengünstig zu produzieren. Das gilt gleichermaßen für Betriebe mit genetisch bedingt hohem, wie auch für solche mit genetisch bedingt geringerem Leistungsniveau. Da die Leistungsfähigkeit der Tiere unmittelbar mit deren Gesundheit und Fruchtbarkeit in Zusammenhang steht, gewinnen die Erarbeitung und Durchführung herdenbezogener prophylaktischer Maßnahmen und die Entwicklung betriebsspezifischer Managementprogramme sowie deren ständige Kontrolle als tierärztliche

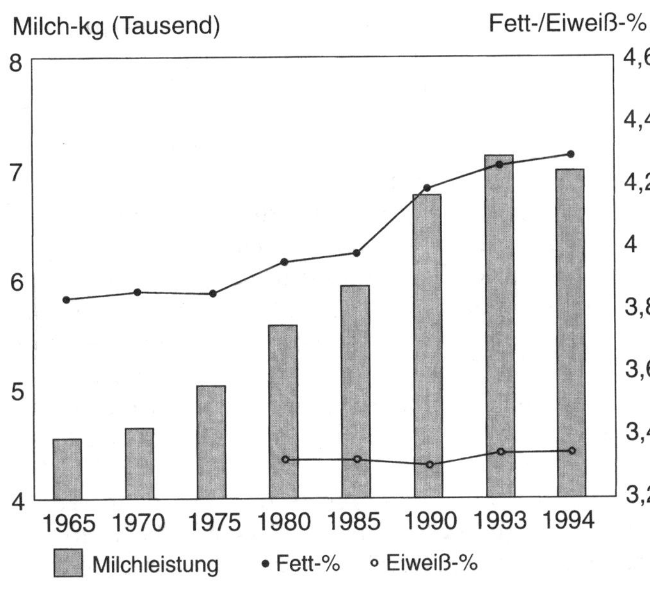

Abb. 1 Leistungsentwicklung der Kühe in der Milchleistungsprüfung im Kammergebiet Hannover (aus: Bericht über die Milchleistungs- und Qualitätsprüfungen im Prüfungsjahr 1994; LWK Hannover).

Tätigkeiten zunehmend an Bedeutung. Schwächen im Herdenmanagement verursachen erhebliche wirtschaftliche Schäden. Bei der **„Integrierten Tierärztlichen Bestandsbetreuung“ (ITB)** wird der Tierarzt in den landwirtschaftlichen Produktionsprozeß und in den Informationsfluß integriert. Die Ausschöpfung seines Leistungspotentials für den Produktionsprozeß wird dadurch gegenüber herkömmlichen Verhältnissen weitgehend optimiert.

Zur Verbesserung der Herdengesundheit und -fruchtbarkeit sowie der ökonomischen Betriebseffizienz sind eine Reihe von Management- und Überwachungsprogrammen entwickelt worden. Die Einflüsse derartiger Programme auf die Tiergesundheit und -leistungsfähigkeit werden, gemessen anhand unterschiedlicher Kennzahlen und Indizes sowie der Abgänge und deren Ursachen, in zahlreichen wissenschaftlichen Publikationen als überwiegend positiv beschrieben. Die ökonomische Bewertung hat sich als schwierig erwiesen, unter anderem, weil die durch Früherkennung von Managementfehlern und Erkrankungen verhinderten größeren Schäden nur schwer erfaßbar sind. Eine Kosten-Nutzen-Analyse für Prophylaxeprogramme ist somit nicht leicht zu erstellen. Ein korrekter Ansatz kann sich nur ergeben, wenn das Herdenbetreuungssystem in ein umfassendes betriebliches Kontroll- und Managementsystem (KMS) integriert wird (s. 4.4). Entsprechende Modelle existieren; Untersuchungsergebnisse liegen bislang jedoch nicht vor.

Tierärztliche Herdenbetreuungskonzepte und dementsprechend die Management- und Überwachungsprogramme waren zunächst in erster Linie auf die Früherkennung von Gesundheits- und Fruchtbarkeitsstörungen ausgerichtet, mit dem Ziel, eine Verringerung der durch diese Störungen bedingten wirtschaftlichen Verluste zu erreichen. Weitere Aspekte der ITB sind positive Auswirkungen auf den Tierschutz und den Verbraucherschutz. Die Optimierung von Haltung, Fütterung und Management, prophylaktische Maßnahmen zum Schutz vor Infektions- und Invasionskrankheiten sowie die kontinuierliche Überwachung gesundheits- und leistungsrelevanter Indikatoren sichern den Tieren weitgehende Bedarfsdeckung und Schadensvermeidung. Die Resultate sind ein verbesserter Gesundheitsstatus der Herden, ein verringerter Arzneimitteleinsatz und somit eine verbesserte Qualität der von den Tieren stammenden Lebensmittel.

In jüngerer Zeit sind Überlegungen zur Wirtschaftlichkeit der im Rahmen solcher Programme durchgeführten Maßnahmen in den Vordergrund getreten. Daraus ergibt sich, daß Management- und Überwachungsprogramme zum Zwecke der Gewinnmaximierung den jeweiligen betrieblichen Verhältnissen ohne Qualitätsverlust unter bestmöglicher Rationalisierung angepaßt werden müssen. Der Zwang zu Rationalisierungsmaßnahmen führte außerdem zu Überlegungen, arbeitsintensive Managementbereiche zu entlasten, so unter anderem die Bereiche der Brunstbeobachtung und der zuchthygienischen Kontrolluntersuchungen. So werden z. B. im Rahmen sog. „Prostaglandinprogramme“ Prostaglandin $F_{2\alpha}$ oder Analoga systematisch zur Rationalisierung und Verbesserung der Brunsterkennungsrate eingesetzt. Dabei wird die systematische Brunstbeobachtung durch den Einsatz von Prostaglandin nicht ersetzt, aber wesentlich unterstützt.

In den folgenden Kapiteln soll ein „Leitfaden" für die Ein- und Durchführung der ITB mit den Schwerpunkten Herdenfruchtbarkeit, Eutergesundheit, Milchleistung und Fütterung sowie Jungviehaufzucht gegeben werden.

Literatur

Bostedt, H. (1982): Maßnahmen zur Hebung des Fertilitätsstandes in Milchkuhbeständen. Vet.-med. Nachr., Nr. 2, 178–197.

Ehlers, J., R. Dehning, J. Spranger und E. Grunert (1989): Vergleiche zwischen Leistung und Fortpflanzung in fruchtbarkeitsgestörten und langzeitüberwachten Milchviehherden. Tierärztl. Umsch. 44, 459–463.

Ewy, A., W. Pflug und W. Klee (1991): Ergebnisse einer 3jährigen computergestützten Fruchtbarkeitsüberwachung von Milchviehherden. Tierärztl. Umsch. 46, 65–72.

Kristula, M., R. Bartholomew, D. Galligan and C. Uhlinger (1992): Effects of a Prostaglandin $F_{2\alpha}$ synchronization program in lactating dairy cattle. J. Dairy Sci. 75, 2713–2718.

Marx, R. (1994): Auswertung einer tierärztlichen Bestandsbetreuung in Milchviehbeständen. Hannover, Tierärztliche Hochsch., Diss.

Pflug, W., und A.D. James (1989): Herdengesundheit-Herdenmanagement. Eine Chance für das Verhältnis Tierarzt/Landwirt. Tierärztl. Umsch. 44, 339–348.

Scholl, D.T., A. Brand und P. Dobbelaar (1990): Gesundheits- und Produktionsüberwachung in Milchviehbeständen nach Plan. Prakt. Tierarzt 71, Colleg. Vet. XX, 20–23.

Van Ginderen, S. (1992): Möglichkeiten einer tierärztlichen Bestandsbetreuung in Milcherzeugerbetrieben und deren Auswirkungen auf Herdengesundheit und -fruchtbarkeit sowie auf die Wirtschaftlichkeit der landwirtschaftlichen Produktion und der tierärztlichen Tätigkeit – eine Literaturstudie. Hannover, Tierärztliche Hochsch., Diss.

Walter, K. (1993): Überlegungen zu einem ökonomischen Konzept zur Bewertung von Behandlungen in der Rinderhaltung. Prakt. Tierarzt 74, 649–652.

1.2 Grundregeln der Integrierten Tierärztlichen Bestandsbetreuung

Der Tierarzt, der die Bestandsbetreuung unter Praxisbedingungen erfolgreich betreiben möchte, muß einige Grundregeln beachten. Die **Grundregel 1** heißt: **„Strategisches Vorgehen"**. Eine Strategie ist eine „genau geplante Vorgehensweise". In Tabelle 1 sind die strategischen Grundprinzipien der Integrierten Tierärztlichen Bestandsbetreuung (ITB) dargestellt. Diese Strategie findet in allen Betreuungsbereichen Anwendung.

Da die ITB aus einer Reihe zeitintensiver Tätigkeiten besteht, muß bei der Erstellung eines Arbeitsprogramms für einen Betriebsbereich mit großer Sorgfalt vorgegangen und die höchstmögliche Effizienz angestrebt werden. Andernfalls besteht entweder die Gefahr, daß die ITB für den landwirtschaftlichen Betrieb zu teuer wird, oder daß der durchführende Tierarzt nicht nach dem tatsächlichen Aufwand liquidieren und somit von den Tätigkeiten im Rahmen der ITB nicht existieren kann.

Tab. 1 Strategische Grundprinzipien der Integrierten Tierärztlichen Bestandsbetreuung (ITB)

1. Feststellung des Status quo in den einzelnen Betreuungsbereichen des Betriebs
2. Definition von Zielen in den einzelnen Betreuungsbereichen
3. Erarbeitung einer Strategie, mit der die Ziele erreicht werden; Anpassung vorhandener Strategien
4. Aufstellung eines Arbeitsprogramms zur Umsetzung der Strategie
5. Durchführung des Arbeitsprogramms
6. Exakte Dokumentation (Datensammlung und -verarbeitung)
7. Überwachung („Controlling") durch regelmäßige Überprüfung von Betriebsabläufen und Datenauswertungen im Hinblick auf die gesteckten Ziele (Überprüfung geeigneter Indikatoren)
8. Beratung, Konsequenzen; Definition neuer Ziele

Die **Grundregel 2** der ITB ist daher das **„Konsequenzprinzip der Integrierten Tierärztlichen Bestandsbetreuung"**. Danach werden Untersuchungen nur dann durchgeführt, wenn deren Ergebnisse im Falle abweichender Befunde auch zu Konsequenzen führen. So ist es beispielsweise nicht sinnvoll, für alle Tiere einer Herde, für die bis zu einem bestimmten Zeitpunkt nach der Kalbung keine Brunst registriert wurde, eine gynäkologische Untersuchung einzuplanen, wenn das Ergebnis dieser Untersuchung im Falle krankhafter Befunde in der Regel nicht konsequenterweise zu einer Behandlung führt, sondern zu einem weiteren Abwarten. Andererseits kann bei einer im Rahmen der Überwachung auffallenden Häufung wesentlich reduziert und/oder verspätet auftretender äußerer Brunstsymptome –, bei gleichzeitig unauffälligen Ergebnissen in den Überwachungsbereichen Fütterung/Leistung und Reproduktionsmanagement – eine gynäkologische Reihenuntersuchung zwecks Feststellung möglicher organischer Ursachen erforderlich werden. Das Konsequenzprinzip gilt auch für die Dokumentation. Es werden nur Datenauswertungen vorgenommen, deren Ergebnisse im Falle von Abweichungen gegenüber definierten Sollwerten zu Konsequenzen führen. Es ist z.B. nicht sinnvoll, Kennzahlen zur Eutergesundheit (z.B. prozentualer Anteil von Tieren mit einem Zellgehalt im Gesamtgemelk von mehr als 250.000/ml) zu ermitteln, wenn bei Überschreiten eines zuvor festgelegten Sollwerts keinerlei Konsequenzen erfolgen. Eine solche „Negativ-Dokumentation" schadet sogar der ITB, da dem landwirtschaftlichen Betriebsleiter in regelmäßigen Abständen negative Ergebnisse präsentiert werden, und die somit in einem Betriebsbereich dokumentierte Erfolgsschwäche leicht demjenigen zugeschrieben wird, der für die Tiergesundheit zuständig ist, und die Ergebnisse präsentiert. Nur in Ausnahmefällen werden aus eigenem Interesse oder auf Wunsch des landwirtschaftlichen Betriebsleiters zusätzliche, über das vereinbarte Programm hinausgehende Auswertungen durchgeführt.

Die **Grundregel 3** ist die **„Betriebsspezifität der Bestandsbetreuung"**. Es ist nicht sinnvoll, in verschiedenen Betrieben einheitlich vorgefertigte Betreu-

Tab. 2 „Eignung" des in der ITB tätigen Praxismitarbeiters

1. Kenntnis der Grundprinzipien der „Integrierten Tierärztlichen Bestandsbetreuung" (ITB)
2. Gute klinische Grundkenntnisse auf dem Gebiet der Rinderkrankheiten, insbesondere Euterkrankheiten, Fortpflanzungsstörungen, Stoffwechselstörungen, Infektionskrankheiten und Klauenerkrankungen
3. Kenntnisse bezüglich der Entstehung und Verbreitung bestandsweise gehäuft auftretender Gesundheits- und Leistungsstörungen sowie entsprechender prophylaktischer, metaphylaktischer und bestandstherapeutischer Maßnahmen
4. Kenntnisse bezüglich der Haltung von Milchvieh und der bei Haltungsfehlern auftretenden Störungen
5. Gute Kenntnisse der Milchviehfütterung und der Möglichkeiten, diese zu kontrollieren
6. Kenntnisse bezüglich Geburtshilfe und Jungtieraufzucht
7. Kenntnisse über die verschiedenen Produktionsabläufe in einem Milcherzeugerbetrieb und deren ökonomische Bedeutungen
8. Kenntnis betriebswirtschaftlicher Grundprinzipien
9. Kenntnis der Datenverarbeitung- und -nutzung in der Milcherzeugung und der Milchviehzucht
10. Kenntnis der Datenverarbeitungsmöglichkeiten für in der Bestandsbetreuung tätige Tierärzte
11. Kenntnis der Organisationsstrukturen der Milchviehzucht
12. Bereitschaft, sich intensiv in die Verhältnisse der Betreuungsbetriebe einzuarbeiten und gesteckte Ziele in Zusammenarbeit mit dem Betriebsleiter hartnäckig zu verfolgen
13. Bereitschaft zur ständigen Fortbildung

ungsprogramme durchzuführen. Die Programme sind immer betriebsspezifisch und werden auf Grundlage der Status-quo-Bestimmung und der Zielfestlegungen als Strategie entwickelt und umgesetzt. Dabei können in den einzelnen Betreuungsbereichen verschiedener Betriebe unterschiedliche Routinen in unterschiedlicher Intensität zum Einsatz kommen. Durch regelmäßige Überprüfung geeigneter Indikatoren (Datenauswertungen etc.) wird das Erreichen betriebsspezifischer Ziele kontrolliert. Auf Veränderungen in einzelnen Betreuungsbereichen wird betriebsspezifisch mit einer Anpassung des jeweiligen Arbeitsprogramms reagiert.

Der in der ITB tätige Tierarzt muß sich eine Reihe von Spezialkenntnissen aneignen und diese ständig erweitern.

Daraus folgt die **Grundregel 4: Die Eignung des in der ITB tätigen Mitarbeiters muß gewährleistet sein**, wenn die Bestandsbetreuung erfolgreicher und dauerhafter Bestandteil der Praxistätigkeit werden soll (Tab. 2).

Die Integrierte Tierärztliche Bestandsbetreuung läßt sich nicht „nebenbei" machen. Sie ist planbar, aber auch termingebunden. Daraus ergibt sich die **Grundregel 5: Notfallpraxis und Integrierte Tierärztliche Bestandsbetreuung müssen gleichrangig sein.** Die daraus resultierenden Anforderungen an die Organisation der tierärztlichen Praxis sind in Tabelle 3 dargestellt.

Tab. 3 „Organisation" der ITB in der tierärztlichen Praxis

1. Die Tätigkeiten im Rahmen der ITB werden in vereinbarten regelmäßigen Abständen (z.B. 14tägig) durchgeführt
2. Vereinbarte Termine müssen eingehalten werden
3. Die Praxis muß personell so ausgestattet sein, daß ITB und Notfallpraxis parallel betrieben werden können
4. Der für die ITB zuständige Mitarbeiter muß sich voll auf seine Arbeit konzentrieren können und genügend Zeit für die außerhalb der Bestandsbesuche anfallende Arbeit (Datenerfassung, -aufbereitung, -auswertung, Strategieentwicklung, Erstellen von Aktionslisten u.a.) zur Verfügung haben
5. Bei der Festlegung von Entgelten für die ITB müssen alle anfallenden Arbeiten berücksichtigt werden. Bei intensiver Betreuung kann der Anteil an Büroarbeit erhebliche Ausmaße annehmen. Es haben sich Abrechnungen nach Zeitaufwand und Kombinationen aus einer, einen bestimmten Leistungsumfang enthaltenden Grundpauschale und Aufpreisen unter Berücksichtigung des Zeitaufwands für zusätzliche Leistungen bewährt. Pauschalabrechnungen (z.B. 5,– DM pro Kuh und Monat) bewähren sich nur, wenn der Betreuer den mit dem vereinbarten Betreuungsprogramm verbundenen Arbeitsaufwand sehr genau einschätzen kann, was aufgrund der Betriebsspezifität der Betreuungsprogramme und der unterschiedlichen Betriebsbedingungen oft sehr schwierig ist. Entsprechende Regelungen in der tierärztlichen Gebührenordnung sind in Vorbereitung.

Literatur

De Kruif, A. (1992): Die praktische Anwendung eines Programms zur Betreuung von Milchviehherden. Tierärztl. Umsch. 47, 86–92.

Mansfeld, R., und M. Metzner (1992): Tierärztliche Betreuung von Milcherzeugerbetrieben. Teil 1: Strategie der Bestandsbetreuung. Prakt. Tierarzt 73, 396–406.

Metzner, M., M. Wilhelm, M. Hoedemaker und R. Mansfeld (1994): Bewertung und Optimierung von systematischen Fruchtbarkeitsüberwachungen in der Bestandsbetreuung. Prakt. Tierarzt 75, Colleg.Vet. XXIV, 62–67.

Nordlund, K.V. (1989): Developing the production medicine practice. Vet. Clin. North Am., Food Anim. Pract. 5, 501–515.

2 Erarbeitung eines betriebsspezifischen Betreuungsprogramms

2.1 Die vorbereitende Besprechung

Bevor man mit der eigentlichen Betreuung beginnen kann, ist es erforderlich, mit dem Landwirt die Vorgehensweisen bei der Bestandsbetreuung genau zu besprechen und ihn darauf aufmerksam zu machen, daß der Erfolg oder Mißerfolg der Betreuungstätigkeit zu mehr als 50% von seiner Mitarbeit abhängt. Die Basis der ITB ist eine intensive Zusammenarbeit zwischen Landwirt und Tierarzt. Außer dem Interesse an der ITB sollte der zu betreuende Betrieb die folgenden Voraussetzungen erfüllen (Tab. 4).

2.2 Feststellung des „Status quo"

Sind die Voraussetzungen erfüllt, muß zunächst der „Status quo" in den verschiedenen betreuungsrelevanten Betriebsbereichen mit Hilfe aller verfügbaren Informationen festgestellt werden. Hierzu ist es sinnvoll, sich einen **Erhebungsbogen für den Betrieb** anzufertigen (Arbeitsblatt [ABL] 1). Dieser kann sofort ausgefüllt werden oder einige Tage im Betrieb verbleiben, so daß der Betriebsleiter die Informationen in Ruhe zusammentragen kann. Desweiteren müssen die **Stammdaten der im Betrieb vorhandenen Tiere** erfaßt werden. Dies kann manuell geschehen (ABL 2) oder per Computer. Bei der Datenverarbeitung per Computer unter Nutzung entsprechender *Herden-Computerprogramme* ist es heute möglich, Tierstammdaten direkt aus einem im Betrieb befindlichen elektronischen „Kuhplaner" oder vom zuständigen landwirtschaftlichen Rechenzentrum zu übernehmen. Bei größeren Betrieben ist es sehr ratsam, diese Möglichkeiten zu nutzen. Entsprechendes gilt für

Tab. 4 Voraussetzungen, die vom Betreuungsbetrieb erfüllt werden müssen

1. Der Betrieb muß an der Milchleistungsprüfung (Milchkontrolle) teilnehmen
2. Der Betriebsleiter muß zu einer hundertprozentigen Mitarbeit bereit sein (vor allem in den Bereichen Dokumentation, Umsetzung der Beratungsergebnisse, Bereitstellung der zur Untersuchung anstehenden Tiere, regelmäßige Bereitstellung der erforderlichen Daten)
3. Die Herdengröße sollte mindestens 40 Kühe betragen
4. Die Abstände zwischen den Bestandsbesuchen sollten auch in kleinen Herden nicht größer als 6 Wochen sein; sie sind von der Herdengröße und vom vereinbarten Betreuungsprogramm abhängig

ABL 1 Bestandsbetreuung – Milchvieh (Betriebsdaten-Erhebungsbogen)

Dr. med. vet. ROLF MANSFELD
prakt. Tierarzt
Fachtierarzt für Zuchthygiene und Besamung

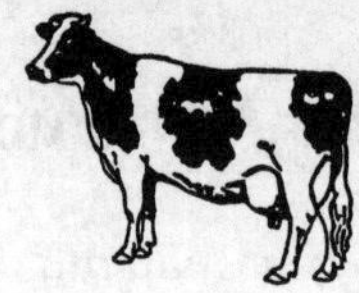

Bestandsdiagnostik - Milchvieh

Betrieb: ....

Anschrift: ....

Telefon: .... **Telefax:** ....

Haustierarzt: ....

LKV-Nr.: ....

(1) Kurze Schilderung gegenwärtiger Probleme im Bestand

(was; seit wann; bisherige Maßnahmen; Entwicklungen; mögliche zeitliche Zusammenhänge mit anderen Ereignissen im Bestand; heutiger Stand)

....

....

....

....

....

....

....

....

....

....

ABL 1, Seite 2 Bestandsbetreuung – Milchvieh (Betriebsdaten-Erhebungsbogen)

(2) Betriebsdaten

Ist der Bestand IBR- ○ frei ○ nicht frei ○ geimpft ○ nicht untersucht?

Werden regelmäßig Behandlungen gegen parasitäre Erkrankungen durchgeführt?
bei Kühen: ja / nein bei Jungrindern/Färsen: ja / nein
wenn ja, welche? ....

Tiere: Anzahl: Milchkühe........ Rinder/Färsen.......... weitere ....
Rassen: ....
Herdenleistung: .... kg Milch .... kg Fett .... kg Eiweiß
.... % Fett .... % Eiweiß
Zwischenkalbezeit: .... Tage Besamungsindex: ....

Aufstallung: ganzjährig : ja / nein Weidetyp: ....
○ Anbindestall Standart:................................. Einstreu: ja / nein
○ Boxenlaufstall ○ mit Freßgitter ○ Freßliegeboxen
Anzahl der Boxen: .... Boxenmaße: ....
○ Kaltstall ○ Warmstall Stallboden....................................
Entmistungsverfahren: ....

Boden: Bodenart(en): .... Ackerland .... ha Grünland .... ha

Düngung: Gülle auf Grünland: ja / nein Menge/ha: .... wie oft im Jahr? ....
Weitere Angaben: ....

Besamung: ○ Haustierarzt ○ Besamungstechniker ○ Eigenbestandsbesamer
○ Deckbulle
Brunstbeobachtung: Wird ein Brunstkalender geführt? ja / nein
Wie oft wird eine gezielte Brunstkontrolle durchgeführt? ....

Geburtshilfe: Wie hoch ist etwa der Anteil der Tiere, bei denen Geburtshilfe geleistet wird? ....%
Üblicher Zeitpunkt geburtshilflicher Eingriffe:
1. Untersuchung: ○ vor Fruchtblasensprung ○ nach Fruchtblasensprung
Geburtsbedingte Verletzungen treten:
○ selten ○ hin und wieder ○ häufiger auf.

Neugeborenensterblichkeit: ○ < 5 % ○ > 5 %
Kälberkrankheiten: – Durchfall + / ++ / +++
– Husten + / ++ / +++
– andere: ....

ABL 1, Seite 3 Bestandsbetreuung – Milchvieh (Betriebsdaten-Erhebungsbogen)

(3) Fütterung

Fütterungstechnik:
○ konventionell ○ Transponder ständiger Zugang zum Grundfutter: ja / nein
○ TMR

Rationsberechnung:
○ aufgrund regelmäßiger Futtermittelanalysen ○ mit Hilfe von Futterwerttabellen

Leistungsermittlung: ○ nach täglich gemessener Leistung ○ nach MLP-Ergebnis

Futterzuteilung: ○ Abwiegen ○ Futterschaufel/-maß ○ sonstige Meßmethoden

Futter-umstellung: Fütterung während des Trockenstehens..
Erfolgt ein „Anfüttern" vor der Abkalbung? ja / nein
ab wann?.................................. Menge/Art ....

Weide-fütterung: ja/nein Maissilagebeifütterung: ja / nein Menge: .... kg/Tier
Kraft-/Mineralfutter: ....
sonstige Futtermittel: ....

Herbstzwischenfruchtfütterung: ja / nein Zeitraum: von .... bis ....
Futterarten und Ration: ....

Stallrationen: ....
..............kg .... kg.......................................
..............kg .... kg.......................................
..............kg .... kg.......................................
..............kg .... kg.......................................
..............kg .... kg.......................................
..............kg .... kg.......................................

Weitere Angaben: ....

Bitte geben Sie die Rationsdaten so genau wie möglich an. Beschreiben Sie Qualität, Schnitt, Häcksellänge und evtl. Verschmutzungen der Futtermittel sowie Trockensubstanzgehalte der Silagen. Senden Sie bitte Sackanhängerangaben von Kraft-/Mineralfuttermitteln oder bestehende Rationsberechnungen und Futtermittelanalysen mit.

(4) Erkrankungen im Bestand

Welche Erkrankungen treten auf? + selten ++ hin und wieder +++ häufig

– Ketosen	+ / ++ / +++	– Fruchtbarkeitsstörungen	+ / ++ / +++
– Festliegen	+ / ++ / +++	mit – Ausfluß	+ / ++ / +++
– Geburtsstörungen	+ / ++ / +++	– Stillbrunst	+ / ++ / +++
– Nachgeburtsverhaltungen	+ / ++ / +++	– unregelmäßige Brunst	+ / ++ / +++
– Euterentzündungen	+ / ++ / +++	– Langbrunst	+ / ++ / +++
– Klauenerkrankungen	+ / ++ / +++	– Eierstockszysten	+ / ++ / +++
– Sonstige..		– Umrindern	+ / ++ / +++

Sind bestimmte Tiere besonders betroffen? Wenn ja, welche und seit wann? ....
....

ABL 2

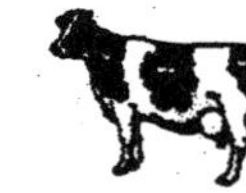

Tier-Stammdaten-Aufnahme

Dr. R. Muster, Reeperbahn 413, 50916 Niederhagen, Tel./Fax: 02135-8906059

Betrieb:... Datum:........................ Blatt-Nr.:.....................

Tier-Nr. Name	*Rang*	*Lebens-nummer*	*Geburts-datum*	*Rasse*	*G*	*LN*	*Grp.*	*TU*	*ZU*	*TR*	*Vater*	*Mutter*	*letzte Kalbung*	*Bemerkungen*

Rang A,B..bei Mehrfachvergabe einer Stall-Nr.; G=Geschlecht; LN=Laktations-Nr.; Grp.=Gruppe; TU=Ergebnis der Trächtigkeitsuntersuchung (+/-); ZU=zuchtuntauglich; TR=trockengestellt ja/nein

Tab. 5 Strategieentwicklung in der Bestandsbetreuung

1. Feststellung des Status quo in einem Betreuungsbereich
2. Definition eines Betriebsziels (z.B. „Zellgehalt in der Herdensammelmilch dauerhaft < 200.000/ml")
3. Arbeitsergebnisse, die erbracht werden müssen, um das Betriebsziel zu erreichen
4. Für das Erreichen der Arbeitsergebnisse erforderliche Einzelaktivitäten (Strategieumsetzung; Festlegung von Kompetenzen und Verantwortlichkeiten)
5. Festlegung von Kontrollmöglichkeiten (geeignete Indikatoren)

die **Bewegungsdaten der Tiere**. Bei der Status-quo-Bestimmung sind dies in erster Linie Kalbe- und Besamungsdaten, Ergebnisse aktueller Trächtigkeitsuntersuchungen und aktueller gynäkologischer Untersuchungen, Daten zur Milchleistung, Eutergesundheit und Milchqualität. Die für diese Informationen erforderlichen Unterlagen und/oder Datenträger muß der Landwirt dem betreuenden Tierarzt zur Verfügung stellen. Sofern Daten aus einem Rechenzentrum angefordert werden, muß der Landwirt hierfür eine Genehmigung erteilen. Es hat sich bewährt, ein Formblatt bereitzuhalten, das der Landwirt nur zu unterschreiben braucht (ABL 3).

Je nachdem, welche Daten zur Verfügung stehen, kann mit Hilfe einer entsprechenden Auswertung der Status quo in den einzelnen Betreuungsbereichen einigermaßen exakt bestimmt werden. Dabei ist zu beachten, daß jegliche Fremddaten und mit deren Hilfe berechnete Kennzahlen immer mit äußerster Vorsicht und gesunder Skepsis zu behandeln sind. In jedem Fall ist deren Plausibilität zu prüfen, und vor jeder Bewertung eines Auswertungsergebnisses muß der Betreuer sich sehr genau darüber klar werden, für welche Tiere die jeweiligen Berechnungen überhaupt zutreffen, d.h. für welche Tiere z. B. eine bestimmte Kennzahl berechnet werden kann. Auf Grundlage der Status-quo-Bestimmung wird für jeden Betreuungsbereich ein *„Betriebsziel"* definiert und anschließend eine Strategie entwickelt, die es ermöglicht, das gesteckte Ziel zu erreichen (Tab. 5). Erst daraus ergibt sich ein betriebsspezifisch bedarfsorientiertes Arbeitsprogramm für die Bestandsbetreuung.

2.3 Dokumentation

Die Dokumentation ist für die Bestandsbetreuung von besonderer Bedeutung. Gleichzeitig ist sie ihr größter Schwachpunkt. Es ist deshalb wichtig, schon im ersten Gespräch die verschiedenen Möglichkeiten zu erörtern und sich für ein Dokumentationssystem zu entscheiden. Sofern im Betrieb kein elektronischer Kuhplaner vorhanden ist, hat es sich bewährt, zur Unterstützung der Bestandsbetreuung, entweder ein Betriebstagebuch (ABL 4) oder eine „Bestandsbetreuungskarte" oder „Fruchtbarkeits- und Krankenkarte" (Abb. 2) einzurichten. Die Daten des Betriebstagebuchs werden durch den betreuenden Tierarzt in dessen Herdencomputerprogramm verarbeitet.

ABL 3 Genehmigung zur Datenübermittlung

An den

Ort und Datum

(Adresse des zuständigen LKV
oder Rechenzentrums)

Monatliche Übersendung der MLP-Daten per Diskette an Herrn Dr. Muster, Niederhagen

Betrieb: ....

LKV-Nr.: ....

Sehr geehrte Damen und Herren,

ich bitte Sie, ab sofort bis auf Widerruf, zusätzlich zu dem bisherigen Datenrückfluß zum Betrieb, monatlich eine Diskette mit MLP-Daten zum Zwecke weitergehender Auswertungen an unseren bestandsbetreuenden Tierarzt, Herrn Dr. Muster, zu übersenden.

Anschrift:

Dr. med.vet. Rudolf Muster, Reeperbahn 413, 50916 Niederhagen,
Tel./Fax: 02135 - 890 60 59

Mit freundlichen Grüßen

Unterschrift / Stempel

ABL 4 Betriebstagebuch

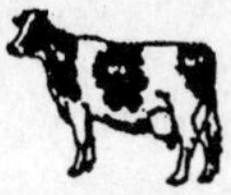

Betriebstagebuch

Betrieb: Muster Seite: 1

Datum	*Brunst*	*KB*	*gekalbt*	*Mastitis*	*trocken*	*sonstiges*
01.02.94	311					
		91 Starbuck				
03.02.94				84 dicke Flocken		
				hi.re., T. 41.5°C		
				10 Mio Penicillin i.m.		
				4/4 je 3 Mio Pen. i.z.		
04.02.94	82					
	85					
	72 Abbluten					
				84 kaum noch Flocken		
				5 Mio Pen i.m.		
				4/4 je 3 Mio Pen. i.z.		
05.02.94				84 o.B.		
07.02.94			101	4 ♀ mit Zughilfe		
				TNr. 418		
08.02.94						101
				NG-Verhaltung		
09.02.94					91 Trockenstellen	
		74 Clitus				

2.3.1 Bestandsbetreuungskarte, Fruchtbarkeits- und Krankenkarte (FKKR)

Die einfachste Form der Dokumentation bietet die FKKR (Abb. 2). Sie ist eine Übersichtskarte, die im Stall oder in der Milchkammer aufgehängt und im wesentlichen vom Betriebsleiter geführt wird. In ihr werden Informationen aus vorhandenen Datenquellen (MLP-, Molkerei-, Besamungsdaten), Aufzeichnungen des Betriebsleiters (Brunstdaten, Erkrankungsfälle, Futterwechsel etc.) mit tierärztlichen Daten (Diagnosen, Behandlungen) und Auswertungen (Berechnung von Kennzahlen) zusammengefaßt. Die FKKR umfaßt nur Tiere, die mindestens einmal abgekalbt haben. Zu Beginn werden die Tiere, die gekalbt haben und noch nicht für tragend befunden wurden, in der Reihenfolge der Abkalbungen in die Karte eingetragen. Anschließend werden alle Ereignisse fortlaufend auf der Karte dokumentiert. Die übrigen Tiere werden eingetragen, wenn sie gekalbt haben.

Der Aufbau der FKKR ist dreigeteilt. Im oberen Abschnitt finden sich MLP- und Molkereidaten, in der Mitte Daten von Reproduktionszyklen einzelner Kühe mit allen Ereignissen während eines Zyklus' (Gesundheitsstörungen, Abgänge etc.) und unten Aufzeichnungen über Bestandsbehandlungen und Routineuntersuchungen mit Datum.

- **Oberer Abschnitt links = MLP-Daten**

Bei den MLP-Daten wird das gleitende Herdenmittel, entsprechend der Hochrechnung der letzten 11 Ergebnisse des Probemelkens auf 365 Tage, bestimmt. Außerdem werden die mittlere Tagesmilchleistung je Kuh sowie die mittleren Fett- und Eiweißgehalte in Prozent festgehalten. Da es sich hierbei nur um Durchschnittswerte handelt, ist die Aussagekraft beschränkt. Deutlich werdende Schwankungen dieser Werte weisen auf Mängel in der Ausnutzung des vorhandenen Leistungspotentials hin. Dies kann z. B. durch Mängel in der Fütterung oder in Zeiten eines vermehrten Vorkommens von Sekretionsstörungen und subklinischen Mastitiden der Fall sein. Zusätzlich zu den Aufzeichnungen auf der FKKR müssen die MLP-Ergebnisse regelmäßig betrachtet und ausgewertet werden.

- **Oberer Abschnitt rechts = Molkereidaten**

Die Molkereidaten liefern Zellgehalte und Keimzahlen aus der Herdensammelmilch. Erhöhte Keimzahlen weisen auf Mängel in der Melkhygiene/-arbeit oder Probleme bei der Kühlung der Tankmilch hin. Ein erhöhter Zellgehalt ist Ausdruck vermehrt auftretender Sekretionsstörungen und subklinischer Mastitiden und somit Hinweis auf weiteren Untersuchungs- und Sanierungsbedarf.

- **Mittlerer Abschnitt = Reproduktionszyklen, Gesundheitsstörungen, Abgänge**

Der mittlere Abschnitt beinhaltet den Hauptteil der FKKR. In jeder Zeile werden die Ereignisse innerhalb eines Reproduktionszyklus' eines Tieres doku-

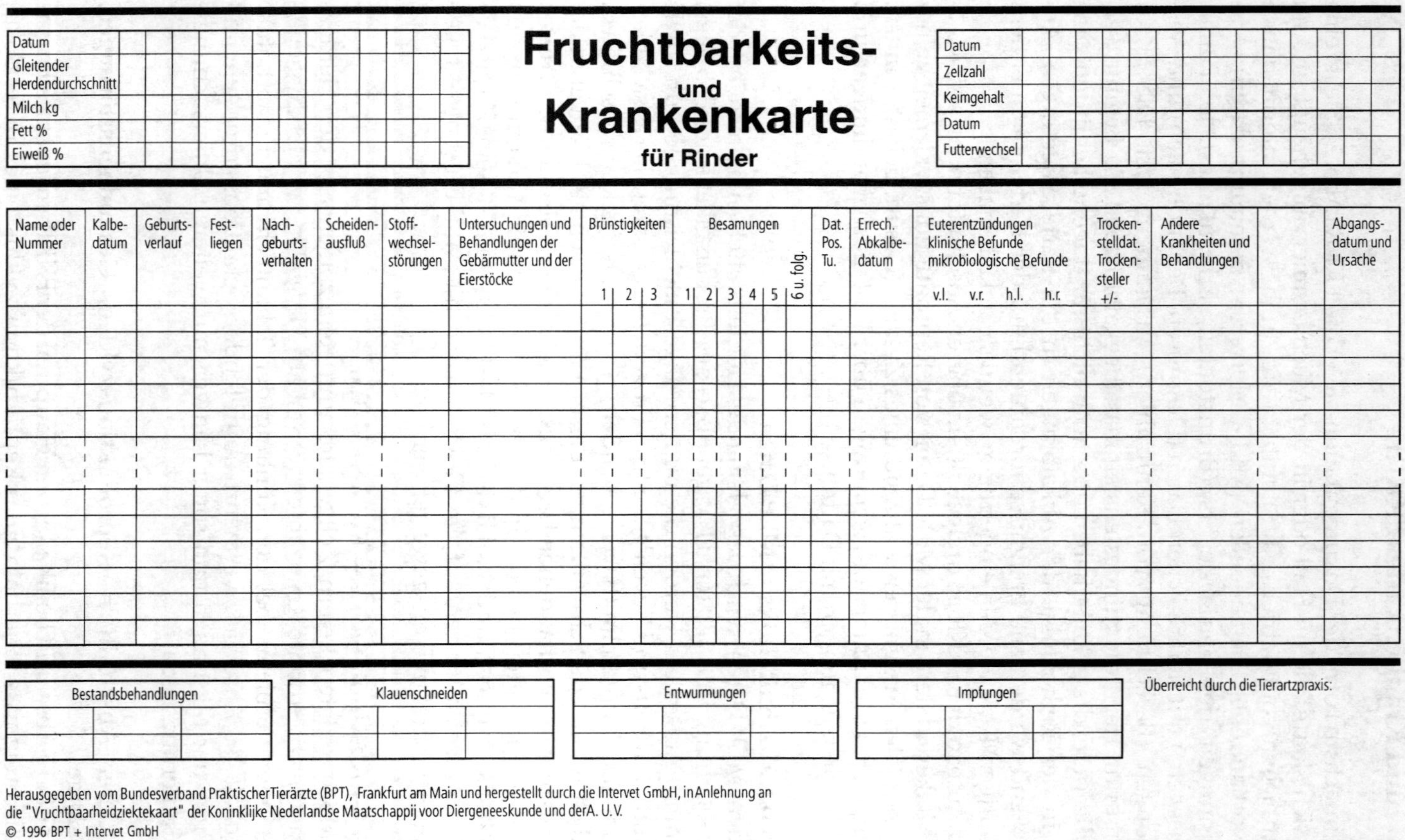

Datum												
Gleitender Herdendurchschnitt												
Milch kg												
Fett %												
Eiweiß %												

Fruchtbarkeits- und Krankenkarte für Rinder

Datum														
Zellzahl														
Keimgehalt														
Datum														
Futterwechsel														

Name oder Nummer	Kalbedatum	Geburtsverlauf	Festliegen	Nachgeburtsverhalten	Scheidenausfluß	Stoffwechselstörungen	Untersuchungen und Behandlungen der Gebärmutter und der Eierstöcke	Brünstigkeiten 1	2	3	Besamungen 1	2	3	4	5	6 u. folg.	Dat. Pos. Tu.	Errech. Abkalbedatum	Euterentzündungen klinische Befunde mikrobiologische Befunde v.l.	v.r.	h.l.	h.r.	Trockenstelldat. Trockensteller +/-	Andere Krankheiten und Behandlungen		Abgangsdatum und Ursache

Bestandsbehandlungen	Klauenschneiden	Entwurmungen	Impfungen

Überreicht durch die Tierartzpraxis:

Herausgegeben vom Bundesverband Praktischer Tierärzte (BPT), Frankfurt am Main und hergestellt durch die Intervet GmbH, in Anlehnung an die "Vruchtbaarheidziektekaart" der Koninklijke Nederlandse Maatschappij voor Diergeneeskunde und der A. U. V.

Abb. 2 Die „Fruchtbarkeits- und Krankenkarte für Rinder" ist ein gutes und übersichtliches Dokumentationshilfsmittel in Betrieben mittlerer Größe (zu beziehen über: Bundesverband Praktischer Tierärzte e.V., Hahnstraße 70, 60528 Frankfurt/Main).

mentiert. Dies gilt nicht nur für das Reproduktionsgeschehen, sondern auch für alle auftretenden Gesundheitsstörungen sowie für Abgänge und deren Ursachen. Durch den Überblick über die Herde (40 Tiere je Karte) entsteht zusätzlich eine Art „halbgraphischer" Darstellung, durch die der Betreuer einen ersten visuellen Eindruck vom aktuellen Herdengeschehen bekommt. Die Daten des mittleren Abschnittes dienen der Erstellung sog. *Aktionslisten* (Arbeitslisten für den jeweiligen Bestandsbesuch); sie bieten außerdem die Möglichkeit, verschiedene Fruchtbarkeitskennzahlen zu berechnen. Diese Berechnungen sind ab einer Herdengröße von etwa 40 Tieren sinnvoll.

• **Unterer Abschnitt = Bestandsbehandlungen / regelmäßige Termine**
Hier werden Bestandsbehandlungen und regelmäßig wiederkehrende Termine dokumentiert. Sie können auch vordatiert werden (z.B. nächster Termin für den Wechsel der Melkbechergummis).

• **Allgemeine Beurteilung**
Die Fruchtbarkeits- und Krankenkarte für Rinder bietet eine übersichtliche Dokumentationsmöglichkeit (alles auf einen Blick) bei relativ leichter Auswertbarkeit und zusätzlichem optischen Eindruck des gegenwärtigen Herdengeschehens. Sie ist grundsätzlich für jeden Betrieb geeignet und gibt dem Betreuer nach der Einführung eine schnelle Möglichkeit, die Mitarbeit des Betriebsleiters zu beurteilen. Sie kann sinnvoll mit einer sogenannten *12-Monate-Übersicht* ergänzt werden (Tab. 6).

Ein Nachteil kann es sein, daß die jeweiligen Aktionslisten (Auflistung der während des Besuchs durchzuführenden Arbeiten) während des Besuchs im Bestand erstellt werden müssen. Der Betreuer erfährt also erst im Bestand, welche Arbeiten zu erledigen sind. Es werden nur abgekalbte Tiere berücksichtigt. Daher sollte die FKKR durch eine Jungtier-Aufzuchtkarte ergänzt werden. Die von Hand vorzunehmende Auswertung ist begrenzt. Bei großen Herden (> 120 Kühe) ist die Auswertung aufwendig, die Kartenführung wird dann unübersichtlich.

2.3.2 Herdencomputerprogramme

Wird in den Betrieben mit elektronischen Kuhplanern etc. gearbeitet, so können die darin enthaltenen Informationen für den Bestandsbetreuer ebenfalls von großem Nutzen sein, vorausgesetzt, diese werden exakt geführt. Zum Teil sind die Kuhplaner mit Prozeßrechnern (Abruffütterungsanlage, Milchmengenerfassung u.a.) gekoppelt und liefern dadurch weitere Informationen. Die Auswertungsmöglichkeiten bezüglich veterinärmedizinisch relevanter Daten sind in der Regel beschränkt. Für die Bestandsbetreuung ist daher die Kopplung mit tierärztlichen Herdencomputerprogrammen sinnvoll, zumal diese weitere Vorteile, wie die Erstellung von Aktionslisten für den ITB-Tierarzt und direkte Kopplung der Bestandsbetreuung an die Praxisverwaltung (Abrechnung), bieten. Entsprechende Programme sind seit

Tab. 6 12-Monate-Übersicht zur Fruchtbarkeits- und Krankenkarte (herausgegeben vom Bundesverband Praktischer Tierärzte und hergestellt durch die Intervet GmbH, Tönisforst)

Betrieb:		Tierarzt:
Adresse:		

Besuchsdatum (Monat)											
Anzahl lakt./trockenst. Kühe											
Anzahl Färsen											
Anzahl weiblicher Kälber											
gleitender Herdendurchschnitt											
durchschn. Milchlieferung, kg											
durchschn. Fett-%											
HSM-Zellgehalt											
HSM-Keimzahl											
Kühe gekalbt											
Kühe Retentio secundinarum											
Kühe Genitalkatarrh											
Kühe ohne Brunst 60 Tage p.p.											
Anzahl Aborte											
Trächtigkeitsindex											
Zwischenkalbezeit											
Erstbesamungserfolg											
Anzahl Mastitiden											
Anzahl Lahmheiten											
Anzahl Hypokalzämien											
Anzahl Stoffwechselerkrankungen											
Anzahl Labmagenverlagerungen											
Kälber geboren											
Kälber tot vor 1 Tag p.n.											
Kälber tot nach 1 Tag p.n.											
Anzahl Kälberdurchfall											
Anzahl Kälberpneumonien											
Jungrinder krank											
Jungrinder tot											
Abgang Kühe insgesamt											
aufgrund Unfruchtbarkeit											
aufgrund Euterkrankheiten											
aufgrund Lahmheiten											
aufgrund geringer Leistung											

einigen Jahren auf dem Markt. Die technischen Möglichkeiten für die erforderlichen Datentransfers sind vorhanden und praxiserprobt. Wird im Betrieb ohne elektronischen Kuhplaner gearbeitet, in der Bestandsbetreuung aber ein Herdencomputerprogramm eingesetzt, so muß der Betriebsleiter ein Tagebuch führen (ABL 4). Die Tagebuchdaten müssen dann vom Bestandsbetreuer verarbeitet werden. Zusätzlich können Daten der Milchleistungsprüfung bei dem jeweils zuständigen Rechenzentrum per Datenträger oder Datenfernübertragung angefordert werden, was den Dateneingabeaufwand für einen Betrieb erheblich reduziert (ABL 3).

Literatur

AG Rinderbestandsbetreuung/Mansfeld, R. (Hrsg.) (1992): Pflichtenheft für EDV-Systeme zur Unterstützung der tierärztlichen Betreuung von Rinderbeständen. Akademie für tierärztliche Fortbildung, Schriftenreihe.

Ewy, A., T. Vanhalsema und T. Held (1992): Integrierte tierärztliche Bestandsbetreuung mit Hilfe der Fruchtbarkeits- und Krankenkarte für Rinder und der 12-Monats-Übersicht. Prakt. Tierarzt 73, 611–619.

Metzner, M. (1991): Überwachung der Herdengesundheit von Milchrinderbeständen mit dem Computerprogramm Bovi-Concept. VI. Seminar der Deutsch-Niederländischen Arbeitsgruppe für Rindviehhaltung, Berlin, 02.-03.05.1991. In: Klinik für Klauentiere, Fortpflanzung und Haltungshygiene der Freien Univ. Berlin (Hrsg.): Beiträge zu Fragen der Ernährung, Haltung und Gesundheit von Rindern, S. 125–130.

2.4 Der erste Bestandsbesuch im Rahmen des Betreuungsprogramms

Man muß sich darüber klar werden, daß die oben beschriebene gründliche Vorbereitung und der Erfolg des ersten Bestandsbesuchs, der im wesentlichen noch der Status-quo-Bestimmung dient, von ausschlaggebender Bedeutung für die weitere Betreuungstätigkeit sind. Der betreuende Tierarzt sollte sich daher für die bei diesem Besuch durchzuführende Bestandsinspektion viel Zeit nehmen.

Es erfolgt zunächst eine *Betriebsbegehung*, während der der Stall (Einrichtungen, Hygiene, Stalluft, Boden/Einstreu), der Melkstand oder die Melkkammer, das Futter (Futterlager, Krippen, Futterreste, Kotkonsistenz) und die Tränken angesehen und beurteilt werden. Es hat sich bewährt, auf den Wegen der Kühe durch den Stall zu gehen und die Beurteilung der Stalleinrichtungen „mit den Augen der Kühe", d.h. im wesentlichen auf ethologischer Grundlage vorzunehmen. Während der Betriebsbegehung werden auch die Tiere einer allgemeinen Beurteilung unterzogen. Dabei wird darauf geachtet, wie die Kondition der Tiere ist und ob Auffälligkeiten, wie vermehrt vaginaler Ausfluß, Husten, Hautprobleme, Lahmheiten, vermehrt Stufen-

Tab. 7 Aktionsliste für den ersten Bestandsbesuch im Rahmen des vereinbarten Betreuungsprogramms

Kühe, die untersucht werden müssen:

1. Kühe, die lahmen, vaginalen Ausfluß aufweisen, krank oder anderweitig nicht in Ordnung sind
2. Mastitisverdächtige Kühe (hohe Milchzellgehalte, Milchabflußstörungen u.a.)
3. Kühe, die vor mehr als 2 Monaten gekalbt haben, und noch nicht wieder als brünstig registriert worden sind
4. Kühe, die innerhalb der letzten 2 Monate eine Schwergeburt oder eine Nachgeburtsverhaltung hatten
5. Kühe, die vor mindestens 35 Tagen besamt worden sind, und bei denen noch keine Trächtigkeit festgestellt worden ist
6. Kühe, die viermal oder öfter besamt worden sind

oder Hängeeuter oder ähnliches, zu beobachten sind. Bei bekannten oder während der Begehung auffallenden betriebsspezifischen Problemen kann die Inspektion in den Problembereichen erweitert werden. Werden beispielsweise vermehrt Lahmheiten festgestellt, sind die Bodenbeschaffenheit des Stalles und der Wege sowie der Pflegezustand der Klauen näher zu betrachten.

Es hat sich unter Praxisbedingungen bewährt, für die Bestandsinspektion einfache Checklisten zu benutzen (ABL 5 u. 6). So werden alle wesentlichen Daten übersichtlich erfaßt, und es wird nichts Wichtiges vergessen.

Nach der Betriebsbegehung werden *Einzeltieruntersuchungen* durchgeführt. Dazu wird in Zusammenarbeit mit dem Betriebsleiter eine erste *„Aktionsliste"* zusammengestellt (Tab. 7).

In einem Betrieb mit 80 Milchkühen bedeutet dies, daß, abhängig von der Zahl der trächtigen Tiere und der allgemeinen Betriebsproblematik, mit etwa 40 zu untersuchenden Tieren gerechnet werden muß. Die Art der durchzuführenden Untersuchungen variiert dabei sehr stark. Sie reicht von der rektalen Untersuchung bis zur Entnahme von Milchproben und gegebenenfalls weiterem Probenmaterial.

Nach Abschluß der Untersuchungen werden eventuelle Therapien (z. B. Prostaglandinverabreichungen, Mastitisbehandlungen) verordnet und, soweit sinnvoll und möglich, sofort durchgeführt.

Auch das Jungvieh wird unter Berücksichtigung der Kondition und des Stalles beurteilt. Dabei wird vor allem auf das vermehrte Auftreten von Diarrhoe, Husten, Hautkrankheiten und Lahmheiten geachtet.

Nach Abschluß der Bestandsinspektion werden die Ergebnisse mit dem Betriebsleiter besprochen. Erst jetzt sollte das komplette Arbeitsprogramm für die Betreuungstätigkeit festgelegt werden. Es bildet gemeinsam mit der jetzt einzurichtenden oder anzupassenden Dokumentation die Grundlage für die Aktionslisten bei den folgenden Bestandsbesuchen. Abschließend wird der Termin für den nächsten Besuch festgelegt.

ABL 5 Checkliste „Stall“

Checkliste "Stall"

ABL 5.2 ©Mansfeld

Stallart:

....

....

ganzjährige Stallhaltung		Auslauf	
o ja	o nein	o ja	o nein

Anbindung:

....

Boxen / Stände

Typ	Anzahl	Anzahl Tiere	Länge	Breite
Höhe Sperriegel	**Höhe Nackenholm**	**Abstand Nackenholm-Sperriegel**	**Abstand Bugschwelle-Sperriegel**	**Abstand Bugschwelle-Streuschwelle/ Kotstufe**
Einstreu ja/nein/Art	**Einstreu** Qualität	**Boden-beschaffenheit**	**Zustand**	**Bemerkung**

Tiere im Liegebereich

Anzahl Tiere in Boxen	Anzahl korrekt liegender Tiere	Anzahl wdk. Tiere in Boxen	Aufstehen	Hinlegen

Laufgänge, Vor- und Nachwartehof

Allgemeines:

Trittsicherheit, Rutsch-festigkeit	Boden Zustand	Hindernisse	Tierdichte (Vor-/Nachwartehof)	Bemerkung

Melkstand

Typ	Plätze	Boden Art/Zustand	Zutritts-verhalten	Umgang

Fangeinrichtungen

Freßgitter	Anzahl Freß-/Fangplätze	Schließgitter	Klauen-/ Zwangsstand	Zustand/ sonstiges
ja/nein				

ABL 5 Checkliste „Stall"

Stalluft				
Liegebereich (Kopf)	**Laufgänge**	**Vorwartehof**	**Melkstand**	**Nachwartehof**
o gut o mäßig o schlecht Bemerkung: ……………… ……………… ………………	o gut o mäßig o schlecht Bemerkung: ……………… ……………… ………………	o gut o mäßig o schlecht Bemerkung: ……………… ……………… ………………	o gut o mäßig o schlecht Bemerkung: ……………… ……………… ………………	o gut o mäßig o schlecht Bemerkung: ……………… ……………… ………………
Vermessung empfohlen: ja / nein				
Stallhygiene				
Liegebereich	**Laufgänge**	**Vorwartehof**	**Melkstand**	**Nachwartehof**
o gut o mäßig o schlecht Bemerkung: ……………… ……………… ………………	o gut o mäßig o schlecht Bemerkung: ……………… ……………… ………………	o gut o mäßig o schlecht Bemerkung: ……………… ……………… ………………	o gut o mäßig o schlecht Bemerkung: ……………… ……………… ………………	o gut o mäßig o schlecht Bemerkung: ……………… ……………… ………………
Planmäßige Hygienemaßnahmen: …………………………………………… …………………………………………… ……………………………………………				

Lichteinfall	o gut	o mittel	o schlecht

Sonstiges:

……………………………………………………………………………

……………………………………………………………………………

……………………………………………………………………………

……………………………………………………………………………

……………………………………………………………………………

……………………………………………………………………………

……………………………………………………………………………

……………………………………………………………………………

ABL 6 Checkliste „Fütterung"

Checkliste "Fütterung"

ABL 6 ©Mansfeld

Futtermittel:

Art:	**Qualität:**
1.	....
2.	....
3.	....
4.	....

Analysen: o ja / o nein

Futterrationen (Futterkomponenten, Mengen, Sommer/Herbst/Winter)

1. ....
2. ....
3. ....
4. ....

Futterzuteilung
(Fütterungsrhythmus - wann wird was in welchen Mengen und Reihenfolgen vorgelegt?)

....

Futteraufnahme o gut / o mäßig / o schlecht Bem.: ....

Freßplatz Verhältnis Tierzahl / Anzahl Freßplätze: .... Freßplatzbreite:.........

Freßgitter: o ja / o nein Krippengröße/-höhe/-oberfläche: ....

Wasser

woher bezogen? .... Art und Anzahl der Tränken: ....

Verhältnis Tierzahl / Anzahl Tränken: ....

Zugänglichkeit der Tränken: ....

Wasseruntersuchungen: o ja / o nein

Sonstiges: ....

2.5 Die folgenden Bestandsbesuche

Die folgenden Bestandsbesuche verlaufen ähnlich wie der erste. Ist als Dokumentationsform die Fruchtbarkeits- und Krankenkarte (FKKR) gewählt worden, werden die Aktionslisten auf der Basis des vereinbarten Betreuungsprogramms mit Hilfe der FKKR erstellt. Das *Betreuungsprogramm* legt u.a. fest, welche Kriterien dazu führen, daß ein Tier bei einem Bestandsbesuch untersucht wird. Nur so kann zu Beginn eines Besuchs zügig und systematisch eine Aktionsliste erstellt werden. Die Zusammenstellung kann beispielsweise nach den in Tabelle 8 dargestellten Kriterien erfolgen.

Dabei sollen Trächtigkeitsuntersuchungen nur bei Tieren durchgeführt werden, die zwischen 5 und 9 Wochen tragend sein können. Soweit die Färsen aufgestallt sind, werden sie in die Betreuung einbezogen.

Wird mit Hilfe eines Betriebstagebuchs und eines beim Tierarzt installierten Herden-Computerprogramms dokumentiert, so liefert letzteres die erforderlichen Aktionslisten, die dann erfahrungsgemäß im Betrieb noch einmal kurz abgeglichen werden müssen. Im Falle sog. „On-Farm"-Systeme erfolgt die gesamte Datenverarbeitung inklusive tierärztlicher Daten und die Aktionslistenerstellung im Betrieb. Systeme dieser Art sind in Deutschland selten. Sie finden sich v.a. in amerikanischen Großbetrieben.

Nach der Untersuchung der Kühe gemäß Aktionsliste werden eventuelle *Therapien* verordnet, gegebenenfalls sofort durchgeführt und, soweit nötig, weitere Proben (Milch, Blut, Fäzes etc.) genommen, die für die Diagnostik von Bedeutung sind. Der Besuch kann auch mit anderen Aktivitäten, z.B. IBR-Impfungen, Enthornen von Kälbern, verbunden werden. Die eigentliche Betreuung selbst darf dadurch jedoch nicht beeinträchtigt werden.

Nach Beendigung der Arbeiten bei den Kühen wird das *Jungvieh* inspiziert und untersucht. Diese Inspektion kann von dem alleinigen Vorbeigehen, dem Messen von Brustumfang oder Widerristhöhe über die Entnahme von Probenmaterial bis zur Durchführung spezifischer Programme zum Schutz vor Infektions- und Invasionskrankheiten reichen.

Tab. 8 Beispiel für Kriterien zur Erstellung einer Aktionsliste mit Hilfe der FKKR

- Tiere, die seit dem letzten Besuch gekalbt haben
- Tiere, die bis 42 Tage[1)] nach der Kalbung nicht in Brunst gesehen wurden
- Unregelmäßig rindernde Tiere (verlängerte/verkürzte Zyklen oder Brunsten, Schwachbrunst usw.)
- Mehr als 3mal besamte und nicht für tragend befundene Tiere
- Tiere zur Trächtigkeitsuntersuchung ab 35. Tag post inseminationem
- Mastitisverdächtige Tiere
- Tiere, die zur Zeit des letzten Besuchs Erkrankungen aufwiesen
- Tiere, die anderweitig auffällig geworden sind

[1)]Der Zeitpunkt sollte den betrieblichen Gegebenheiten angepaßt sein.

Tab. 9 Themen, die im Rahmen der Bestandsbetreuung wenigstens einmal pro Jahr besprochen werden sollten

- Fütterung während der Stallperiode
- Fütterung während der Weideperiode
- Stoffwechselkrankheiten
- Parasitenprophylaxe und -bekämpfung
- Kälberaufzucht und Färsenmanagement
- Fertilität und Reproduktionsmanagement
- Eutergesundheit und Qualität der Anlieferungsmilch
- Klauen- und Gliedmaßengesundheit
- Zucht

Anschließend wird die Dokumentation ergänzt, werden die Untersuchungsergebnisse und gegebenenfalls die aufgetretenen Probleme mit dem Betriebsleiter besprochen.

Es folgt die *Auswertung der Milchkontrollergebnisse.* Diese Daten liefern einen guten zusätzlichen Einblick in die Betriebsleitung und ermöglichen eine Beurteilung der augenblicklichen Milchviehfütterung (Kap. 3.3). Sehr einfach handzuhabende kleine Computerprogramme für die Auswertung dieser Daten erleichtern diese Arbeit und erweitern die Möglichkeiten beträchtlich. Die direkte Übernahme von Milchleistungsdaten per Datenträger stellt heute in der Regel kein Problem mehr dar.

Es hat sich bewährt, zum Abschluß eines jeden Bestandsbesuchs mit dem Tierbesitzer ein bestimmtes Thema zu besprechen. Die Wahl des Themas hängt von der Jahreszeit, den Betriebsgegebenheiten und den aktuellen Problemen ab. Die in Tabelle 9 dargestellten Themen sollten mindestens einmal pro Jahr besprochen werden. Die Liste kann beliebig erweitert werden.

Erfahrungsgemäß wissen fortschrittliche Betriebsleiter die gründliche Unterrichtung hinsichtlich dieser Themen sehr zu schätzen. Auch hat es sich bewährt, auf jedem betreuten Betrieb während eines bestimmten Monats dieselben Themen zu besprechen.

Ein Routinebesuch der beschriebenen Art in einem Bestand mit 80 Milchkühen dauert in Abhängigkeit vom vereinbarten Programm und der Schnelligkeit des Untersuchers etwa 1 1/2 (bis 2) Stunden.

Je nach dem gewählten Dokumentationssystem notiert der Tierarzt seine Befunde entweder vor Ort auf der FKKR oder sorgt im Betrieb für eine Verarbeitung per EDV und notiert nach der Rückkehr aus dem Betrieb nur die Betriebsproblematik und die sich aus der Beratung ergebenden Konsequenzen (erteilte Ratschläge), oder er verarbeitet seine eigenen Daten und gegebenfalls auch die des Landwirts mit Hilfe eines Herden-Computerprogramms in der Praxis. Für jeden Betrieb sollten ein Ordner und gegebenenfalls zwei Datenträger (Disketten) angelegt werden. Die in Zusammenhang mit einem Bestandsbesuch zu verrichtenden Tätigkeiten können in Abhängigkeit von dem vereinbarten Betreuungsprogramm sehr unterschiedlich sein. Tabelle 10 zeigt die üblicherweise anfallenden Arbeiten.

Tab. 10 Im Zusammenhang mit einem Bestandsbesuch zu verrichtende Arbeiten

1. Vorbereitung des Besuchs durch den Tierarzt in der Praxis (Einarbeiten in die Betriebsproblematik; ggf. Anfertigung von Auswertungen; ggf. Erstellen einer Aktionsliste; telefonisches Durchsagen der Tiere, die zur Untersuchung benötigt werden)
2. Zusammenstellen einer Aktionsliste gemeinsam mit dem Betriebsleiter (z.B. beim Arbeiten mit der FKKR)
3. Inspektion des Kuhbestands mit Untersuchung von Einzeltieren (je nach vereinbartem Betreuungsprogramm)
4. Gewinnung von Probenmaterial soweit erforderlich
5. Behandlung der zuvor untersuchten Tiere, soweit erforderlich
6. Inspektion des Jungviehbestands, ggf. mit Einzeltieruntersuchungen und -behandlungen (falls vereinbart)
7. Dokumentation mit Hilfe der Fruchtbarkeits- und Krankenkarte (FKKR) oder eines anderen geeigneten Hilfsmittels
8. Bewertung der Betriebssituation durch Auswertung der FKKR und der MLP-Daten sowie Vergleich mit zuvor gesteckten Zielen (regelmäßige Auswertungen nach vereinbarten sinnvollen Zeitintervallen)
9. Beratung aufgrund der Untersuchungs- und Auswertungsergebnisse; Erarbeiten von Konsequenzen
10. Festlegung des folgenden Besuchstermins
11. Nach Rückkehr in die Praxis: Notieren der vorgeschlagenen Konsequenzen; ggf. Datenverarbeitung

3 Auswertungen und Ergebnisinterpretation

3.1 Fruchtbarkeit

Die Fertilität ist ein Bereich der Bestandsbetreuung, in dem viele tierärztliche Untersuchungen anfallen und der daher sowohl vom Tierarzt als auch vom Betriebsleiter am meisten Berücksichtigung findet und damit die Basis der gesamten Betreuung darstellt. Das Ergebnis einer Untersuchung ist gleich sichtbar (z.B.: die Kuh ist tragend oder nicht tragend). Bezüglich anderer Themen, wie Fütterung und Mastitis, kann der Betriebsleiter auch von Nichttierärzten beraten werden, die ihren Rat z. T. „gratis“ geben, so daß sich hier der Tierarzt in einer schwächeren Position befindet. Mittels Fruchtbarkeitsüberwachung wird es ihm ermöglicht, auch diese Betriebsbereiche in die Betreuung aufzunehmen und dem Landwirt ein komplettes „Betreuungspaket“ anzubieten. Die Fruchtbarkeit ist deswegen, abgesehen von den rein tiermedizinischen Aspekten, die Tür, durch die der Tierarzt Zugang zu einem modernen Milchviehbetrieb bekommt.

3.1.1 Das Trächtigkeitsergebnis

Das Trächtigkeitsergebnis kann mittels einer gut geführten Betriebskarte leicht beurteilt werden. Mit einer einfachen Kalkulation können das Erstbesamungsergebnis (%) und die mittlere Anzahl von Besamungen pro tragend gewordener Kuh schnell errechnet werden. Die Berechnung der erwarteten Zwischenkalbezeit oder besser noch der Güstzeit erfordert mehr Rechenarbeit. Sind die soeben genannten Parameter bekannt, kann der Fertilitätsstatus beurteilt werden. Auch der Prozentsatz von Kühen mit einer Nachgeburtsverhaltung oder mit eitrigem Ausfluß sowie von Kühen mit Aborten ist einfach zu ermitteln. In Betrieben mit mehr als 80–100 Tieren kann die Auswertung der Daten mit Hilfe eines Computers die Arbeit wesentlich erleichtern.

Die oben beschriebenen Berechnungen sollten in einem Betrieb mit mehr als 80 Kühen zweimal pro Jahr durchgeführt werden, in kleineren Betrieben reicht einmal pro Jahr aus. Aufgrund der Zufälligkeit von Ereignissen macht es wenig Sinn, diese Auswertungen jeden Monat oder jedes Quartal durchzuführen. Bei Problemen können ergänzende Berechnungen vorgenommen werden, wie z.B. der Prozentsatz der Kühe, die bis zum 60. Tag nach der Abkalbung noch keine Brunst gezeigt haben, oder die Intervalle zwischen den Besamungen.

3.1.1.1 Kennzahlen zur Beurteilung der Fruchtbarkeit

Zur Beurteilung der *Fertilität* werden folgende vier *Kennzahlen* herangezogen:
- der Erstbesamungserfolg (%);
- die mittlere Anzahl von Besamungen pro tragend (Trächtigkeitsindex) und pro nicht tragend gewordener Kuh (Nichtträchtigkeitsindex);
- die Güstzeit;
- die Abgänge wegen Fruchtbarkeit pro Zeiteinheit.

Diese Kriterien müssen immer zusammen beurteilt werden, da es anders nicht möglich ist, eine richtige Einsicht in die Fruchtbarkeitslage der betreffenden Herde zu bekommen. Bei der nun folgenden Besprechung der einzelnen Kriterien sollte dies immer berücksichtigt werden.

• Erstbesamungserfolg

Unter Erstbesamungserfolg versteht man den prozentualen Anteil der Tiere, die nach Erstbesamung tragend geworden sind. Als Maßstab für das Ergebnis einer Insemination wird in der Registrierung der Besamungsstationen mit der *„Non-Return"-Rate* in % gearbeitet. Diese Zahl gibt den Prozentsatz der Tiere an, die bis zu einem bestimmten Zeitpunkt nach der Besamung nicht zur Wiederbelegung angemeldet worden sind. Die „Non-Return"-Rate kann mit verschiedenen Abständen zur Besamung berechnet werden, aber meistens wird die 56-Tage- „Non-Return"-Rate benutzt. Sie liegt in der Regel bei ungefähr 70%.

Die „Non-Return"-Rate gibt aber keine Garantie, daß alle Tiere, die nicht umbullen, auch tatsächlich tragend geworden sind. So ist es z.B. möglich, daß der Landwirt bei umrindernden Kühen einen Bullen benutzt, das Tier verkauft hat oder erst nach Ablauf der 56 Tage wieder besamen läßt.

Dies alles kann die Ursache dafür sein, daß sich der tatsächliche Erstbesamungserfolg von der „Non-Return"-Rate unterscheidet. So beträgt der mittlere Erstbesamungserfolg etwa 56%, liegt also um 14% niedriger als die mittlere „Non-Return"-Rate.

Wenn die Fertilität einer Herde beurteilt wird, sollte man bevorzugt den tatsächlichen Erstbesamungserfolg heranziehen. Besonders in einer kleinen Rinderpopulation (= Betrieb) kann sich die „Non-Return"-Rate stark von dem Erstbesamungserfolg unterscheiden. Läßt ein Landwirt beispielsweise alle umrindernden Tiere decken, dann beträgt die „Non-Return"-Rate 100%, aber der tatsächliche Erstbesamungserfolg ist viel niedriger.

Bei der Beurteilung der Fruchtbarkeit einer Herde wird ein Erstbesamungserfolg von 55% oder höher als befriedigend angesehen; liegt der Wert niedriger, deutet das auf mögliche Probleme hin.

• Trächtigkeits- und Nichtträchtigkeitsindex

Die Anzahl der Inseminationen pro tragend gewordenem Tier wird auch als Trächtigkeitsindex bezeichnet. Manchmal wird der Trächtigkeitsindex mit dem Gesamtindex (s.u.) verwechselt. Hierbei handelt es sich um die Anzahl der Besamungen in einem Zeitabschnitt, geteilt durch die Anzahl tragend gewordener Tiere.

Beispiel: In einem Milchviehbestand mit 100 Kühen wurden während eines bestimmten Zeitabschnitts 170 Besamungen durchgeführt, 90 Tiere sind mit 145 Besamungen tragend geworden. Der Gesamtindex beträgt 170/90 = 1,9, der Trächtigkeitsindex liegt bei 145/90 = 1,6.

Der letzte Begriff sollte bevorzugt werden, da sich diese Zahl auf die tragend gewordenen Tiere bezieht. Dies wird betont mit „Anzahl der Besamungen pro tragend gewordenem Tier". Als Sollwert für die Beurteilung der Fruchtbarkeitslage eines Betriebs wird ein Wert von ≤ 1,6 angegeben.

Nicht nur die Anzahl der tragend gewordenen Tiere ist wichtig, sondern auch die Anzahl der Tiere, die gemerzt wurden, weil sie nicht tragend geworden sind, und die Anzahl der Besamungen bei diesen Tieren. In obengenanntem Betrieb war die Anzahl der geschlachteten Tiere n=10 und die Anzahl der Besamungen pro nicht tragend gewordenem Tier (Nichtträchtigkeitsindex) lag bei (170–145)/10 = 2,5.

Die Anzahl der Besamungen pro tragend gewordenem Tier hängt eng mit dem Erstbesamungserfolg zusammen.

• Güstzeit und Zwischenkalbezeit

Die Güstzeit ist definiert als der Zeitabschnitt von der Abkalbung bis zum 1. Trächtigkeitstag. Die mittlere Güstzeit bestimmt die Zwischenkalbezeit der Kühe, die sich aus Güstzeit plus Tragzeit zusammensetzt. Wenn man das Ziel berücksichtigt, daß jede Kuh pro Jahr ein Kalb haben soll, dann dürfte die mittlere Güstzeit nicht länger als 85 Tage sein (mittlere Trächtigkeitsdauer bei Schwarzbuntem Milchvieh liegt bei 280 Tagen).

In Wirklichkeit beträgt die mittlere Güstzeit 105 Tage, d.h. im Durchschnitt fallen pro Kuh und Jahr etwa 20 zusätzliche „Leertage" an. Das Unterschreiten einer mittleren Güstzeit von 105 Tagen kann als Ziel für einen Betrieb festgesetzt werden. In Betrieben mit guter Herdenfruchtbarkeit sollten weiterhin 75% der Tiere eine Güstzeit von weniger als 115 Tagen aufweisen.

In amerikanischen Untersuchungen wurden unter Berücksichtigung von Leistungs-, Fruchtbarkeits- und ökonomischen Parametern „optimale Güstzeiten" formuliert" (Tab. 11).

Die Zwischenkalbezeit ist besonders bedeutsam. Sie bestimmt in starkem Ausmaß die Wirtschaftlichkeit des Betriebs. Aus verschiedenen Berechnungen wird deutlich, daß eine Verlängerung der Zwischenkalbezeit um einen Tag einen Verlust von 2–3 DM pro Tier bedeutet. Beträgt die Zwischenkalbezeit in einem Betrieb mit 100 Milchkühen beispielsweise 420 Tage (ein „Problembetrieb") anstelle von 385 Tagen (= Sollwert), dann beläuft sich der

Tab. 11 Optimale Güstzeit (nach Slenning, 1986)

Mittlere 305-Tage Leistung (kg)	Mittlere „optimale Güstzeit" (d)
7.400	75
8.100	85
10.000	100

Verlust auf etwa 10.000 DM pro Jahr. In Abhängigkeit von den betrieblichen Gegebenheiten kann der Verlust pro Tag verlängerter Zwischenkalbezeit auch wesentlich höher sein (bis etwa 8 DM).

Nach der Berechnung der oben genannten Kriterien müssen die erhaltenen Werte beurteilt werden, um die Fruchtbarkeitslage der Herde einordnen zu können. Dies ist oft mit Schwierigkeiten verbunden, da die berechneten Kriterien nicht immer übereinstimmen. So kann der Erstbesamungserfolg niedrig sein, aber die Güstzeit befindet sich innerhalb der Norm. Es ist deswegen vereinfachend, wenn die Fruchtbarkeit einer Herde mittels einer Formel in einer einzigen Kennzahl ausgedrückt wird. Dazu wird die Formel für den *Fertilitätsstatus* (F.S.) der Herde benutzt. Dieser Wert berücksichtigt die drei obengenannten Kennzahlen und ist so aufgebaut, daß das Ergebnis zwischen 0 und 100 liegen kann. Nur in sehr außergewöhnlichen Situationen kann der Wert negativ oder größer als 100 sein.

$$\text{F.S.} = \frac{\text{Erstbesamungserfolg}}{\text{Trächtigkeitsindex}} - \text{Güstzeit} + 125.$$

Ist die Fruchtbarkeit in einem Betrieb zufriedenstellend (z.B. der Erstbesamungserfolg ist 55%, die Anzahl der Besamungen pro tragend gewordenem Tier beträgt 1,6, die Güstzeit liegt bei 105 Tagen) dann errechnet sich ein F.S. von 54. Ist die Fruchtbarkeit weniger gut, sinkt der F.S.; ist die Fruchtbarkeit besser, steigt der F.S. Auf diese Weise ist es möglich, die Fruchtbarkeit einer Rindviehpopulation mit einem Wert zu beurteilen. Man muß sich allerdings vor Augen halten, daß sich der F.S. aus drei Kennzahlen aufbaut, die durch viele Faktoren beeinflußt werden können. Ein definitives Urteil über die Fruchtbarkeit eines Betriebs kann daher auch erst nach einer Analyse dieser Faktoren und der Einzelbeurteilung mehrerer Kennzahlen gegeben werden.

- **Abgänge wegen Unfruchtbarkeit**

Die Erfassung der Abgangsrate wegen Unfruchtbarkeit ist wichtig, da sich einige Fruchtbarkeitskennzahlen nur auf tragend gewordene Tiere beziehen, wie z.B. die Güstzeit, die Zwischenkalbezeit oder der Trächtigkeitsindex. Diese Kennzahlen können sich durchaus im Sollbereich befinden. Doch wenn viele Kühe gemerzt werden müssen, weil sie nicht tragend geworden sind, wird bei Nichtberücksichtigung der Abgangsrate eine gute Herdenfruchtbarkeit vorgetäuscht. Der Prozentsatz der Kühe, die mehr als zwei Besamungen hatten und gemerzt wurden, sollte nicht höher als 7% liegen.

- **Andere Kennzahlen**

– *Prozentsatz der Kühe mit Nachgeburtsverhaltung*. Im Mittel liegt dieser Wert bei ungefähr 10%. Bis 15% wird noch als normal angesehen. Steigt der Wert über 15% an, dann könnte ein Bestandsproblem vorliegen. Bei der Interpretation dieser Kennzahl muß man auch „den Zufall" berücksichtigen. So liegt in einem Betrieb mit 50 Kühen, wenn man den Normwert der Häufigkeit einer Nachgeburtsverhaltung bei etwa 10% ansetzt, das 95%-

Konfidenzintervall zwischen 1,5% und 18,5%. Mit anderen Worten, wenn in einem solchen Betrieb in einem bestimmten Jahr 10 Kühe eine Nachgeburtsverhaltung haben, dann besteht immer noch eine Chance von 1/20, daß dies rein zufällig ist. In einem Betrieb mit 100 Milchkühen liegt das obengenannte Konfidenzintervall zwischen 4 und 16%.

- *Prozentsatz der Kühe mit eitrigem Ausfluß nach dem Abkalben.* Dieser Wert hängt stark von der Häufigkeit von Nachgeburtsverhaltungen ab, da viele Kühe mit Retentio secundinarum später Ausfluß haben. Außerdem bereitet die Definition „Ausfluß" Schwierigkeiten. Der Prozentsatz „nicht sauberer Kühe" ist daher auch von dem Kenntnisstand des Landwirts und seiner Interpretation abhängig. Wenn zusätzlich dann noch die oben genannten Zufallsfaktoren berücksichtigt werden, wird deutlich, daß die Angaben über den Prozentsatz nur unzuverlässig sind. Bei einem Anteil an Kühen mit eitrigem Ausfluß von ≥ 15% kann man von einem Bestandsproblem sprechen.
- Der *Prozentsatz der Kühe,* die *60 Tage nach dem Abkalben noch nicht brünstig* gewesen sind, sollte 15% nicht übersteigen.
- *Mittlere Rastzeit* (= Abkalbung bis 1. Besamung). Diese sollte kürzer als 85 Tage sein.
- *Mittlere Verzögerungszeit* (= Güstzeit minus Rastzeit). Als Zielgröße gilt ein Wert von < 18 Tagen.
- *Prozentsatz abortierender Kühe.* Geht man von der Definition aus, daß ein Verwerfen zwischen dem 45. und 265. Tag als Abort bezeichnet wird, dann ist ein Abortprozentsatz von 8% akzeptabel. Legt man die Untergrenze nicht bei 6 Wochen, sondern bei 3 Monaten fest, dann ist ein Prozentsatz von 6% noch akzeptabel. Spätaborte (> 210 Tage) werden im Rahmen der Datenverwaltung wie Kalbungen behandelt, d.h., die Laktationsnummer wird um 1 erhöht. Der akzeptable Abortprozentsatz sollte dann um 1–2% geringer veranschlagt werden.

Tab. 12 Jahresübersicht Fruchtbarkeit eines Beispielbetriebs

Beispielbetrieb (60 Kühe)	Anzahl der Tiere bzw. Tage	%	Ref.
Nachgeburtsverhaltung	7	12	<15 %
Tiere mit Ausfluß	6	10	<15 %
Nicht brünstig innerhalb von 60 Tagen p.p.	12	20	<15 %
Aborte	2	4	≤ 6 %
Erstbesamungserfolg	33	55	≥55 %
Anzahl der Abgänge mit mehr als 2 Besamungen	2	4	< 7 %
Mittlere Rastzeit	83d		<85d
Mittlere Güstzeit	102d		<105d
Trächtigkeitsindex	1,6		≤ 1,6
Fertilitätsstatus	58		≥54

Zur Verdeutlichung zeigt Tabelle 12 eine Jahresübersicht eines von uns betreuten Betriebes. Wie zu ersehen, liegt nur der Prozentsatz der Kühe, die mit 60 Tagen nach dem Abkalben noch keine Brunst gezeigt haben, außerhalb der Normwerte.

3.1.1.2 Ursachen für Abweichungen der Kennzahlen von den Sollwerten

Der Fertilitätsstatus einer Kuhherde ist einerseits das Ergebnis von Faktoren, die kuhgebunden sind und andererseits von Faktoren, die mit den Umweltbedingungen, unter denen die Kühe gehalten werden, zusammenhängen. Der Betriebsleiter kann dabei über das Management das Ergebnis positiv oder negativ beeinflussen. Vor diesem Hintergrund können die Faktoren, die den Fertilitätsstatus einer Kuhherde beeinflussen, global in drei Hauptgruppen eingeteilt werden (Tab. 13).

Die unter *Umweltbedingungen* genannten Faktoren liegen mehr oder weniger außerhalb des Einflußbereichs des Landwirts. Die unter *Betriebsführung* angegebenen Faktoren können dagegen deutlich durch den Landwirt beeinflußt werden. Wenn diese Faktoren bei Fertilitätsproblemen eine Rolle spielen, muß man entsprechend die Ursache beim Landwirt und nicht bei den Kühen suchen. Die letzte Gruppe betrifft Faktoren, die *Kuh-assoziiert* sind. Natürlich kommen Überschneidungen der einzelnen Faktorengruppen vor. Für eine verminderte Fruchtbarkeit in einem Milchviehbetrieb können also zahlreiche Ursachen genannt werden. Häufig handelt es sich um einen Ursachenkomplex, so daß es oft sehr schwierig ist, eine gute Einsicht in die Betriebsproblematik zu bekommen. Erst nach der Berücksichtigung der obengenannten Faktoren ist es möglich, ein definitives Urteil über den Fertilitätsstatus eines Betriebs zu geben. So ist es möglich, daß die Fruchtbarkeit einer Herde nicht wirklich gestört ist. Eine angebliche Störung kann bei-

Tab. 13 Fertilitätsbeeinflussende Faktoren

Umweltbedingungen	Betriebsführung	Kuh-gebundene Faktoren
– Klima – Jahreszeit – Aufstallung – Betriebsgröße – Mittleres Lebensalter der Kuhherde – Zufall	– Bulle – Fähigkeit des Besamers – Zeitpunkt der Besamung – Brunsterkennung und Dokumentation – Hygiene zum Zeitpunkt der Abkalbung und im Puerperium – Rastzeit – Fütterung – Haltungbedingungen – Abgänge und Selektion	– Infektionen – Individuelle Abweichungen – Erbfehler

spielsweise dem Zufall oder einem neuen Besamer zuzuschreiben sein. Die meisten Fertilitätsstörungen sind aber in irgendeiner Weise mit dem Betriebsleiter verbunden. Die Kuh geht dabei „leer aus" und ist das „Schlachtopfer" eines schlechten Managements. Wir müssen daher unsere Aufmerksamkeit nicht in erster Linie auf die Kühe richten, sondern mehr auf die Umweltbedingungen, unter denen die Kühe gehalten werden, und das Management. Danach erst kommen die Kühe an die Reihe.

• **Umweltbedingungen**

Die **Klimabedingungen**, unter denen in unseren Breitengraden Viehhaltung betrieben wird, sind im allgemeinen günstig. Die Tatsache, daß man die Kühe im Winter aufstallen muß, kann als ein negativer Faktor angesehen werden.

Die **Jahreszeit**, in der die Tiere besamt werden, hat einen starken Einfluß auf die Besamungsergebnisse. Die besten Ergebnisse werden i.d.R. im Mai, Juni und Juli erzielt. In den Wintermonaten sind die Ergebnisse deutlich schlechter. Viele Faktoren spielen hierbei eine Rolle, wie Schwierigkeiten der Brunsterkennung, der Stalltyp und die Lichtverhältnisse. Die Güstzeit ist bei Tieren, die im Herbst abkalben, 25–30 Tage länger als bei Tieren, die im Frühjahr abkalben. Die Anzahl von Kühen, die mehr als eine Besamung benötigen, ist ebenfalls erhöht.

Die Weide kann als die natürliche Umgebung der Kühe angesehen werden. Der Fertilitätsstatus wird in großem Ausmaß durch die **Art der Aufstallung** beeinflußt, besonders in der Winterperiode. Diesbezüglich spielen zwei Faktoren eine große Rolle, nämlich die Brunsterkennung und die Hygiene (Infektionen). Es ist nachgewiesen, daß in Betrieben, in denen die Kühe freie Bewegungsmöglichkeiten haben (Lauf- und Liegeboxenställe), die Brunst leichter und früher post partum festgestellt wird. Dies hat zur Folge, daß in diesen Ställen, verglichen mit Anbindeställen, die Besamungsergebnisse besser und die Güstzeit kürzer sind. Besonders in Anbindeställen mit ungenügenden Lichtverhältnissen, können die Brunsterkennung sehr schwierig und die Brunstäußerung eingeschränkt sein.

Der Einfluß der **Betriebsgröße** auf den Fruchtbarkeitsstatus ist in bedeutendem Maße von dem Landwirt oder dem Betriebspersonal abhängig. Wenn die Anzahl der Kühe pro Person einen bestimmten kritischen Wert übersteigt, ist zu wenig Zeit verfügbar z. B. für eine gute Brunstbeobachtung und die Verwaltung. Dies resultiert in:
- einer verlängerten Rast- und Güstzeit;
- Besamungen von Kühen, die nicht in Brunst sind;
- unregelmäßigen Brunst- und/oder Besamungsintervallen;
- unnötigem Merzen von wertvollen, angeblich subfertilen Kühen.

Eine plötzliche Bestandsvergrößerung oder der Übergang zu einem anderen Stalltyp kann auch einen negativen Einfluß auf den Fruchtbarkeitsstatus haben. Eine Verbesserung der Situation wird erst eintreten, wenn der Landwirt (und die Kühe) sich besser auf die neuen Verhältnisse eingestellt haben.

Es hat sich gezeigt, daß das **Lebensalter** einen Einfluß auf den Erstbesamungserfolg und auf die Güstzeit hat. Tiere über 8 Jahre und Erstkalbinnen haben weniger gute Trächtigkeitsergebnisse. Das liegt daran, daß gerade bei diesen Tieren mehr Probleme bei der Abkalbung und im Puerperium auftreten. Bei Erstkalbinnen kommt es in der Winterperiode durch eine Kombination einer hohen Milchproduktion, inadäquater Fütterung und der Stallhaltung auch zu einem höheren Prozentsatz von Azyklie. Bei der Beurteilung der Fruchtbarkeit sollte man daher immer das Lebensalter der Kuhherde berücksichtigen.

Der **Zufall** kann vor allen Dingen in kleineren Betrieben eine große Rolle spielen. Eine der bedeutsamsten Ursachen dafür, daß ein Tier nach einer Besamung nicht tragend wird, ist die *embryonale Fruchtresorption*, die bei etwa 20% der besamten Kühe auftritt. Durch diesen Vorgang werden potentiell mißgebildete oder nicht lebensfähige Früchte frühzeitig vernichtet; denn jede Befruchtung kann man immer als ein genetisches Experiment ansehen, das auch möglicherweise schiefgehen kann.

Die Rolle des Zufalls kann anhand eines *Beispiels* verdeutlicht werden: Wenn ein Viehhalter nur 5 Kühe hat, besteht eine gute Chance, daß diese gleich bei der ersten Besamung tragend werden. Geschieht dies, dann beträgt der Erstbesamungserfolg 100%. Es gibt aber auch die Möglichkeit, daß bei allen besamten Kühen keine Befruchtung oder ein embryonaler Fruchttod eintritt. Der Erstbesamungserfolg beträgt dann 0% und man könnte diesen Bestand als einen Problembetrieb bezeichnen. Die eigentliche Ursache ist aber der Zufall, und der Erstbesamungserfolg im Jahr darauf könnte möglicherweise wieder 100% betragen. Neben den obengenannten Faktoren können noch zahlreiche andere Faktoren zufällig eine Rolle spielen.

Natürlich wird die Rolle des Zufalls mit zunehmender Tierzahl abnehmen. In größeren Betrieben (> 150 Kühe) braucht man dem Zufall daher kaum Beachtung zu schenken. Dies ist nicht so in Betrieben mit 60–70 Kühen; hier spielt der Zufall oft eine größere Rolle als man denkt. Eine richtige Beurteilung der Fortpflanzungsgegebenheiten in kleineren Betrieben ist nur möglich, wenn die Situation über mehrere Jahre beobachtet wird. Dabei sollte man dann nicht ausschließlich ein Fertilitätskriterium beachten, sondern immer die Kombination verschiedener Faktoren berücksichtigen.

Selbst in Betrieben mit 100 Kühen kann der Zufall noch eine Rolle spielen. So liegt in einem derartigen Betrieb der erwartete Erstbesamungserfolg zwischen 51 und 69%, wenn man von einem mittleren Wert von 60% ausgeht (95%-Konfidenzintervall).

- **Betriebsführung**

Die **Qualität des Spermas** kann stark variieren. Auch ist bei einigen Bullen das Sperma weniger zur Tiefgefrierung geeignet. Dies kann zu deutlich verminderten Trächtigkeitsergebnissen nach der Insemination führen. Dennoch wird das Sperma solcher Bullen vermehrt eingesetzt, da diese bestimmte gewünschte Eigenschaften gut zu vererben scheinen. Es ist darum empfehlenswert, nach Möglichkeit in der Fruchtbarkeit als „gut“ eingestufte Bullen zu benutzten.

Manchmal besteht eine zu große Nachfrage nach einem bestimmten

Bullen, so daß die Betreiber von Besamungsstationen versucht sind, das Sperma zu sehr zu verdünnen, wodurch die Fertilitiät negativ beeinflußt werden kann. Mit anderen Worten, „je teurer das Sperma, um so weniger Samenzellen pro Portion".

Der Bulle kann durch das Erzeugen von großen Kälbern auch indirekt einen negativen Einfluß auf die Fertilität hervorrufen. Dadurch treten im Folgejahr viele Schwergeburten auf mit dem Ergebnis einer herabgesetzten Fertilität.

Rindern viele Kühe in einem Intervall von 3 Wochen um, und wird ein Bulle zur Bedeckung benutzt, dann ist es wahrscheinlich, daß das Sperma von dem Bullen schlecht befruchtet. In einem solchen Betrieb müssen erst der Stier und sein Sperma untersucht werden, bevor nach anderen Ursachen für das schlechte Trächtigkeitsergebnis gesucht wird. Werden verschiedene Bullen benutzt, ist eine genaue Kontrolle der Zuchtbücher erforderlich. In Betrieben mit schlechter Dokumentation ist es manchmal sehr schwer herauszufinden, welcher Bulle schlecht befruchtet. Dann muß von allen Bullen Sperma untersucht werden.

In Betrieben, in denen vom Natursprung Gebrauch gemacht wird, soll das Erstbesamungsergebnis im allgemeinen höher sein als bei künstlicher Besamung. Die wichtigste Ursache hierfür ist, daß der Bulle ein besserer Brunstdetektor ist als der Mensch. Daneben haben die Handhabung des Spermas vor der Tiefgefrierung, die Tiefgefrierung selbst und das Auftauen einen negativen Einfluß auf die Spermaqualität. Untersuchungen haben aber gezeigt, daß die Trächtigkeitsergebnisse nicht schlechter sind, wenn die Brunsterkennung gut ist und bei der künstlichen Besamung Sperma von guter Qualität benutzt wird. Zusätzlich sollte beachtet werden, daß bei der natürlichen Bedeckung Deckinfektionen entstehen können.

Die **Fähigkeit des Besamungstierarztes oder -technikers** läßt im allgemeinen nichts zu wünschen übrig. Ab und zu kommt es aber vor, daß ein Besamer schlechtere Resultate erzielt. Dies kann z.B. an der Unerfahrenheit des Besamers oder an persönlichen Schwierigkeiten liegen, die die Konzentration stören. Bei Besamern mit wenig Erfahrung gibt es vor allen Dingen Schwierigkeiten bei der Einführung der Besamungspipette (insbesondere bei Färsen). Gegenwärtig gibt es immer mehr Landwirte, die ihre Kühe selbst besamen (Eigenbestandsbesamung). Einige haben hierbei keine Schwierigkeiten, andere dagegen um so mehr, was sich dann in den Besamungsergebnissen äußert.

Allgemein kann man sagen, daß mindestens 150 Besamungen pro Jahr (etwa 80 Kühe) durchgeführt werden müssen, um ausreichend Fertigkeit beim Besamen zu bekommen.

Der **Zeitpunkt der Insemination** während der Brunst ist für eine gute Konzeptionsrate ebenfalls von Bedeutung. Die besten Trächtigkeitsergebnisse werden erzielt, wenn die Kühe in der zweiten Hälfte des Östrus bis ungefähr 6 Stunden nach dem Ende der Brunst besamt werden. Das Problem ist, daß der Landwirt den Brunstbeginn oft nicht exakt kennt. Darum wird angeraten, Kühe, die morgens (vor 8.00 Uhr) in Brunst gesehen werden (d.h.

den Duldungsreflex zeigen), noch am selben Tag zu besamen, und Kühe, die im weiteren Verlauf des Tages Östrussymptome zeigen, am folgenden Morgen zu inseminieren.

Eine nicht korrekte Inseminationszeit ist meist die Folge einer schlechten Brunsterkennung. Man erklärt oft eine Kuh nur aufgrund des Abgangs von Schleim als brünstig, obwohl sie noch keinen Duldungsreflex gezeigt hat. Manchmal werden auch „mitspielende" Kühe zur Besamung vorgestellt. Es kommt auch vor, daß Kühe fälschlicherweise aufgrund von Identifikationsfehlern besamt werden.

Durch die Intensivierung der Milchviehhaltung nimmt die Anzahl der Kühe, die von einer Person betreut werden müssen, erheblich zu. Dies kann mit einer ungenaueren Brunstdetektion gepaart sein. Die **Brunsterkennung** wird vor allen Dingen durch die fachliche Geschicklichkeit und Gewissenhaftigkeit des Landwirts beeinflußt. Es ist wichtig, den Landwirt darauf hinzuweisen, daß die Brunstbeobachtung geplant stattfinden muß und nicht dann, wenn die Arbeitszeiten es zufällig zulassen. Brunstbeobachtung darf nicht das letzte Glied der Betriebsführung sein! Pro Tag und überschaubarer Tiergruppe sollten mindestens 3 x 20 Minuten für die Brunstbeobachtung veranschlagt werden. Dies ist wichtig, damit auch die Kühe mit einer kurzen Brunstdauer erkannt werden. Günstige Zeiten für eine Brunsterkennung sind die Ruhezeiten im Stall, z.B.

- früh am Morgen, vor dem Melken,
- um die Mittagstunde,
- abends.

Brunstbeobachtung am späten Abend ist besonders in der warmen Sommerperiode von Bedeutung, da die Tiere bei hohen Temperaturen tagsüber weniger aktiv sind. Die im Verlaufe der Brunst zunehmenden körperlichen Aktivitäten sollen durch die Abendkälte gesteigert werden. Auch im Stall nimmt die Abendkontrolle einen wichtigen Platz ein. Nahezu alle Kühe sollten dann ruhen, brünstige Kühe dagegen fallen durch ein unruhiges Verhalten auf. Außerdem werden die meisten Kühe abends und nachts brünstig. Zwischen 18.00 Uhr abends und 6.00 Uhr morgens werden 70% der Kühe brünstig.

Wenn die Brunstbeobachtung nicht oft genug oder regelmäßig über den Tag verteilt und nicht ausreichend lange durchgeführt wird, ist das Risiko, Brunsten zu übersehen, größer (Tab. 14).

Zwischen den einzelnen Milchviehbetrieben können bezüglich der Effizienz der Brunstbeobachtung sehr große Unterschiede festgestellt werden. Wenn in einem Betrieb 80% und mehr von den dafür in Betracht kommenden Rindern in Brunst gesehen werden, dann ist dies als sehr gut zu bezeichnen. Leider kommen auch Betriebe vor, in denen nur 50% oder weniger der Tiere in Brunst gesehen werden. Selbstverständlich sollte das Bestreben darauf gerichtet sein, mindestens 90% der Brunsten zu sehen. Im Rahmen der Bestandsbetreuung muß der Bereich der Brunstbeobachtung immer wieder kontrolliert und angesprochen werden.

Die Aufstallung der Tiere spielt eine große Rolle dafür, ob die Brunst leich-

Tab. 14 Effektivität verschiedener Methoden zur Brunstbeobachtung

Methode	% Kühe, die richtig als brünstig erkannt wurden
kontinuierliche Beobachtung (24 h/Tag !)	95
Stier oder Suchbulle	95
dreimal pro Tag, 20 Minuten	75
zweimal pro Tag, 20 Minuten	65
einmal pro Tag, 20 Minuten	50

Tab. 15 Einfluß der Brunstbeobachtung auf verschiedene Fertilitätsparameter

Kriterien	Brunstbeobachtung	
	gut	schlecht
Prozent wahrgenommener Brunsten	≥ 80%	< 60%
Prozent der Kühe, die fälschlicherweise in Brunst gesehen wurden	< 5%	> 10%
Prozent der Tiere, die bei der Trächtigkeitsuntersuchung nicht tragend waren	< 10%	> 15%
Brunstintervall von 18 bis 24 Tagen	> 70%	< 60%
Intervall Abkalbung – 1. Brunst (% Tiere > 60 d)	< 15%	> 20%
Mittlere Rastzeit	< 85 Tage	> 90 Tage
Zwischenkalbezeit	< 385 Tage	> 395 Tage

ter oder schwieriger festzustellen ist. Auf der Weide und im Laufstall kann man sich im wesentlichen auf Verhaltensmerkmale und äußere Brunsterscheinungen beschränken. Im Anbindestall fehlen oft die typischen Verhaltensweisen. Die angebundene Kuh hat nicht die Möglichkeit, Veränderungen im Verhalten, wie Bespringen, Duldungsreflex, Gruppenformierung usw. zu zeigen. Andererseits ist es bei einer angebundenen Kuh viel leichter, physische Veränderungen zu bemerken. So können das Schleimen, die bessere Durchblutung und die erhöhte Feuchtigkeit der Vulvaschleimhaut (Vulvalippen spreizen) leichter wahrgenommen werden. Eine gute Methode besteht auch darin, die brunstverdächtige Kuh aus dem Stall zu holen und durch eine andere Kuh bespringen zu lassen; hochtragende Kühe sind hierbei sehr geschickt.

In der Praxis wird man oft mit einer schlechten Brunstbeobachtung konfrontiert. Dies zeigt sich besonders in einer verlängerten Zwischenkalbezeit und einer relativ großen Anzahl von „Problemkühen" (Tab. 15). Die Brunstbeobachtung ist der Managementfaktor mit dem größten Einfluß auf die Zwischenkalbezeit.

Bei einer ungenauen Brunstbeobachtung werden die Betriebsergebnisse schlechter ausfallen. Der Landwirt wird sich oft über eine ernsthafte Störung der Fruchtbarkeit seiner Herde beklagen und fast immer seine Kühe als Schuldige angeben, derweil er selbst das Betriebsproblem verschuldet hat. In solchen Situationen sollte er auf die großen finanziellen Verluste hingewiesen werden, die er sich selbst zuzuschreiben hat und die sich so manifestieren:

- erniedrigte jährliche Milch- und Kälberproduktion;
- hohe Abgangsrate von wertvollen, aber güst gebliebenen (Zucht-)Rindern;
- dadurch herabgesetzte Möglichkeit, niedrigleistende Tiere zu verkaufen und dadurch geringere Selektionsmöglichkeiten;
- hohe Anzahl (selbst verschuldet) von Kühen, die nur schwer tragend zu bekommen sind („Repeat Breeders");
- höhere Ausgaben für Sperma, Inseminationen und tierärztliche Behandlungen.

Außer daß zu wenig Tiere in Brunst gesehen werden, können Kühe oder Rinder zu oft oder fälschlicherweise in Brunst gesehen werden. Dies ist meistens die Folge einer falschen Interpretation der Aufsprungaktivitäten, wobei angenommen wird, daß die Kuh, die eine Stallgenossin bespringt, auch brünstig ist. Das eigentliche Brunstkriterium ist aber das Stehenbleiben beim Bespringen durch eine andere Kuh.

Die Landwirte sollten bei jedem Betriebsbesuch auf die Notwendigkeit einer guten Brunstbeobachtung hingewiesen werden. Allerdings ist der Bereich der Brunstbeobachtung ein heikles Thema in der Bestandsbetreuung, da die Landwirte oft glauben, alles darüber zu wissen und alles richtigzumachen. Werden sie auf Mängel in der Brunstbeobachtung hingewiesen, fühlen sie sich daher nicht selten in ihrer Ehre gekränkt. Weiterhin schläft die Aufmerksamkeit für die Brunstbeobachtung leider allzu oft ein, besonders wenn der Betriebsleiter aus anderen Gründen „unter Druck" steht (z.B. „Saisonaktivitäten" in Ackerbaubetrieben, Erntezeiten). Das ändert aber nichts daran, daß die Brunstbeobachtung den roten Faden in der Fertilität eines Milchviehbetriebs darstellt.

Eine gute Brunstbeobachtung ist nur möglich, wenn *alle Kühe individuell deutlich erkennbar (identifizierbar)* sind, so daß bei der Brunstwahrnehmung keine Verwechslung möglich ist.

Die Brunstbeobachtung sollte auch mit einer guten und sofortigen *Dokumentation* brünstiger Tiere gepaart sein. Leider wird hierauf in vielen Betrieben, vor allem in Problembetrieben, nicht genügend geachtet. In großen Betrieben sind gute Identifikation und Dokumentation eine absolute Notwendigkeit.

Eine gute *Identifikation* eines Einzeltiers kann auf verschiedene Weise erreicht werden, z.B. mittels:
- gut sichtbarer Plastikohrmarken;
- Halsbänder mit seitlichen Nummern und mit einem genummerten Aufsatzstück oben am Band;
- Halsketten mit einer Nummer;
- Gefrierbrand.

Es werden in der Praxis verschiedene *Dokumentationssysteme* angeboten, wie z.B. eine *Betriebskarte oder ein Brunstkalender.* Es empfiehlt sich, die Betriebskarte in der Melkkammer oder im Stall aufzuhängen. Jeden Tag können dann die Gegebenheiten notiert werden. Der Landwirt sollte darauf hingewiesen werden, alle Brunstdaten zu notieren, auch wenn er meistens die erste Brunst p.p. (vor 50 Tagen p.p.) nicht zur Besamung nutzt. Das Notieren der

Brunstdaten ist aber von Bedeutung, um das Datum der nächsten Brunst vorhersagen und dann das Tier wieder auf Brunstsymptome hin kontrollieren zu können.

Um die Brunsterkennung zu erleichtern, hat man nach verschiedenen Hilfsmitteln gesucht. So gebraucht man zur Zeit:

- Suchbullen;
- nymphomane oder mit Testosteron behandelte (ovarektomierte) Kühe (Suchkühe);
- mechanische Hilfsmittel, wie den „Kamar Heat Mountdetector®";
- Schwanzanstreichen;
- Pedometer;
- telemetrische Verfahren.

Der Gebrauch eines *Suchbullen* hat den Vorteil, daß er neben dem Anzeigen von brünstigen Tieren auch eine stimulierende Wirkung auf das Brunstverhalten der anderen Kühe hat. Ein Suchbulle sollte folgende Eigenschaften erfüllen:

- nicht gefährlich sein;
- eine gute Libido zeigen;
- nicht zu schwer und nicht zu alt sein;
- nicht im Stande sein zu befruchten.

Die letzte Anforderung kann erfüllt werden, indem die Kopulation verhindert wird (z.B. durch operative Penisablenkung), was auch von Bedeutung für die Verhinderung der Übertragung von Erkrankungen des Genitalapparats ist. Die Befruchtungsfähigkeit eines Suchstiers wird durch eine Vasektomie verhindert.

Als *Suchkühe* kann man nymphomane oder mit Testosteron behandelte kastrierte Kühe benutzen.

Wird kein Gebrauch gemacht von einem Suchbullen oder einer nymphomanen Kuh, kann der sog. „Kamar Heat Mountdetector®" verwendet werden. Diese Meßgeräte enthalten ein mit Tinte gefülltes Plastikröhrchen und werden in der Medianen auf dem Kreuz der Kühe angeklebt. Wird Druck auf das Röhrchen ausgeübt (durch Bespringen), dann wird der Detektor rot. Nachteile beim Gebrauch dieses Brunstdetektors sind:

- fälschliches Anzeigen, wenn viele Kühe in einem begrenzten Raum (Liegeboxenstall) gehalten werden (gegenseitiges Bespringen, um aneinander vorbeizukommen);
- er geht schnell verloren;
- er funktioniert schlecht bei Frostwetter;
- er ist ziemlich teuer.

Ein einfaches Hilfsmittel zur Brunsterkennung stellt das *Schwanzanstreichen* dar. Hierbei wird ein 20 cm langer und 3 cm breiter Farbstreifen (Farbkreide) auf dem Steißbein angebracht. Der Strich verläuft vom ersten Schwanzwirbel nach hinten. Bei Kühen mit einem stark abfallenden Becken sollte der Streifen etwas weiter vorn angebracht werden. Die Steißbeingegend sollte eventuell gesäubert, lose Haare entfernt werden. Beim Bespringen dieser Kuh wird der Streifen verbreitert und verschmiert.

Schrittzähler (Pedometer) können ungefähr 70% der brünstigen Kühe registrieren. Vor allen Dingen in großen Betrieben sind Schrittzähler ein gutes Hilfsmittel zur Brunstbeobachtung, da in solchen Betrieben die Zuwendung durch den Landwirt herabgesetzt ist. Natürlich können Schrittzähler nur benutzt werden, wenn die Kühe frei laufen können.

Mit Hilfe *telemetrischer* Verfahren (HeatWatch™ Transmitter Patch) werden über einen an der Kuh befestigten kleinen druckempfindlichen Sender Radiowellen ausgesendet, wenn ein brünstiges Tier durch eine andere Kuh besprungen wird. Die Radiowellen werden über einen entsprechenden Empfänger an einen Computer weitergeleitet, der dann die Zahl der Aufsprünge dokumentiert.

Durch das Obengesagte sollte deutlich sein, daß selbst beim Einsatz von Hilfsmitteln keine automatische Brunstbeobachtung möglich ist. Der beste Brunstdetektor bleibt der Landwirt selbst. Eine sorgfältige, 20minütige Brunstbeobachtung mindestens dreimal pro Tag in Stallruhezeiten und gleichmäßig über den Tag verteilt bleibt das Mittel der Wahl. Wenn dies mit einer guten Kennzeichnung und Dokumentation gepaart ist, sollte es sowohl in der Weide- als auch in der Stallperiode (wenn ein Liegeboxenstall vorhanden ist) keine großen Schwierigkeiten mit der Brunsterkennung geben. Problematischer wird es bei angebundenen Tieren. Eine genaue Inspektion jedes einzelnen Rindes sowie Notieren von Brunstdaten und vermeintlichen Brunsten sind die primären Erfordernisse.

Zur Beurteilung der Qualität der Brunstbeobachtung kann man die Brunsterkennungsrate berechnen und die Brunst- und Besamungsintervalle überprüfen.

Die Brunsterkennungsrate errechnet sich wie folgt und liegt optimalerweise bei $\geq 80\%$:

$$\textit{Brunsterkennungsrate} = \frac{21}{\text{mittleres beobachtetes Brunstintervall}} \times 100$$

Es ist zu beachten, daß die Brunsterkennungsrate nur bei einwandfreier (d.h. lückenloser) Dokumentation einen ausreichenden Aussagewert besitzt. Die Brunsterkennungsrate kann auch leicht mit Hilfe eines Arbeitsblattes (ABL 7) ermittelt werden.

Das am häufigsten gefundene *Brunstintervall* sollte zwischen 18 und 24 Tagen liegen. Längere und kürzere Brunstintervalle deuten beim Fehlen anderer Ursachen (z.B. Brunstinduktion mit Prostaglandin, Ovarialzysten etc.) auf Mängel in der Brunstbeobachtung hin. In Tabelle 16 sind Richtwerte für die Verteilung der Brunstintervalle angegeben.

Seit langem ist bekannt, daß eine **gute Hygiene bei der Abkalbung und im Puerperium** die Reproduktion günstig beeinflussen kann. Es ist darum um so unbegreiflicher, daß dieser Punkt immer wieder vernachlässigt wird. Wichtige hygienische Maßnahmen sind:
- Vorhandensein eines geeigneten Abkalbeplatzes, in Laufställen separate Abkalbebox mit Stroh;
- regelmäßige Reinigung und Desinfektion der Abkalbeboxen;

ABL 7 24-Tage-Brunsterkennungsrate

24-Tage- Brunsterkennungsrate

Ziel: > 80 % Brunsterkennung

Listen Sie alle abgekalbten Kühe (ab dem 45. Tag p.p.) auf, die noch nicht besamt sind. Streichen Sie die Kühe durch, wenn sie in Brunst gesehen werden (egal ob besamt oder nicht). Sie sollten mehr als 80 % der Kühe in einer 24-Tage-Periode durchgestrichen haben. Fangen Sie alle 24 Tage mit einem neuen Blatt an und testen Sie sich selbst!

~~Berta~~	Ille	~~Bertina~~
~~Alma~~	Grisa	~~Flecki~~
~~Magda~~	Istra	Anke
Ute	~~Marlene~~	~~Asina~~
~~Maja~~	~~Marion~~	~~Liane~~
~~Palme~~	~~Elfi~~	~~Lilofee~~
~~Angela~~	~~Moni~~	~~Katinka~~
~~Ballade~~	Silke	~~Laudate~~
~~Astoria~~	~~Ulla~~	Lotti
~~Poetin~~	~~Berti~~	~~Alice~~
Isolde	~~Annette~~	Sissi
~~Erle~~	Veronika	~~Lotti~~
~~Alfa~~	~~Mareike~~	Baronesse
~~Mausi~~	~~Zofe~~	Beste
Beate	~~Zombi~~	~~Erni~~
~~Pummel~~	Edle	~~Retsina~~
~~Katrin~~	Urte	Anika

Anzahl Kühe 51 **Anzahl Kühe mit Brunst** 35 **Brunsterkennungsrate %** 69

Tab. 16 Richtwerte für die Verteilung verschiedener Brunstintervalle

Brunstintervall (in Tagen)	Häufigkeit %
< 4	≤ 5
5–17	≤ 5
18–24	≥ 65
> 24	≤ 25

- Reinigung des Hinterkörpers eines abkalbenden Tieres;
- äußerste Sauberkeit bei geburtshilflichen Maßnahmen (Desinfektion der Hände, desinfizierte oder ausgekochte Geburtsstricke, sauberer mechanischer Geburtshelfer);
- Verbleiben der Tiere in der Abkalbebox, bis die Nachgeburt abgegangen ist oder besser bis zum Ende der Biestmilchperiode.

Der Tierarzt sollte den Landwirt mit Nachdruck auf diese Punkte hinweisen. Ein Abkalbe- und Krankenstall gehören auf jeden Fall in die Stallbauplanung. Viele Landwirte sind sich der Bedeutung der obengenannten hygienischen Maßnahmen nicht bewußt. Hierin liegt ein wichtiger Aufgabenbereich für die tierärztliche Beratung.

In Betrieben mit unzureichender Hygiene können, besonders in Boxenlaufställen, sehr schnell vermehrt *Endometritiden* auftreten, wobei es durch Tiere mit Ausfluß im Verlauf der Zeit zu einer Verschmutzung fast aller Boxen kommt. Geht ein gerade abgekalbtes Rind (Zervix noch offen) in eine solche Box, dann kann bei diesem Tier sehr schnell eine Endometritis entstehen. Die Folge ist, daß zu bestimmten Zeiten gehäuft Tiere eine Endometritis/ Lochiometra aufweisen oder Ausfluß bekommen (selbst tragende Tiere mit einer Vaginitis), was zu einer deutlichen Störung der Fertilität in einem solchen Betrieb führt. Dies äußert sich in einem erniedrigten Erstbesamungserfolg (z.B. 30%), vermehrtem Auftreten von pathologischem Ausfluß, gehäuftem Umrindern und Fehlen von Brunstsymptomen (z.B. bei Pyometra). Daneben ist in diesen Betrieben der Prozentsatz der Tiere mit einer Nachgeburtsverhaltung meistens erhöht.

Es wird deutlich, daß für Betriebe mit solchen Problemen eine Lösung nicht so schnell gefunden werden kann. Da der Stall selbst stark kontaminiert ist, reicht der Rat, die Abkalbehygiene zu verbessern, meist nicht aus. In solchen Betrieben ist es notwendig, zusätzliche Maßnahmen zu treffen, wie das Absondern von Tieren mit Ausfluß, das frühzeitige Behandeln solcher Tiere und eine Säuberung und Desinfektion der Boxen, was natürlich keine leichte Aufgabe ist.

Mit der Verbesserung der hygienischen Bedingungen beugt man nicht nur vielen Problemen im Puerperium vor, sondern auch dem daraus resultierenden späteren Umrindern. Es ergibt sich von selbst, daß dies auch die Milchproduktion günstig beeinflußt.

Unter der **Rastzeit** versteht man den Zeitraum von der Abkalbung bis zur 1. Besamung. Die Länge der Rastzeit wird zum großen Teil durch die

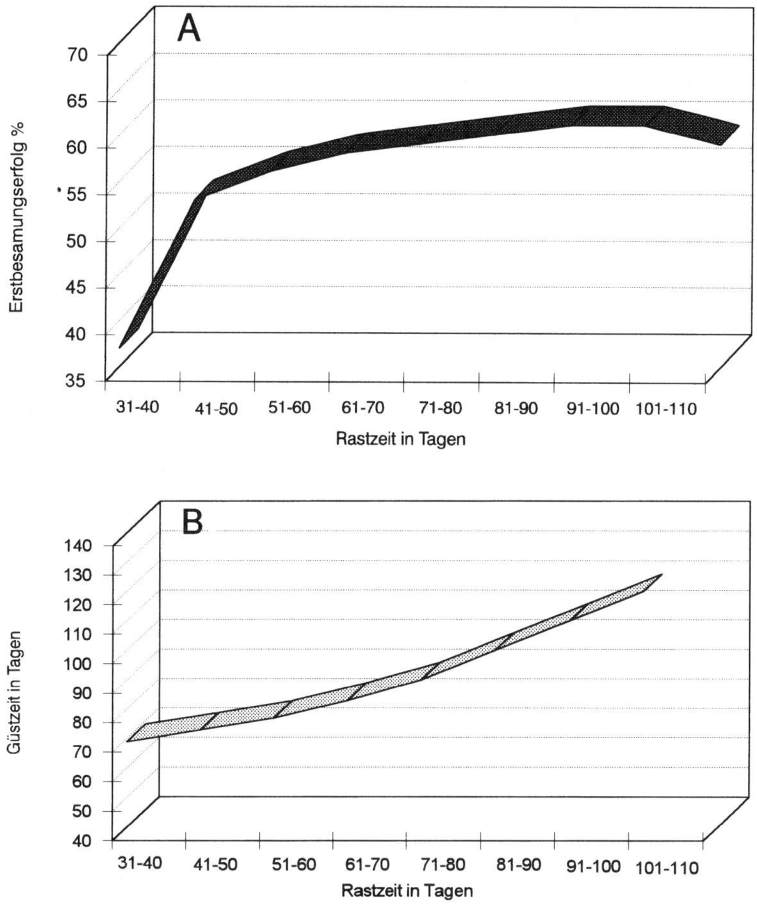

Abb. 3 Erstbesamungserfolg (A) und Güstzeit (B) in Abhängigkeit von der Rastzeit.

Managemententscheidung des Landwirts beeinflußt. In zahlreichen Untersuchungen wurde gezeigt, daß die besten Erstbesamungsergebnisse bei Tieren erzielt werden, die 3–4 Monate nach der Abkalbung besamt werden. Wird eher mit dem Besamen begonnen, verschlechtert sich der Erstbesamungserfolg. Deutlich schlechtere Ergebnisse werden erzielt, wenn vor 40 Tagen p.p. besamt wird. Zwischen 40 und 60 Tagen p.p. sind die Ergebnisse noch annehmbar (Abb. 3).

Aufgrund dieser Gegebenheiten war man früher der Meinung, daß frühes Besamen ungünstig sei. Es kamen häufiger „Umbuller“ vor, wodurch die Ergebnisse nachteilig beeinflußt wurden. Zur Zeit wird aber von vielen Autoren die Meinung vertreten, daß es aufgrund von ökonomischen Gründen vorteilhafter ist, die Tiere so schnell wie möglich nach der Abkalbung wieder tragend zu bekommen. Früheres Besamen verursacht etwas niedrigere Erstbesamungsergebnisse und eine höhere Anzahl von Besamungen pro Trächtigkeit, doch führt es zu einer kürzeren Zwischenkalbezeit. Wie schon erwähnt, ist eine kurze Güstzeit und damit eine kurze Zwischenkalbezeit für den Landwirt von großer finanzieller Bedeutung.

Zur Zeit wird folgendes empfohlen: 60 Tage post partum mit dem Besamen beginnen bei den Tieren, die normal abgekalbt haben und bei denen das Puerperium normal verlaufen ist. Tiere mit Abkalbeproblemen oder einem pathologischen Puerperium sollten erst nach dem 75. Tag zum ersten Mal besamt werden. Möchte ein Landwirt eher mit dem Besamen beginnen, bestehen keine Bedenken dagegen. Aber man muß beachten, daß die Tiere nach einer Besamung vor dem 40. Tag post partum häufig umrindern.

Wenn die Rastzeit zu lang ist, wird dies oft durch einen zu späten Besamungsbeginn infolge von unzureichendem Brunstverhalten der Tiere und/oder mangelhafter Brunstbeobachtung verursacht.

Über die mögliche Beziehung zwischen **Fütterung und Fruchtbarkeit** bestehen sehr viele Mißverständnisse und Unklarheiten. Im Rahmen einer Bestandsbetreuung sind die Fruchtbarkeit und die Fütterung Hauptthemen. Aus diesem Grund werden die möglichen Beziehungen zwischen diesen beiden Punkten besonders berücksichtigt. Bezüglich der Fütterung interessieren die folgenden Themen (s. auch 3.3.2):

- die Energieaufnahme;
- der Eiweißgehalt der Ration;
- Vitamine;
- Mineralstoffe und Spurenelemente;
- Stoffe mit möglicher hormoneller Wirkung.

Energieaufnahme:
Daß die Menge der Energie, die von einem Rind aufgenommen wird, von Bedeutung für die Fruchtbarkeit ist, wurde überzeugend bewiesen. Es muß unterschieden werden zwischen den Folgen einer Energieunterversorgung und einer Energieüberversorgung.

Die Energiemenge, die jungen Rindern verfüttert wird, hat einen großen Einfluß auf den Zeitpunkt des Eintritts der Pubertät. So werden Schwarzbunte Färsen bei guter Fütterung etwa in einem Lebensalter von 9–10 Monaten zum ersten Mal brünstig. Bekommen sie dagegen *zu wenig Energie* über das Futter zugeführt, dann verschiebt sich das Auftreten der ersten Brunst auf einen späteren Zeitpunkt. Wenn der Zyklus einmal in Gang gekommen ist, hat die Energiedichte der Ration nur noch wenig Einfluß, es sei denn, erhebliche Mängel liegen vor.

Nach dem Kalben wird durch das Ingangkommen der Milchproduktion der Energiebedarf sehr groß. Hochleistende Färsen (> 30 kg Milch pro Tag, 1 Monat p.p.) und Kühe (> 40 kg Milch) haben einen so hohen Energiebedarf, daß dieser unmöglich über die Fütterung gedeckt werden kann. Aus diesem Grunde geraten solche Tiere in eine negative Energiebilanz und nehmen an Gewicht ab. Man sollte beachten, daß dies bei jeder guten Milchkuh der Fall ist. Länge und Ausprägungsgrad dieser Periode hängen von der Milchleistung und der Aufnahmekapazität (kg Trockensubstanz) des Tieres ab (Abb. 4). Von Bedeutung für die Zeitdauer der negativen Energiebilanz sind

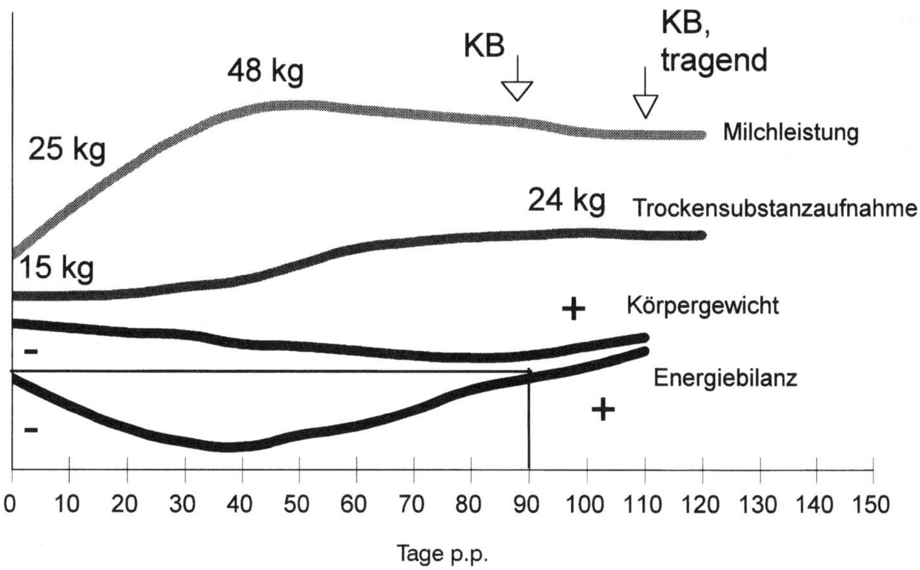

Abb. 4 Verlauf von Milchleistung, Trockensubstanzaufnahme, Körpergewicht und Energiebilanz während der ersten 120 Tage p.p.

auch die Futterqualität, die Energiedichte der Ration, die Fütterungstechnik, das Fütterungsmanagement und haltungsbedingte Faktoren, die z. B. die Wiederkau- und Liegezeiten beeinflussen. Im allgemeinen wird die Energiebilanz zwischen 50 und 100 Tagen post partum wieder positiv, was zur Folge hat, daß die Kuh wieder an „Gewicht" zunimmt.

Die Frage ist nun, inwiefern eine negative Energiebilanz die Fertilität beeinflußt. Hierüber gibt es zahlreiche Untersuchungen mit zum Teil widersprüchlichen Aussagen. Eine der Ursachen hierfür ist, daß der Begriff „Fertilität" unterschiedlich ausgelegt wird, so daß in den einzelnen Untersuchungen unterschiedliche Parameter zur Beurteilung der Fruchtbarkeit herangezogen werden. Die „Non-Return"-Rate, die Rastzeit und die Zwischenkalbezeit sind zur Einschätzung der Beziehung zwischen Fütterung und Fruchtbarkeit nicht besonders gut geeignet, da diese Kriterien stark vom Management und von der fachlichen Eignung des Betriebsleiters abhängen. Nur wenn eine vollkommen vergleichbare Kontrollgruppe vorhanden ist, kann eine Untersuchung, die diese Kriterien berücksichtigt, anerkannt werden. Die bisher durchgeführten Untersuchungen können wie folgt eingeteilt werden:

a. *Untersuchungen über die Beziehung zwischen Milchleistung und Fruchtbarkeit:* In den meisten dieser Untersuchungen hat sich gezeigt, daß bei Tieren mit hoher Milchleistung (z.B. mehr als 12% oberhalb des Herdendurchschnitts) der Erstbesamungserfolg niedriger ist als bei Tieren mit durchschnittlicher oder niedriger Leistung. Die gefundenen Unterschiede sind aber nicht groß und variieren zwischen 5 und 10%. Auffallend ist, daß in vielen Betrieben mit hochleistenden Kühen der Besamungserfolg nach der 2. Insemination höher ist als nach der 1. Besamung (z.B. 56 vs 49%). Dies kann darauf zurückgeführt werden, daß mit zunehmendem Abstand zwischen Abkalbung und Besamung die Chance einer Konzeption zunimmt. Wenn dies auf die Energiebilanz übertragen wird, bedeutet das, daß die meisten Kühe dann bereits wieder eine positive Energiebilanz haben (Abb. 4). Aufgrund neuerer Untersuchungen kann man Beziehungen zwischen der Follikelentwicklung sowie der Qualität eines aus einer Ovulation resultierenden Gelbkörpers einerseits und der Energiebilanz andererseits annehmen. So hatten Kühe mit einer positiven Energiebilanz höhere Serumkonzentrationen von IGF I (Insulinartiger Wachstumsfaktor I) und Progesteron als Kühe mit einer negativen Energiebilanz. Während bei Kühen mit posi-tiver Energiebilanz 60% der Fälle der 1. Ovulation p.p. mit äußeren Brunsterscheinungen einhergingen, war dies bei den Kühen mit negativer Energiebilanz nur bei 20% der Fall.

b. *Untersuchungen über die Beziehung zwischen Körpergewichtsverlauf und Fruchtbarkeit:* Wie schon erwähnt, verliert jede gute Milchkuh in den ersten Wochen post partum an Gewicht. Zum Zeitpunkt der ersten Besamung ist die Energiebilanz in der Regel bereits wieder positiv. Eine Reihe von Untersuchern ist der Frage nachgegangen, ob der Gewichtsverlauf nach der Abkalbung mit einer herabgesetzten Fruchtbarkeit in Beziehung steht. Die Resultate ergaben, daß Kühe, die nach dem Kalben extrem an Gewicht verloren hatten, einen niedrigeren Erstbesamungserfolg aufwiesen als Kühe, die einen geringen oder nur mäßigen Gewichtsverlust hatten. Der Prozentsatz der Kühe, die stark abmagerten, betrug in der betreffenden Untersuchung 14%. Extremer Gewichtsverlust führt zu vermehrtem Auftreten von Brunstlosigkeit und einem möglicherweise dadurch verminderten Trächtigkeitsergebnis. Außerdem zeigte sich, daß bei Kühen, die zum Zeitpunkt der ersten Besamung wieder an Gewicht zunahmen, der Erstbesamungserfolg anstieg und der Trächtigkeitsindex abnahm im Vergleich zu Kühen, die noch an Gewicht verloren (64% vs 44% und 1,5 vs 2,3). Bei solchen Untersuchungen sollten aber immer zusätzliche Befunde mit berücksichtigt werden, z.B. sollte eruiert werden, ob die Kühe, die stark an Gewicht verloren haben, nicht häufiger p.p. erkrankt waren, wodurch der Gewichtsverlust erklärt werden könnte, oder früher p.p. besamt wurden als andere Kühe.

c. *Untersuchungen über die Beziehung zwischen bestimmten Blutparametern und Fruchtbarkeit:* Da bei hochleistenden Kühen nach der Abkalbung zwischen Energieaufnahme und -verbrauch kein Gleichgewicht besteht, ist die Energiebilanz negativ, wodurch es zu Stoffwechselerkrankungen kommen kann. Diese Vorstellung hat zu der Entwicklung der sog. *„Metabolic Profile Tests (MPT)"* geführt, womit es nach vielen Untersuchern möglich ist herauszufinden, ob eine Gruppe von Kühen „gesund" ist oder nicht. „Gesund" bedeutet in diesem Fall, daß ein Gleichgewicht zwischen Futteraufnahme und Milchproduktion besteht. Hierdurch wird schon deutlich, daß solche Tests nicht unproblematisch sind. Danach würden nämlich niedrigleistende Kühe mit einer ausgeglichenen Energiebilanz alle gesund und hochleistende

Kühe mit einer negativen Energiebilanz alle krank sein. Es muß außerdem berücksichtigt werden, daß das Ergebnis eines MPT durch äußere Faktoren beeinflußt wird, welche in der Regel bei der Routinediagnostik nicht miterfaßt werden. Hierzu gehören Jahreszeit der Probengewinnung, vorherrschender Bodentyp, Herdenleistung und Herdengröße. Dessen ungeachtet haben diese Tests vor allen Dingen in England eine beachtliche Verbreitung gefunden. In anderen Ländern werden sie viel seltener angewendet.

MPT sind als Herdenuntersuchungen angelegt und in Abhängigkeit vom jeweiligen Test für die Untersuchung von Einzeltieren weniger oder nicht geeignet. Die Parameter, die bei einem MPT berücksichtigt werden, variieren von Test zu Test. Oft werden folgende Substanzen bestimmt: Ca, Mg, Cu, Glucose, β-Hydroxybutyrat, Harnstoff und Aspartat-Aminotransferase (AST), evtl. noch Gesamtbilirubin und Gesamteiweiß. Aussagefähig sind die einzelnen Parameter eines MPT nur dann, wenn sie einen deutlichen Unterschied zwischen normalen Betrieben und Problembetrieben erkennen lassen. Leider wurden MPT in der Vergangenheit allzuoft nur in Problembetrieben durchgeführt. Wurden abweichende Werte gefunden, wurde schnell gefolgert, daß der Test aussagefähig und brauchbar sei. Später zeigte sich, daß auch in normalen Betrieben die benutzten Parameter wiederholt von der Norm (mehr als zwei Standardabweichungen) abwichen. Daraus muß geschlossen werden, daß viele MPT wertlos sind, da sie keine signifikanten Unterschiede zwischen normalen und Problembetrieben aufdecken. Dies soll nicht bedeuten, daß jeder MPT nutzlos ist. Bestimmte Parameter, z.B. der Harnstoffgehalt und β-Hydroxybutyrat, geben durchaus wichtige Informationen über die Energiebilanz oder die Eiweißversorgung der Kühe, aber nur in Zusammenhang mit anderen Betriebsgegebenheiten, wie den Ergebnissen der Milchkontrolle und klinischer Untersuchungen.

Daß eine hochleistende Kuh *zu viel Energie* aufnimmt, kommt nur am Ende der Laktation und/oder in der Trockenstehperiode vor. Die Folgen einer zu hohen Energieaufnahme in dieser Periode sind aber nicht so dramatisch, wie in den letzten Jahren angenommen wurde. Gegenstand gegenwärtiger Diskussionen ist die Frage, was unter einer zu hohen Energieaufnahme zu verstehen ist. Es ist sicher erwünscht, daß eine altmelkende Kuh eine positive Energiebilanz hat und eine trockenstehende Kuh eine leicht positive Energiebilanz aufweist. Zum einen soll eine Kuh nicht mager abkalben, auf der anderen Seite muß darauf geachtet werden, daß die Energiebilanz nicht so stark positiv wird, daß die Kuh zu fett abkalbt. Aus Untersuchungen wurde deutlich, daß Kühe, die am Ende der Laktation und während der Trockenstehperiode ad libitum Maissilage aufnehmen konnten, bei der Abkalbung sehr fett waren und nach dem Abkalben erhebliche Gesundheitsprobleme hatten. Der Prozentsatz an Nachgeburtsverhaltungen betrug 62%, der an Ketosen 38%. Wegen der hohen Anzahl von Fällen mit Retentio secundinarum war die Gebärmutterinvolution stark verzögert, und es traten viele Endometritiden auf. Diese Befunde sind ein typisches Beispiel für das sog. *„Fat-cow-Syndrom"*, welches durch das Auftreten einer Reihe verschiedener Gesundheitsstsstörungen gekennzeichnet ist, wie z.B. Milchfieber, Labmagenverlagerung bis hin zu Fortpflanzungs- und Stoffwechselstörungen insbesondere bei solchen Kühen, die in einer „zu guten" Körperkondition abkalben.

Es sollte aber klargestellt werden, daß in der Literatur viel zu oft das „Fat-cow-Syndrom" als Ursache für bestimmte Probleme angesehen wird. Als Beweis werden dann die Ergebnisse von metabolischen Serumprofilen angeführt. Oben wurde bei der Besprechung dieser Tests bereits auf die beschränkte Aussagefähigkeit hingewiesen. Als Beweis für das Vorliegen eines „Fat-cow-Syndroms" in einem Problembetrieb sind sie auf keinen Fall geeignet.

Aus amerikanischen Untersuchungen wurde deutlich, daß Kühe, die mit einer „normalen" bis „guten" Kondition abkalben, nicht mehr Probleme post partum haben als Kühe, die in einer „weniger" guten Kondition abkalben.

Verfettung in der Trockenstehperiode hat dagegen einen direkten Einfluß auf metabolische Störungen p.p. (Hypokalzämie, Ketose), die wiederum indirekt die Fruchtbarkeit negativ beeinflussen. Sehr nachdrücklich wird darauf hingewiesen, daß das Ausmaß eventueller Probleme sehr stark von der Qualität der Fütterung sowohl während der Trockenstehperiode als auch während der postpartalen Periode abhängt. Sicher ist auf jeden Fall auch, daß die Fütterung in der Trockenstehperiode so reguliert werden sollte, daß einer Verfettung vorgebeugt wird.

Eiweißversorgung:

Für eine normale Reproduktion reicht ein niedriger *Rohproteingehalt* im Futter aus (11% der TM). Für die Milchproduktion wird aber mehr Eiweiß benötigt. Deswegen wird in der Milchviehfütterung den Kühen immer mehr Eiweiß angeboten, als für die Reproduktionsleistung notwendig ist. Eine *Eiweißunterversorgung* als Ursache von Fruchtbarkeitsproblemen kann daher vernachlässigt werden.

Anders ist die Situation, wenn eine *zu hohe Eiweißversorgung* vorliegt. Dies kommt vor, da ein höherer Eiweißgehalt der Ration zu einer höheren Milchleistung führt, Rationen mit einem hohen Eiweißgehalt schmackhafter sind und daher die Trockensubstanzaufnahme ansteigt. Die Frage ist nun, ob dies nachteilig für die Fertilität ist und wenn ja, ab welchem Eiweißgehalt in der Ration nachteilige Effekte auftreten. Im Laufe der Jahre sind diesbezüglich viele Untersuchungen durchgeführt worden, wobei von den verschiedenen Untersuchern z.T. gegenteilige Schlußfolgerungen gezogen wurden. Einige Autoren sind der Meinung, daß sich hohe Eiweißgehalte in der Ration wegen möglicher nachteiliger Effekte von Ammoniak und Harnstoff auf den Genitaltrakt ungünstig auf die Fertilität auswirken. Andere Autoren finden diesbezüglich keinen Unterschied zwischen Rationen mit hohem oder niedrigem Eiweißgehalt.

In amerikanischen Untersuchungen wurde eine Reihe von Experimenten durchgeführt, in denen der Eiweißgehalt und die Fruchtbarkeit im Mittelpunkt standen. Die Rohproteingehalte der Ration variierten in den verschiedenen Versuchen von 9 bis 20%. Ein gesicherter Einfluß des Rohproteingehalts im Futter auf die Fruchtbarkeit konnte bei einem Vergleich der Resultate der verschiedenen Versuche nicht nachgewiesen werden.

Trotz widersprüchlicher Befunde können doch einige Empfehlungen gegeben werden:

- Rationen mit einem Rohproteingehalt von weniger als 18% der TM geben keinen Anlaß zu Fruchtbarkeitsstörungen. Probleme sind zu erwarten bei Eiweißgehalten von 18% und mehr. Derartige Eiweißgehalte sind meistens unökonomisch und auch nicht nötig.
- Wenn doch eine Ration mit einem sehr hohen Eiweißgehalt verfüttert werden soll, muß unbedingt darauf geachtet werden, daß die Energiemenge der Ration ausreichend ist. Aus der Literatur ist zu ersehen, daß bei sehr eiweißreicher Ration (> 18% Rohprotein), die zu wenig Energie enthält, Fertilitätsstörungen auftreten können. Maissilage ist als Energieausgleich sehr gut geeignet, und man kann damit Problemen vorbeugen.
- Die Qualität des zugeführten Eiweißes scheint auch eine Rolle zu spielen. Aus Untersuchungen wurde deutlich, daß große Mengen von leicht abbaubarem Eiweiß im Pansen zu Fertilitätsproblemen führen können, wobei dies in der Regel mit einer Ration, die zu wenig Energie enthält, einhergeht. Man sollte deswegen darauf achten, daß in einer sehr eiweißreichen Ration ein großer Teil des Proteins in Form von beständigem Eiweiß vorliegt (z.B. > 35%).
- Der geringe Wert der Bestimmung von Blutparametern (MPT) scheint auch für die gefundenen Konzentrationen von Serumharnstoff zuzutreffen. So ergab eine amerikanische Untersuchung, daß Harnstoffkonzentrationen über 25 mg/dl (4,2 mmol/l) nicht schädlich sind, während andere Untersucher Konzentrationen über 20 mg/dl (3,3 mmol/l) als sehr schädlich ansehen.
- Zusätzlich spielt das Lebensalter der Kühe vermutlich eine Rolle. Insbesondere ältere Kühe (> 4 Laktationen) scheinen schwieriger tragend zu werden, wenn sie eine sehr eiweißreiche Ration mit wenig beständigem Eiweiß verfüttert bekommen. Wodurch dies verursacht wird, ist weitgehend unbekannt.

Es kann gefolgert werden, daß der Eiweißgehalt einer Ration die Fruchtbarkeit nicht beeinflußt, wenn er niedriger als 18% ist. Den bei höheren Eiweißgehalten möglicherweise auftretenden Problemen kann durch einen entsprechenden Energieausgleich entgegengewirkt werden. Außerdem sollten solche Rationen ausreichend Struktur enthalten und das Eiweiß zu einem großen Teil aus beständigem Rohprotein bestehen.

Vitamine:

Vitamine spielen sicher eine Rolle für die Fruchtbarkeit. Mangelsituationen treten in Milchviehbeständen nicht so schnell auf, da über die Fütterung meist ausreichend Vitamine aufgenommen werden. Ein großer Teil der Ration besteht immer aus Rauhfutter von im allgemeinen guter Qualität und von mit Vitaminen supplementiertem Kraftfutter. Die Gefahr von Fruchtbarkeitsstörungen, die durch Vitaminmangel einschließlich Mangel an β-Karotin auftritt, ist zu vernachlässigen.

Mineralstoffe, Spurenelemente:
Unausgewogenheiten in der *Mineralstoffbilanz* werden in unseren Milchrinderbetrieben oft festgestellt. Die Frage ist dann, inwiefern die Fertilität dadurch ungünstig beeinflußt wird. Im allgemeinen ist das nicht der Fall. Wenn in einem Problembetrieb eine Über- oder Unterversorgung mit einem bestimmten Stoff gefunden wird, muß man mit der Herstellung möglicher Beziehungen zu einer bestimmten Fertilitätsstörung vorsichtig sein. Auch in Betrieben mit guter Fertilität können ab und zu Mineralstoffimbalanzen gefunden werden. Bezüglich der Mineralstoffbilanz verhält es sich genauso wie mit den schon beschriebenen MPT: Nur wenn deutliche Unterschiede zwischen Betrieben mit Fruchtbarkeitsproblemen und solchen ohne Fruchtbarkeitsprobleme gezeigt werden können, kann daraus geschlossen werden, daß ein bestimmter Mineralstoff für die Fertilität eine Rolle spielt.

Viele Mineralstoffe (und Vitamine) sind im Laufe der Jahre wegen ihrer scheinbaren Bedeutung für die Fruchtbarkeit vermehrt supplementiert worden und haben dann wieder an Bedeutung verloren. Beispiele hierfür sind P, Na und Mn. Ein anderes Problem besteht darin, daß sich viele Mineralstoffe (und Vitamine) hinsichtlich ihrer Aufnahme und Wirksamkeit gegenseitig stark beeinflussen können. Dies ist z.B. für Ca, P und Vitamin D sowie für Vitamin E und Se der Fall.

Stoffe mit hormonaler Wirkung:
Pflanzen können unter bestimmten Bedingungen Stoffe mit östrogener Wirkung enthalten, sog. *Phytöstrogene*. Die wichtigsten hiervon sind Isoflavone, die besonders in Kleearten (z.B. *Trifolium subterraneum*) vorkommen können. Aber auch Mais, Gras, Luzerne und Zuckerrübenblatt können Phytöstrogene enthalten. Nach dem Silieren sind einige Pilzarten in der Lage, die östrogene Wirkung weiter zu erhöhen. Nach Aufnahme großer Mengen von Phyt- und/oder Pilzöstrogenen zeigen die Kühe Anzeichen von *Hyperöstrogenismus*: unregelmäßige, kurze Brunstintervalle, Langbrunst (selbst bei trächtigen Tieren) sowie zystöse Entartung der Follikel. Glücklicherweise kommen derartige Veränderungen sehr selten vor. An einem Einfluß auf die Fruchtbarkeit wird aber nicht gezweifelt.

Neben den Stoffen mit östrogener Wirkung können Pflanzen auch Stoffe mit antiöstrogener Wirkung enthalten. Diese sollen die Brunstsymptome unterdrücken. Inwiefern sie wirklich von Bedeutung sind, ist nicht bekannt.

Bestimmte Pflanzen, vor allem Kohlarten und manchmal auch Stoppelrüben, können Substanzen enthalten, die die Schilddrüsenfunktion hemmen, wodurch die Fruchtbarkeit negativ beeinflußt werden kann. Es gibt in der Literatur mehrere Hinweise, die solche Rückschlüsse für Betriebe mit Fruchtbarkeitsproblemen, in denen viel von diesen Futtermitteln (> 25 kg) gefüttert wird, zulassen.

Ungünstige **Haltungsbedingungen** können die Fruchtbarkeit nachteilig beeinflussen. Geachtet werden sollte auf die Liegeplatzqualität, den Zustand des Stallbodens (Trittsicherheit und Rutschfestigkeit), die Belegungsdichte und Stalleinrichtungen. Ein schlechter Zustand des Stallbodens in einem

Boxenlaufstall kann z.B. das Brunstverhalten der Tiere negativ beeinflussen (Tiere haben Angst, Sprungaktivitäten zu zeigen; Verschlechterung der Klauengesundheit). Letzteres hat außerdem noch einen Einfluß auf die Futteraufnahme, wodurch die Zeitdauer und Ausprägung der negativen Energiebilanz beeinflußt werden und die Fruchtbarkeit verschlechtert wird.

Für eine entsprechende Interpretation der Fruchtbarkeitslage sind **Abgangsrate und Selektion** von großer Bedeutung. Vor allem in Zucht- oder Herdbuchbetrieben kommt es öfter vor, daß bestimmte Tiere sehr oft besamt werden (z.B. 10–12 Besamungen). Dies beeinflußt nicht den Erstbesamungserfolg, doch erhöhen sich der Trächtigkeitsindex und die mittlere Zwischenkalbezeit. In anderen Betrieben werden dagegen die Kühe, die nicht gleich tragend werden, sofort gemerzt. Dies hat natürlich einen günstigen Einfluß auf den Trächtigkeitsindex und die mittlere Zwischenkalbezeit.

Die Aussicht, die Fruchtbarkeit über die Selektion zu verbessern, erscheint wegen der geringen Heritabilität fruchtbarkeitsrelevanter Merkmale nur bedingt möglich zu sein. Die Zuchtorganisationen und Besamungsstationen sind sich aber der Bedeutung dieser Merkmale bewußt und versuchen, die Fruchtbarkeitsleistung von Besamungsbullen über die Kalkulation des sog. Relativzuchtwerts „weibliche Fruchtbarkeit" (RZF) zu charakterisieren. Zur Zeit ist noch nicht abzusehen, inwieweit durch die bevorzugte Wahl von Bullen mit hohem RZF die Herdenfruchtbarkeit positiv beeinflußt werden kann.

Bei der Selektion weiblicher Tiere sollte darauf geachtet werden, daß Rinder, die bereits eine schlechte Fruchtbarkeit (Umrindern, Ovarialzysten) zeigen, ohne daß andere Faktoren dafür verantwortlich gemacht werden können, nicht weiter zur Zucht verwendet werden. Das gleiche gilt für Kühe, die wiederholt nur schwer tragend werden.

Andere Probleme können entstehen, wenn der Landwirt die Selektion der Tiere nicht richtig durchführt. So ist es möglich, daß durch falsche Selektion in einem Betrieb viele Tiere mit Eierstockszysten und „White Heifer Disease" vorkommen. Diese Abweichungen können in einigen Beständen dann gehäuft auftreten, wenn Bullen benutzt werden, die aus solchen Kuhfamilien stammen.

Auch vom Gebrauch von Bullen, die schwere Kälber verursachen, muß bei Färsen abgeraten werden. Durch einen gestörten Kalbeablauf wird die Fertilität immer verschlechtert. Probleme im Puerperium führen zusätzlich zu einer erniedrigten Milchproduktion.

• **Kuh-assoziierte Faktoren**

Früher spielten die **Deckinfektionen** eine große Rolle für die Herdenfruchtbarkeit (*Campylobacter fetus* spp. *venerealis*, *Tritrichomonas fetus*). Gegenwärtig werden diese Infektionen (glücklicherweise) nur noch selten angetroffen. **Andere infektiöse Ursachen**, die die Fertilität in negativer Weise beeinflussen, sind Infektionen mit dem IBR- und BVD-Virus. Diese Viren können zu einer erhöhten Rate von embryonalem Fruchttod und Aborten Anlaß geben (s.u.). Infektionen, die die Folge von ungenügenden hygienischen Bedingungen sind, wurden bereits besprochen. Inwieweit noch unbekannte Viren die Fertilität negativ beeinflussen können, ist nicht zu sagen, aber die Möglichkeit ist nicht auszuschließen.

Kommen bestimmte **individuelle Abweichungen**, wie z.B. Urovagina, Hydrosalpinx, Ovarialzysten, „White Heifer Disease", Verwachsungen, gleichzeitig vor, dann kann die Fertilität einer Herde deutlich gestört sein. Eine gründliche klinische Untersuchung bringt normalerweise solche Veränderungen ans Licht.

Das Vorkommen von **Erbfehlern**, die die Fruchtbarkeit negativ beeinflussen, kann als ein „Eisbergphänomen" charakterisiert werden. Bestimmte erbliche Veränderungen, die ab und zu festgestellt werden, haben ihren Ursprung meistens im Zukauf eines Tieres von bestimmten Vätern oder Müttern, der bereits Jahre zurückliegt. Einige Beispiele sind:

- „DUMPS" (**D**efizienz der **U**ridin**m**ono**p**hosphat-**S**ynthase).
  Dies ist ein rezessiv vererbtes Leiden. Homozygote Tiere (Embryos) sterben in einem frühen Stadium ab (embryonaler Fruchttod); heterozygote Tiere sind Träger und vererben die Krankheit. Sind sowohl die Kuh als auch der Bulle Träger, dann tritt die Krankheit also in 25% der Fälle auf. In einem Betrieb, in dem alle Kühe Träger sind und ein Trägerbulle benutzt wird, beträgt der Prozentsatz von embryonalem Fruchttod etwa 40%.
- Hypoplasie der Ovarien.
- White Heifer Disease.
- Doppelte Zervix.
- Ovarialzysten.
- Bulldog-Kälber, etc.

Es ist nötig, den Landwirt darauf hinzuweisen, die Nachkommen solcher Kühe nicht zur Zucht zu benutzen. Leider stößt diese Empfehlung auf wenig Gehör, wenn es um hochleistende Tiere geht. Auch Besamungs- und Zuchtorganisationen haben die Verantwortung, die Landwirte diesbezüglich zu beraten und aufzuklären.

3.1.1.3 Lösung und Prävention von Fruchtbarkeitsproblemen

Wie bereits erwähnt, ist es besonders schwierig, bei einem einmaligen Betriebsbesuch eine richtige Einsicht in die Betriebsproblematik zu bekommen. Hat man aber das Problem erkannt, dann richtet sich die Lösung natürlich gegen die Ursachen. Ist z.B. der Bulle als Ursache erkannt (meistens schlechte Spermaqualität), dann liegt die Lösung auf der Hand. Ist der Landwirt selbst ursächlich am Problem beteiligt, was meistens der Fall ist, dann ist eine Lösung weniger einfach. Die Erfahrung lehrt, daß Unvollkommenheiten in der Betriebsführung besonders schwer abzustellen sind. Eine einmalige Besprechung der Situation reicht in der Regel nicht aus. Der Landwirt ist im allgemeinen guten Willens, aber Einsicht in seine Probleme bekommt er dadurch nicht. Es besteht mehr Aussicht auf Erfolg, wenn der Betrieb öfter besucht wird, der Landwirt immer wieder auf seine Probleme hingewiesen wird und eine Strategie zur Lösung von Fruchtbarkeitsproblemen oder zur Optimierung der Fruchtbarkeit entwickelt wird. Sowohl an der Entwicklung einer Strategie als auch an der Umsetzung sollten **Betriebsleiter und Tierarzt gemeinsam arbeiten: Bestandsbetreuung**.

3.1.2 Schwache oder fehlende Brunstsymptome

Wenn bei den Kühen keine Brunstsymptome beobachtet werden, kann dies folgende Ursachen haben:

3.1.2.1 Ursachen

- *Suböstrus* („Stille Brunst", Anaphrodisie): Tiere im Suböstrus sind zyklisch, aber der Landwirt nimmt die Brunst nicht wahr. Ursachen hierfür können sein: Die Brunstbeobachtung ist mangelhaft, oder das Tier hat keine oder zu schwache Brunstsymptome gezeigt.
- *Ovardystrophie* („echter Anöstrus"): Die Ovarien sind bei diesen Tieren inaktiv oder wenig aktiv, d.h. es ist entsprechend auch kein Östrus aufgetreten.
- *Zystöse Follikel*: Zystöse Follikel können mit verschiedenen Symptomen gepaart sein, darunter auch Anöstrus.
- *Pyometra (Corpus luteum pseudograviditatis)*: Durch die Anwesenheit von Uterusinhalt persistiert das Corpus luteum; Brunst tritt nicht auf.
- *Trächtigkeit*.
- *Angeborene Abweichungen*: Zwicken oder Hypoplasie der Ovarien.
- *Ovarialtumoren*.

3.1.2.2 Untersuchung

Die klinische Untersuchung besteht aus der rektalen und, wenn notwendig, aus einer vaginoskopischen Untersuchung. Ultraschalluntersuchungen können zusätzliche Informationen bringen.

- Bei einem Tier mit *Suböstrus* findet man rektal eine Gebärmutter ohne pathologischen Inhalt sowie Ovarien, die einen der 21 Zyklustage reflektieren.
- *Ovardystrophie* wird oft bei hochleistenden Erstkalbinnen angetroffen. Auch bei Ammenkühen wird sie nicht selten diagnostiziert (sog. „Laktationsanöstrie"). Bei sog. „Kümmerern" kommt die Ovardystrophie auch vermehrt vor. Die Abweichung findet sich öfter in Anbindeställen als in Liegeboxenställen. Die rektale Untersuchung sichert die Diagnose.
- Die Diagnose *„Zystöse Follikel"* ist meistens leicht zu stellen. Manchmal sind die Zysten hart und klein, wodurch die Diagnose erschwert wird.
- Eine *Pyometra* ist oft gepaart mit dem Symptom „Ausfluß". Die Diagnose stellt normalerweise kein Problem dar. Die Eitermenge in der Gebärmutter kann stark variieren. Auch wenn nur wenig Inhalt in der Gebärmutter ist,

befindet sich trotzdem ein persistierendes Corpus luteum auf einem der beiden Eierstöcke.

- Bei einem Tier, welches mit dem Vorbericht „keine Brunst" vorgestellt wird, ist eine *Trächtigkeit* nicht auszuschließen. Man sollte dies stets berücksichtigen. Die Trächtigkeitsdiagnose kann etwa ab dem 32. Tag nach der Besamung mittels rektaler Untersuchung gestellt werden.
- Eine *Zwicke* ist einfach zu diagnostizieren: Es ist kein oder nur ein unvollständiger Genitaltrakt vorhanden; es sind nur kleinere Stränge zu palpieren.
- *Hypoplasie* der Ovarien ist bei Milchvieh sehr selten. Da sie zur permanenten Unfruchtbarkeit führt, ist sie nur bei Jungrindern nachweisbar.
- *Ovarialtumoren* sind auch selten. Diagnostische Hinweise sind deutliche Abweichungen der Eierstöcke hinsichtlich Größe und Konsistenz.

3.1.2.3 Therapie

Wie aus vorher Gesagtem deutlich geworden ist, sind Tiere mit Suböstrus zwar ganz normal zyklisch, aber die Brunst wird nicht wahrgenommen.

Bezüglich der Therapie muß man deutlich unterscheiden zwischen Suböstrus bei Einzeltieren und Suböstrus als Bestandsproblem.

- Bei *Einzelpatienten* handelt es sich meist um Tiere, die nur undeutliche Brunstsymptome zeigen, wodurch diese vom Landwirt nicht erkannt werden.

  Die Therapie ist darauf ausgerichtet, das nächste Brunstdatum so gut wie möglich vorherzusagen. Der Landwirt weiß dann, wann er dieses Tier besonders gut beobachten muß, wodurch sich allein schon der Erfolg einstellt. Die Vorhersage der nächsten Brunst kann durch Interpretation der ovariellen Befunde nach einer rektalen Untersuchung erfolgen. Dies erfordert aber viel Erfahrung, und selbst dann stimmt die Vorhersage manchmal nicht. Man sollte daher besser von Prostaglandinen Gebrauch machen. Eine Injektion mit Prostaglandin $F_{2\alpha}$ ruft die Regression eines vorhandenen Gelbkörpers hervor, und nach 2–5 Tagen kommt es zu einer normalen, fertilen Brunst. Wichtig ist, daß ein Gelbkörper vorhanden ist, sonst hat die Gabe von Prostaglandinen keinen Zweck. Es sollte auch beachtet werden, daß Prostaglandine keine Wirkung während der ersten 5 Zyklustage haben, da sich der Gelbkörper erst noch ausbilden muß. Auch wenn der Gelbkörper sich schon in Regression befindet, d.h. etwa ab dem 17. Zyklustag, hat eine Injektion keine Wirkung mehr. Kurz zusammengefaßt ist eine Injektion von Prostaglandinen nur angebracht, wenn ein deutlich palpierbarer Gelbkörper vorhanden ist. Ist der Gelbkörper klein, dann muß entschieden werden, ob es sich um ein junges oder älteres Corpus luteum handelt. Im ersten Fall tritt die Brunst ungefähr 16–19 Tage später auf, im letzteren Fall innerhalb weniger Tage. Ist mit Hilfe der klinischen Untersuchung keine genaue Aussage zu treffen, ist es ratsam, in 10 Tagen eine zweite Untersuchung durchzuführen. Das Zyklusstadium ist dann stets zu bestimmen.

- Die Ursache von Suböstrus als *Bestandsproblem* wird meistens durch eine schlechte oder unsachgemäße Brunstbeobachtung verursacht. Die Therapie besteht dann in guter Beratung und entsprechender Aufklärung.

Ovardystrophie ist eine Störung, die mittels Medikamenten nur schwierig zu behandeln ist. Die Therapie sieht wie folgt aus:

- im Prinzip abwarten, bis das Tier von selbst in Brunst kommt. Licht und Bewegung fördern das Ingangkommen des Zyklus. Angeraten wäre es, die Tiere auf die Weide zu bringen, was aber in der Praxis oft auf Schwierigkeiten stößt. Es muß daher empfohlen werden abzuwarten, bis die Weideperiode anfängt, in der der Zyklus und damit die Brunst normalerweise in Gang kommen.
- Es ist begreiflich, daß ein derartiger Rat, im Dezember oder Januar gegeben, zuviel Geduld vom Landwirt erfordert. Als Therapie ist dann das Einlegen einer PRID-Spirale (Progesterone Releasing Intravaginal Device) anzuordnen. Die Spirale bleibt 12 Tage in der Scheide liegen. Bei der Entfernung der Spirale sollte eine Injektion von 500 IE Intergonan® (eCG) appliziert werden. Einige Tage nach dem Entfernen von PRID kommt das Tier in Brunst und kann besamt werden. Die Fertilität ist zwar gering, aber der Zyklus ist in Gang gekommen. Wird eine PRID-Spirale vor dem 100. Tag p.p. eingelegt, ist zu berücksichtigen, daß sich noch viele Kühe in einer negativen Energiebilanz befinden, so daß sie nicht oder nur ungenügend auf die Behandlung reagieren. Es wird daher angeraten, mit der PRID-Applikation bis nach dem 100. Tag p.p. zu warten.
  Bei Ammenkühen wird empfohlen, das Kalb mit der Herausnahme von PRID für 1–2 Tage von der Mutter zu entfernen. Dies fördert das Ingangkommen des Zyklus.
  Wie beschrieben, wird die Ovardystrophie auch bei Kümmerern angetroffen. Wenn ein Landwirt ein solches Tier trotzdem besamen lassen will, dann ergibt sich von selbst, daß zuerst das Grundleiden behandelt werden muß. Natürlich müssen auch hinsichtlich der Fütterung die entsprechenden Anforderungen erfüllt sein.

Zystöse Follikel können mit Gonadotropin-Releasing-Hormon (GnRH), human Chorionic Gonadotropin (hCG), einer Kombination von hCG und Progesteron oder mit PRID behandelt werden. GnRH wird meist bei der Erstbehandlung der Vorzug gegeben.

Bei Vorliegen einer *Pyometra* ist die Verabreichung von Prostaglandinen (2x im Abstand von 14 Tagen) das Mittel der Wahl. Hierdurch wird eine Entleerung des krankhaften Uterusinhalts sowie die Induktion des Zyklus erreicht.

3.1.2.4 Prävention

- *Suböstrus* tritt natürlich um so seltener auf, je besser die Brunstbeobachtung ist. Wenn 24 Stunden am Tag kontinuierlich eine Brunstbeobachtung stattfände, dann wäre der Prozentsatz suböstrischer Tiere fast Null. Natürlich ist dies praktisch nicht durchführbar.

- *Ovardystrophie* kommt vor allem bei hochleistenden Kühen und in dunklen Anbindeställen vor. Zur Prävention sollte man die anfälligen Tiere (Erstkalbinnen) in einem geeigneten hellen Stall laufen lassen; praktisch durchführbar wird dies aber in vielen Fällen nicht sein. Man könnte auch überlegen, die Färsen nicht im Herbst, sondern mehr im Frühjahr abkalben zu lassen, doch dies ist in der Praxis ebenso schwierig durchführbar. Da diese Störung oft bei hochleistenden Tieren vorkommt, ist es selbstverständlich, daß die Fütterung ausgewogen und leistungsgerecht sein muß. Es ist wichtig, daß die Energiebilanz, die bei diesen Tieren in den ersten Wochen nach dem Abkalben deutlich negativ ist, so schnell wie möglich positiv wird.
  Ammenkühe müssen beim Abkalben in guter Kondition sein und während der Laktation gut gefüttert werden.
- Hinsichtlich des Vorkommens von *zystösen Follikeln* kann eine erbliche Prädisposition wegbereitend sein. Hat man Anzeichen dafür, dann sollten solche Tiere von der Zucht ausgeschlossen werden. Ovarialzysten treten auch vermehrt bei hochleistenden Kühen mit einer negativen Energiebilanz auf. Die Fütterung muß daher leistungsgerecht sein.
- Den meisten Fällen von *Pyometra* kann man vorbeugen, indem man die Tiere unter hygienischen Bedingungen abkalben läßt und versucht, die Anzahl der Kühe mit Nachgeburtsverhaltung so gering wie möglich zu halten.
- Bei der *Hypoplasie* der Ovarien spielen erbliche Faktoren eine Rolle. Findet man Rinder mit kleinen funktionslosen Ovarien, ohne daß andere erkennbare Ursachen hierfür vorhanden sind (Haltung, Fütterung, Kümmerer), kann dies ein Hinweis auf eine mangelhafte Fruchtbarkeit sein. Solche Tiere können dann nicht zur Zucht benutzt werden.

3.1.3 Gehäuftes Auftreten von Nachgeburtsverhaltungen

3.1.3.1 Ursachen

Unter physiologischen Bedingungen gehen die Eihäute innerhalb von 3–8 Stunden nach der Abkalbung ab. Von einer Nachgeburtsverhaltung oder Retentio secundinarum (Ret. sec.) spricht man, wenn die Eihäute nach Ablauf von 12 Stunden p.p. noch nicht ausgestoßen wurden.

Bei einer „echten" Nachgeburtsverhaltung wird die Verbindung zwischen Placenta fetalis und materna nicht rechtzeitig aufgehoben. Dies kann z.B. durch ein Plazentaödem, welches entweder aseptisch oder septisch sein kann, verursacht werden. Im letzteren Fall kommt noch hinzu, daß bei Anwesenheit eines chronisch verlaufenden Entzündungsprozesses die Lösungsvorgänge aufgrund der entzündlichen Veränderungen gestört werden. Das Risiko einer Ret. sec. ist bei Rindern mit Störungen während der Gravidität und/oder gestörtem Kalbeverlauf deutlich höher als bei Tieren mit termingerechter Abkalbung und normalem Geburtsverlauf. Manchmal führt eine einfache Atonia uteri bei normal verlaufenden Lösungsvorgängen zu einer Nachgeburtsverhaltung. In diesem Fall liegt dann die mehr oder weniger vollständig abgelöste Nachgeburt im Uterus und wird nur nicht ausgestoßen. In den meisten Fällen aber handelt es sich um ein multifaktorielles Geschehen.

Ein erhöhtes Risiko einer Ret. sec. (bis 100%) kann erwartet werden bei:
- Plazentitis (Brucella abortus, Actinomyces pyogenes, etc.);
- Plazentaödem als Folge allergischer Reaktionen;
- Mangel an bestimmten Vitaminen oder Spurenelementen (Vitamin E, Se);
- Aufnahme giftiger Substanzen oder Verabreichung bestimmter Arzneimittel am Ende der Trächtigkeit (Corticosteroide, Prostaglandine, z.B. zur Geburtsinduktion);
- Frühgeburten;
- Mehrlingsträchtigkeiten;
- Hydrallantois;
- Torsio uteri;
- schlechtem Allgemeinzustand und Erkrankungen des Muttertiers (z.B. Mastitis);
- toten Früchten;
- ungenügendem Zervixverschluß;
- Uterusatonie, Milchfieber;
- Inzucht;
- gestörter Abwehr.

Von der Ätiologie ist die Gruppe der Tiere mit Ret. sec. am interessantesten, bei der die Abkalbung termingerecht und normal verlaufen ist. Es muß betont werden, daß strikte Hygiene während der Abkalbung von besonderer Bedeutung ist. Insbesondere in Betrieben mit Liegeboxenställen ohne Abkalbebox läßt die Hygiene beim Abkalben zu wünschen übrig.

Möglicherweise werden bei einer Anzahl von Kühen wegen einer gestörten Abwehrfunktion die Lösungsprozesse gestört. Die Aktivität von neutrophilen Granulozyten ist nämlich bei Kühen mit Ret. sec. erniedrigt. Wahrscheinlich hat auch die Fütterung während der Trockenstehperiode einen Einfluß auf die Häufigkeit einer Ret. sec. (insbesondere Überfütterung).

3.1.3.2 Therapie

Eine Kuh mit Ret. sec. sollte 24–48 Stunden nach der Abkalbung behandelt werden. Die Behandlung kann wie folgt aussehen:
- Die manuelle Abnahme wird heutzutage nur dann durchgeführt, wenn die Nachgeburt bereits so lose ist, daß eine komplette Abnahme innerhalb von 1–2 Minuten möglich ist. Dies ist aber selten der Fall. Nach der Abnahme wird die Gebärmutter mit Breitbandantibiotika lokal versorgt.
- In den weitaus meisten Fällen beschränkt man sich auf die intrauterine Behandlung mit einem Breitspektrumantibiotikum.

Der Vorteil der Elimination einer Quelle für Infektionen und Toxine (durch die manuelle Abnahme der Nachgeburt) wiegt die Nachteile nicht auf. Hierzu gehören die Entstehung von Verletzungen an den Karunkeln, die die

Eintrittspforte für Mikroorganismen, die sich im Uterus befinden, darstellen können; das Hervorrufen von starken hyperämischen Reaktionen in der ganzen Gebärmutter durch langwierige Abnahmeversuche mit all seinen Nachteilen; die oft nur unvollständige Abnahme der Nachgeburt besonders im kranialen Teil der Gebärmutter, wo die Kotyledonen noch festsitzen.

Selbst in Fällen einer leichten manuellen Abnahme der Nachgeburt (innerhalb weniger Minuten) kann einer intrauterinen Behandlung mit einem Breitbandantibiotikum ohne Nachgeburtsabnahme der Vorrang gegeben werden. Diese Behandlungsart hat eine gute Prognose bezüglich der späteren Fruchtbarkeit. Die meisten zugelassenen Uteruspräparate (Tabletten, Schaumstäbe, Boli und Kapseln) enthalten das gut wirksame Breitspektrumantibiotikum Oxytetracyclin.

Zum Schluß sei darauf hingewiesen, daß es kein Mittel gibt, welches den Abgang der Nachgeburt zuverlässig fördert. Nur wenn die bereits in Ablösung befindliche Nachgeburt wegen einer Atonia uteri nicht ausgestoßen wird, kann man über die Gabe von Oxytocin (50 IE i.m.) noch einen Abgang der Eihäute erreichen.

3.1.3.3 Prävention

Bezüglich der Prävention der Nachgeburtsverhaltung muß unterschieden werden zwischen einer Ret. sec. mit nachweisbaren Ursachen (z.B. nach Dystokie) und einer Ret. sec. ohne nachweisbare Ursachen.

Im ersten Fall sind Maßnahmen notwendig, die Geburtsschwierigkeiten vorbeugen: Vermeidung von schweren Kälbern, Geburtsinduktion, Milchfieber etc. Es wird deutlich, daß dies in der Praxis oft nicht möglich ist. Im zweiten Fall beruhen die Ursachen auf anderen, meist unbekannten Faktoren. Nach heutigen Kenntnissen können folgende Vorbeugemaßnahmen empfohlen werden:

- Beachtung äußerster Hygiene bei der Abkalbung: sauberer, mit Stroh eingestreuter Abkalbestall; desinfiziertes Geburtshilfematerial; Desinfektion des Hinterteils der Kuh etc.;
- Vermeidung der Verfettung der Kühe während der Trockenstehperiode; die Fütterung muß bedarfsgerecht und darf nicht zu reichhaltig sein (s. 3.3.2.4);
- auf Sand- und Moorböden kommt im Rauhfutter oft zu wenig Vitamin E oder Se vor; notfalls ergänzen;
- die Kühe sollten in der Trockenstehperiode Ca-armes Futter bekommen. Falls notwendig, sollte ein Mineralgemisch mit wenig Ca und viel Mg und P verwendet werden. Eine weitere präventive Maßnahme stellt die Anwendung des DCAB-Konzepts dar (s. 3.3.2.3).

3.1.4 Gehäuftes Auftreten von pathologischem Scheidenausfluß

Ein abweichender vaginaler Ausfluß kann bei einer Vaginitis, einer Endometritis oder bei Ovarialzysten vorkommen. Mit Hilfe der klinischen Untersuchung läßt sich in der Regel nicht eindeutig feststellen, an welcher Stelle des Genitale der pathologische Ausfluß entsteht, so daß man auch von einem „Genitalkatarrh" spricht.

Bei einem Bestandsproblem handelt es sich meistens um Endometritiden. Vaginitiden sind oft harmlos und nur von kurzer Dauer. Manchmal werden Vaginitiden bei einer Gruppe junger Färsen bemerkt. Die Symptome verschwinden oft ohne Therapie innerhalb weniger Wochen.

Das folgende Kapitel beschäftigt sich mit der Endometritis.

3.1.4.1 Ursachen

Eine Endometritis entsteht, wenn Keime über Vagina und Zervix in den Uterus gelangen. Eine hämatogene Infektion ist möglich, gehört aber zu den Ausnahmen. Bevorzugte Zeitpunkte der Infektion des Uterus liegen während der Abkalbung und im Puerperium. Während des Partus ist die Zervix weit geöffnet, und es kommt bei allen Kühen zu einer uterinen Infektion. Der Schweregrad der Infektion hängt von dem Verlauf der Abkalbung ab. Eine langdauernde Abkalbung in Verbindung mit menschlichem Eingreifen, z.B. bei einer Fetotomie, hat immer eine ernsthafte Infektion zur Folge, wenn nicht rechtzeitig behandelt wird. Bei einer Kuh, die schnell und ohne Hilfe abkalbt, entsteht nur eine geringgradige Infektion des Uterus. Die eingedrungenen Keime werden in einem solchen Fall meistens schnell eliminiert.

Neben dem Verlauf des Partus spielt für die Entstehung einer Endometritis auch der zügige Abgang der Nachgeburt eine entscheidende Rolle. Eine Nachgeburtsverhaltung führt in allen Fällen zu einer ernsten Infektion des Endometriums, selbst bei Kühen, die schnell abgekalbt haben.

Infektionskrankheiten, wie z.B. die Infektiöse Bovine Rhinotracheitis (IBR), die am Ende der Trockenstehperiode oder während des Puerperiums auftreten, verursachen fast stets eine starke Uterusatonie, woraus sich leicht eine schwere Endometritis entwickeln kann.

Inwieweit die Fütterung während der Trockenstehperiode für die Entstehung einer puerperalen Endometritis von Bedeutung ist, ist nicht genau geklärt. Die Meinungen in der Literatur gehen stark auseinander. Einige Autoren sind der Meinung, daß eine übermäßige Fütterung während der Trockenstehperiode Stoffwechselstörungen verursacht, die die Entstehung einer intrauterinen Infektion fördern. Andere bestreiten dies. Wahrscheinlich liegt die Wahrheit in der Mitte: Geringe oder mäßige Fütterungsfehler haben wenige oder keine nachteiligen Folgen, während hochgradige Fütterungsfehler, die aber nicht so oft gemacht werden, zu einem erhöhten Auftreten von Ret. sec., Uterusatonie, Milchfieber und Lebererkrankungen Anlaß geben können. Eine während der Abkalbung entstandene Infektion wird bei solchen Tieren nicht so leicht eliminiert mit der Folge einer ernsthaften Endometritis.

Während der Brunst ist der Uterus beim Rind stark kontrahiert. Zusätzlich ist die uterine Abwehr wegen der hohen Östrogenkonzentrationen deutlich gesteigert. Beide Faktoren sorgen dafür, daß mit der Insemination oder dem Deckakt eingebrachte Keime keine Infektion verursachen, außer wenn es sich um spezifische Infektionen handelt (z.B. *Campylobacter fetus* ssp. *venerealis* oder *Tritrichomonas fetus*). Wird eine Kuh versehentlich während des Diöstrus besamt, kann auch leicht eine Endometritis entstehen.

Eine Endometritis kann auch bei Kühen mit einer Pneumo- oder Urovagina entstehen. Dies ist aber eher die Ausnahme. Selbst bei Vorliegen einer schweren Vaginitis scheint der Uterus meist nicht infiziert zu sein.

Aus dem Gesagten wird deutlich, daß die Kuh, im Gegensatz z.B. zur Stute, hinsichtlich der Entstehung einer Endometritis wenig empfindlich ist. Probleme entstehen in der Hauptsache nach einer schweren Abkalbung oder bei einer Nachgeburtsverhaltung. Alle anderen Ursachen einer Endometritis sind eher die Ausnahme als die Regel.

3.1.4.2 Pathogenese

Wie bereits erwahnt, gelangen bei jeder Abkalbung Keime in die Gebärmutter. Das Angehen oder Nichtangehen einer Infektion und das Intervall Infektion/Elimination ist von folgenden Faktoren abhängig: Anzahl und Virulenz der eingedrungenen Erreger; Verlauf der Abkalbung und des Puerperiums; intrauterine Abwehr. Die eingedrungenen Bakterien verursachen oft nur eine Entzündung des Endometriums. Eine Metritis gehört zu den Ausnahmen. Bei nicht so hochgradigen Infektionen werden die Keime meist schnell eliminiert, d.h. in der Regel bis zum 10. Tag p.p. Bei dem Rest der Tiere entwickelt sich eine akute Endometritis mit leichten bis schweren Symptomen.

Bei Tieren mit geringen Symptomen kommt es zu einer zügigen Leukozytenreaktion, wodurch bald ein purulenter Ausfluß (ungefähr 14. Tag p.p.) entsteht. Das Tier ist „nicht sauber". Im allgemeinen werden die noch anwesenden Keime innerhalb einiger Wochen eliminiert. Wenn bei dem Tier die erste Brunst auftritt, in der Regel zwischen dem 12. und 20. Tag p.p., ist der Östrogenspiegel erhöht, was zu einer verbesserten lokalen Abwehr und gesteigerten Uteruskontraktilität führt. Beide Faktoren fördern die Selbstheilung beträchtlich. Vier bis acht Wochen p.p. ist dann oft die vollständige Heilung eingetreten.

Kommt es zu einer schweren Endometritis (Lochiometra mit übelriechendem Ausfluß), dann dauert die Erkrankung länger, da die akute Entzündung in eine chronische übergeht. Der purulente Ausfluß entsteht meist zwischen dem 15. und 20. Tag p.p. und kann noch Monate andauern. Dies hängt davon ab, ob eine Pyometra entsteht oder nicht. Ist keine Pyometra vorhanden, dann verschwindet der mukopurulente Ausfluß meistens nach 1–3 Monaten. Hat sich aber eine Pyometra entwickelt und wird keine Behandlung durchgeführt, dann zeigt ein solches Tier noch sehr lange einen eitrigen Ausfluß. Eine spontane Heilung tritt im allgemeinen nicht ein.

Untersuchungen der letzten Jahre haben gezeigt, daß eine Kuh mit einer Pyometra genau wie die meisten Kühe zwischen dem 15. und 25. Tag p.p. eine Ovulation hatte. Das hieraus resultierende Corpus luteum bildet sich aber bei einigen Tieren mit einer schweren Endometritis nicht zurück, wodurch kein Östrus mehr auftritt. Aufgrund der Persistenz des Gelbkörpers häuft sich in der Gebärmutter der Eiter an. In vielen Fällen einer Pyometra werden in der Gebärmutter *Actinomyces pyogenes* und anaerobe Keime gefunden. Eine Pyometra bildet sich offensichtlich also erst dann, wenn diese Erreger in den Uterus gelangt sind. Wahrscheinlich bestehen synergistische Effekte zwischen diesen beiden Erregergruppen. Wird eine Pyometra nicht rechtzeitig behandelt, führt dies zu einer unheilbaren Schädigung der Uteruswand. Darüberhinaus können die Eileiter in den Prozeß miteinbezogen werden, wodurch sich die Chancen für eine erneute Trächtigkeit bei einem betroffenen Tier noch weiter verschlechtern.

3.1.4.3 Therapie

Akute Endometritis (zwischen dem 4. und 14. Tag p.p.): Meistens wird bei Kühen mit einer akuten Endometritis auch angegeben, daß eine Ret. sec. vorliegt oder vorgelegen hat. Ist die Kuh nicht krank und nur mißfarbener Ausfluß ohne übelriechenden Geruch vorhanden, dann ist keine Behandlung notwendig. Bei solchen Tieren geht die akute Endometritis spontan in eine chronische über. Eine Behandlung beeinflußt den Prozeß nicht.

Ist die Kuh aber in geringem Maße krank oder hat sie übelriechenden Ausfluß, dann ist eine intrauterine Behandlung mit Antibiotika angezeigt. Im allgemeinen reicht eine einmalige Behandlung aus. Verbessert sich der Zustand der Kuh nicht, ist eine zweite Behandlung 2 Tage später notwendig. Bezüglich der einzusetzenden Antibiotika gehen die Meinungen auseinander. Im Lauf der Jahre sind fast alle Antibiotika getestet worden, wobei sich gezeigt hat, daß In-vitro-Ergebnisse (Resistenztest) oft nicht mit den in vivo erhaltenen Ergebnissen übereinstimmten. Der Vorzug wird Oxytetracyclinen gegeben (2–3 g).

Ist die Kuh deutlich im Allgemeinbefinden gestört, ist zusätzlich eine parenterale Behandlung notwendig. Hierzu verwendet man am besten Penicillin-Streptomycin-Kombinationen oder Oxytetracycline. Kranke Tiere sollten 2–3 Tage danach erneut parenteral und lokal versorgt werden.

Vom Gebrauch von Hormonen muß abgeraten werden. Oxytocin zur Stimulierung von Uteruskontraktionen hat nur einen kurzdauernden Effekt und wirkt nur während der ersten Woche p.p. Der Nutzen von Prostaglandinen ist umstritten. In den ersten 14 Tagen p.p. sind die Prostaglandinkonzentrationen physiologischerweise hoch, so daß eine Prostaglandininjektion keinen Effekt hat. Auch Kombinationen dieser Hormone führen zu keinem besseren Ergebnis.

Die Wirksamkeit anderer Mittel, von denen man eine Uteruskontraktion erwartet, ist zweifelhaft. Derartige Mittel sind eher von psychologischer

Wirkung für den Landwirt, als daß sie einen entleerenden Effekt auf die Gebärmutter besitzen.

Chronische Endometritis (> 14 Tage p.p.): Wie bereits erwähnt, geht jede akute Endometritis um den 14. Tag p.p. in eine chronische über. Da eine Kuh mit einer chronischen Endometritis nicht allgemein krank ist, ist die meist gestellte Frage: Wie, wann und womit sollte ein solches Tier behandelt werden, so daß die Gebärmutter so schnell wie möglich ausheilt und die Kuh so bald wie möglich wieder tragend werden kann?

Zu dieser Frage sind bereits zahlreiche Veröffentlichungen erschienen mit sich stets ändernden Meinungen und Schlußfolgerungen. Das Studium der Literatur zeigt, daß es schwierig ist, Artikel zu finden, die einer Kritik standhalten können. Oft gab es keine Kontrollgruppe oder es wurden verschiedene Arzneimittel verwendet, oder es wurde nicht klar definiert, was als „Heilung" zu verstehen ist. Das größte Handicap stellt aber die Art und Weise der Diagnosestellung dar: Gebrauch verschiedener Methoden, unterschiedliche klinische Untersuchungen, nichtsterile Entnahme von Uterustupfern und unterschiedliche Interpretation der Befunde. Es ist daher unmöglich und glücklicherweise nicht nötig, alle möglichen Therapien zu besprechen. Von größerer Bedeutung ist es, eine grobe Richtung anzugeben. Dabei ist von allergrößter Wichtigkeit, daß eine richtige Diagnose gestellt wurde: Handelt es sich um eine **„einfache" Endometritis** oder eine Pyometra?

Ist man der Meinung, daß eine „einfache" Endometritis behandelt werden muß, dann wird einer intrauterinen Therapie der Vorzug gegeben. Da die Entzündung des Uterus sich beinahe immer auf das Endometrium beschränkt, ist eine parenterale Therapie nicht angezeigt. In kontrollierten Versuchen hat sich gezeigt, daß eine intrauterine Therapie vor dem 24. Tag p.p. nicht sinnvoll ist. Über den Nutzen einer intrauterinen Behandlung nach 24 Tagen p.p. gibt es sowohl positive als auch negative Aussagen. Die meisten Untersucher stimmen darin überein, daß eine intrauterine Behandlung allenfalls einen geringen Effekt hat. Wie oft eine intrauterine Therapie durchgeführt werden muß, ist unbekannt. Die meisten Literaturstellen beziehen sich auf eine einmalige Behandlung. Nur wenige Artikel beschreiben eine wiederholte Therapie, entweder nach 1–2 Tagen oder nach einigen Wochen. Nirgendwo wird beschrieben, daß eine wiederholte Behandlung bessere Resultate ergibt als eine einmalige Therapie.

Über die Art der Arzneimittel, die intrauterin verabreicht werden, gehen die Meinungen auch auseinander. Verschiedene Antiseptika (Lotagen®, Lugolsche Lösung, Polyvidonjod etc.) und Antibiotika werden angewendet. Auch Kombinationspräparate mit beiden Gruppen sind auf dem Markt. Es hat sich nicht nachweisen lassen, daß das eine besser ist als das andere.

Es ergibt sich die Schlußfolgerung: Eine intrauterine Therapie im Falle einer einfachen Endometritis hat entweder keinen oder einen so geringen Effekt, daß die Vorteile die Kosten nicht aufwiegen.

Ganz anders verhält es sich mit der Therapie einer **Pyometra.** Diese Erkrankung benötigt auf jeden Fall eine Behandlung, und je eher eine Therapie durchgeführt wird, desto besser. Wie bereits erwähnt, entsteht eine Pyometra

Tab. 17 Der Einfluß einer intrauterinen Behandlung mit Nitrofurazon 10 Tage nach einer Prostaglandininjektion bei Pyometrapatientinnen (Fazeli et al., 1980)

Behandlung	Anzahl der Kühe	Erst-besamungs-erfolg (%)	Intervall PG-Injektion bis Trächtigkeit (d)	Trächtigkeits-index
nur Prostaglandin*	53	47	88	2,2
Prostaglandin* + Nitrofurazon intra-uterin (50 ml; 0,2%)	50	33	89	3,6

* Prostaglandin $F_{2\alpha}$

in der 4., 5. oder 6. Woche p.p.. Es ist daher empfehlenswert, die Kühe zwischen dem 30. und 40. Tag p.p. (und nicht eher) auf das Vorhandensein einer Pyometra zu kontrollieren. Ist eine Pyometra vorhanden oder meint man, daß sich eine Pyometra bildet (purulenter Ausfluß, auf einem Ovar ein Corpus luteum), dann besteht die Therapie in der Injektion von Prostaglandinen. Diese Therapie ist sehr erfolgreich und führt in 95% der Fälle zu einer Rückbildung des Gelbkörpers, wodurch sich die Gebärmutter kontrahiert und sich der Eiter entleert. Bei einzelnen Tieren treten Rezidive auf, so daß eine zweite und manchmal auch eine dritte Injektion notwendig wird. Eine Nachkontrolle behandelter Tiere ist somit immer angezeigt. Ob Kühe mit einer Pyometra intrauterin nachbehandelt werden müssen, ist unsicher. Wahrscheinlich bietet eine solche Nachbehandlung keine Vorteile (Tab. 17). Eine zwei- oder dreimalige Prostaglandinbehandlung hat den Vorteil, daß aufgrund der wiederholten Brunstinduktion weniger Rezidive auftreten.

Ob eine hormonale Therapie, entweder mit Gonadotropin-Releasing-Hormon oder mit Prostaglandinen, zwischen dem 10. und 20. Tag p.p. bei Kühen mit einer Endometritis von Nutzen ist, ist sehr unsicher. Einige Untersucher beschreiben positive Resultate, andere geben an, daß eine derartige hormonale Therapie sogar nachteilig für die Heilung ist, so daß diese Behandlung nicht empfohlen werden kann.

3.1.4.4 Prävention

Bezogen auf die Ätiologie, muß die Prävention auf die Verhinderung von intrauterinen Infektionen während der Abkalbung und zu Beginn des Puerperiums gerichtet sein. Von großer Bedeutung ist ein ungestörter Abkalbeverlauf in einer sauberen Umgebung. Dies schließt folgende Punkte ein:
- Bullen benutzen, von denen bekannt ist, daß sie keine schweren Kälber erzeugen;
- für eine optimale Aufzucht des Jungviehs sorgen, so daß die abkalbenden Färsen gut entwickelt sind;
- einen geräumigen und separaten Abkalbestall mit sauberer Einstreu benutzen;

- menschliches Eingreifen bei der Abkalbung nach Möglichkeit vermeiden; falls es doch notwendig ist, dann ist äußerste Hygiene geboten;
- daneben muß versucht werden, Erkrankungen der Kuh um den Abkalbezeitpunkt, wie Milchfieber, Mastitis, Klauenerkrankungen, Ret. sec. usw. nach Möglichkeit zu minimieren. Diesbezüglich sind eine entsprechende Fütterung während der Trockenstehperiode und eine gute Haltung von Bedeutung. Konkret heißt das:
  - die Kühe unter Antibiotikaschutz trockenstellen;
  - für einen gut ventilierten, geräumigen und hygienischen Stall sorgen;
  - die Fütterung während der Trockenstehperiode muß so sein, daß die Kühe nicht verfetten, mit anderen Worten: Überfütterung darf nicht stattfinden. Wie schon erwähnt, führt eine Ret. sec. immer zu einer ernsten Endometritis. Es ist darum notwendig, dieser Erkrankung möglichst vorzubeugen. Es sollte energisch davon abgeraten werden, einer Endometritis vorzubeugen, indem alle Kühe eines Betriebes mit ein oder zwei Uteruskapseln nach der Abkalbung behandelt werden. Durch das Einbringen der Kapseln werden zahlreiche Keime in den Uterus gebracht und der sich nach der Abkalbung in der Zervix formende zähe Schleim entfernt. Untersuchungen haben gezeigt, daß derartiges Vorgehen nur Nachteile mit sich bringt.

3.1.5 Erhöhte Abortrate

3.1.5.1 Definitionen

Von einem *embryonalen Fruchttod* spricht man, wenn die Frucht vor dem 45. Tag nach der Konzeption abstirbt. Als Abort wird das Absterben und Ausstoßen der Frucht zwischen dem 45. und 265. Trächtigkeitstag definiert. Ein *Spätabort* ist die Geburt einer unter günstigen Bedingungen lebensfähigen Frucht vor dem 265. Trächtigkeitstag. Allgemein wird angenommen, daß ungefähr 25–30% aller Embryonen oder Feten absterben (Tab. 18).

Unter Anwendung obenstehender Definition, müßte eine Abortrate von 7–8% als physiologisch angesehen werden. Ein Abort im 2. oder 3. Monat wird aber selten bemerkt und daher in der Literatur eine jährliche Abortrate von 3% als physiologisch angegeben. Eine Abortrate von 6% ist noch akzeptabel.

Tab. 18 Zeitliche Verteilung der Aborthäufigkeiten

1.	Trächtigkeitsmonat	ca. 15%
2.	Trächtigkeitsmonat	ca. 7%
3.	Trächtigkeitsmonat	ca. 2%
4.	Trächtigkeitsmonat	ca. 1%
5.–8.	Trächtigkeitsmonat	ca. 2%

Tab. 19 Abortursachen und ihre Häufigkeiten

Ursachen	Vorkommen	%
1. genetisch (Chromosomendefekte)	oft	30-60
2. Infektionen	oft	30-60
3. Subfertilität	selten	10
4. Mehrlingsträchtigkeit	selten	5-10
5. Fütterung	selten	5
6. Fieber	selten	5
7. Zervixinsuffizienz	sehr selten	?
8. Plazentablutung	sehr selten	?
9. Vakzination	sehr selten	?
10. Operation/Streß	sehr selten	?
11. Besamung einer tragenden Kuh	sehr selten	?

3.1.5.2 Ursachen

In Tabelle 19 sind die Abortursachen nach Literaturangaben zusammengestellt worden. Zusätzlich wurde die Häufigkeit der verschiedenen Ursachen geschätzt. In vielen Fällen ist die Frequenz nicht bekannt, was durch ein Fragezeichen angezeigt wird.

• Genetische Abweichungen

Ungefähr 2% der geborenen Kälber zeigen kongenitale Abweichungen. Hiervon werden 50% tot geboren. Ein Teil dieser Abweichungen ist genetischen Ursprungs. Der Konzeptus ist vor dem 14. Tag der Trächtigkeit unempfindlich gegenüber teratogenen Substanzen, aber sehr empfindlich für chromosomale Abweichungen. Von der 2. bis zur 6. Woche nimmt die Empfindlichkeit gegenüber teratogenen Substanzen zu und das Risiko chromosomaler Abweichungen ab. Nach 6 Wochen ist die Frucht weitgehend unempfindlich gegenüber teratogenen Substanzen, mit Ausnahme von Stoffen, die auf das zentrale Nervensystem und den Urogenitalapparat wirken. Schwerwiegende Veränderungen an der Frucht führen zu einem frühzeitigen embryonalen Tod. Mittelgradig veränderte Früchte werden abortiert oder können termingerecht geboren werden (lebend oder tot, z.B. bei Hydrozephalus und Arthrogryposis). Nach amerikanischen Untersuchungen wird bei 4–5% der ins Labor gesandten abortierten Früchte eine schwerwiegende kongenitale Abweichung festgestellt. Als Ursachen werden genannt:

- chromosomale Abweichungen (diese sind die wichtigsten);
- Virusinfektionen (BVD);
- pflanzliche Teratogene (Lupinen, Senecio).

• Infektionen

Der Nachweis einer Infektion als Abortursache stößt aus den folgenden Gründen oft auf Schwierigkeiten:

- Ein besonders schwieriges Problem ist die Diagnosestellung. Dies hängt

eng mit der Qualität des Untersuchungslabors zusammen. Auch haben viele Laboratorien nicht die Möglichkeit, virologische Untersuchungen durchzuführen.
- Der Nachweis eines pathogenen Agens in der Frucht ist nicht der Beweis dafür, daß das Agens auch den Abort verursacht hat.
- Der fehlende Nachweis eines Agens ist ebenfalls kein Beweis dafür, daß keine Infektion vorhanden ist. Die möglichen Erreger können durch Autolyse oder durch neutralisierende Antikörper zerstört worden sein.
- Serologische Tests bei Tieren, die abortiert haben, sind von geringem Wert, selbst wenn gepaarte Serumproben untersucht wurden. Zum Zeitpunkt des Aborts ist nämlich meist schon eine Serokonversion eingetreten. Antikörper gegen *Brucella abortus* stellen hierbei eine Ausnahme dar. Ein positiver Antikörpernachweis darf hier nicht vorliegen und hätte tierseuchenrechtliche Konsequenzen.
- Der Nachweis von γ-Globulinen im fetalen Serum kann ein Hinweis auf eine bestehende Infektion sein. Er beweist aber nicht, daß das betreffende Agens die Ursache des Aborts gewesen ist, sondern nur, daß der Fetus sich mit diesem Agens auseinandergesetzt hat. Es ist auch nicht auszuschließen, daß Antikörper über eine gestörte Plazentaschranke von der Mutter in den Fetus gelangt sind.
- Die Abwesenheit von γ-Globulinen im fetalen Serum schließt eine Infektion nicht aus. Es kann nämlich sein, daß der Fetus immunologisch noch nicht kompetent oder bereits abgestorben war. γ-Globuline sind erst nach einer Trächtigkeitsdauer von mindestens 6 Monaten aussagefähig.

Infektiöse Bovine Rhinotracheitis (IBR): Es handelt sich um eine Infektion des Muttertiers. Zwei bis 7 Tage nach der Infektion entsteht eine Virämie. Hierbei gelangt das Virus in die Plazenta, wo es latent anwesend bleibt (bis 3 Monate). Der Fetus wird während dieser 3 Monate infiziert und stirbt innerhalb von 1–2 Tagen ab. Ungefähr 5 Tage später kommt es zum Abort. Die Frucht ist dann meistens bereits autolytisch. Das Verwerfen tritt beinahe immer ab dem 5. Trächtigkeitsmonat auf. Embryonaler Fruchttod ist auch möglich. Die Aborthäufigkeit ist abhängig von der Anzahl tragender Tiere zum Zeitpunkt der Infektion. Sie beträgt maximal 50%. Die Diagnose ist nur schwer zu stellen. Möglichkeiten hierfür sind:
- Immunofluoreszenztechnik (IFT) der Nieren (ist nur bei einer frischen Frucht möglich);
- Feststellen von Nekroseherden in Nieren und Leber (histologisch);
- Anamnese (Nachweis von IBR-Antikörpern in einem IBR-freien Bestand, Zukauf von Tieren, Transport von Tieren aus und in den Stall [z.B. bei Besuch von Ausstellungen], respiratorische Symptome [Nasenausfluß, Husten, Fieber], Leistungsdepression).

Bovine Virus Diarrhoe (BVD): Die Infektion verläuft beim Muttertier meist symptomlos. Der Fetus bleibt etwa bis zum 6. Monat empfänglich. Es kommt dann entweder zum embryonalen Fruchttod oder zum Abort innerhalb einiger Tage bis Monate, oder die Frucht wird ausgetragen, wobei der Fetus dann mit zentralnervalen Störungen zur Welt kommt (Kleinhirn- oder Augendefekte). In vereinzelten Fällen kommt es auch zur Fruchtmumifikation. Bei einem Abort ist die Frucht autolytisch. Die Aborthäufigkeit beträgt maximal 25%, in Abhängigkeit von der Anzahl tragender Kühe. Meistens bleibt es bei Einzelfällen. Die Diagnose ist nur sehr schwer zu stellen; möglich sind:

- Sektion der Frucht (Gehirnveränderungen);
- Nachweis von Antikörpern in neugeborenen Kälbern (vor der ersten Biestmilchaufnahme);
- Virusisolierung aus den Kälbern.

Verwerfen infolge BVD wird sicher unterschätzt.

Bakterielle Infektionen: Neben Brucellose und Campylobakteriose muß man denken an:

- Leptospirose (von geringer Bedeutung).
- Listeriose (von abnehmender Bedeutung, wahrscheinlich aufgrund verbesserter Siliertechniken); die Infektion kommt z.Zt. selten vor.
- Salmonellose (von zunehmender Bedeutung; die Ursache hierfür ist unbekannt).
- Andere bakterielle Infektionen. Diese sind ohne Bedeutung und verursachen nur in Einzelfällen Aborte (z.B. *Actinomyces pyogenes*).

Eine bakteriologische Untersuchung der Frucht und der Plazenta sichert die Diagnose.

Chlamydien: Diese Infektion verläuft meist ohne Symptome beim Muttertier. Es kommt entweder nach ungefähr einem Monat zum Abort, oder es werden schwache Kälber geboren. Die abortierte Frucht ist frisch. Der Abort tritt meistens im 7.–9. Trächtigkeitsmonat auf. Die Abortrate beträgt maximal 40%, meistens ist sie jedoch niedriger als 10%. Die Diagnose ist schwierig zu stellen:

- Isolierung der Erreger aus der Frucht oder der Plazenta. Die Gewebe müssen ganz frisch sein.
- Sektion der Frucht (serös-hämorrhagische Flüssigkeit in der Bauchhöhle, Hepatopathie mit nekrotischen Herden, Ödeme und Blutungen in der Subkutis, im Kehlgangsbereich, im Ösophagus und in der Trachea).

Die Infektionshäufigkeit wird wahrscheinlich unterschätzt.

Schimmelpilze: Es handelt sich meist um eine Infektion mit *Aspergillus fumigatus*. Nach der Infektion (über den Darm?) verläuft diese beim Muttertier ohne Symptome. Die Plazenta wird infiziert, wonach es zu einem Abort oder der Geburt eines lebenden Kalbes kommen kann. Der Abort tritt meist zwischen dem 5. und 8. Trächtigkeitsmonat auf. Die meisten Fälle treten zwischen Januar und Mai auf. Die Aborthäufigkeit beträgt maximal 10%, oft ist sie jedoch niedriger. Die Diagnose ist nicht schwer zu stellen; empfohlen wird die Untersuchung der Plazenta: mikroskopisch und Anzüchtung der Schimmelpilze.

Die Infektion kommt besonders in Anbindeställen mit Heufütterung vor.

Neospora caninum: Es handelt sich um eine Protozoenart, die Veränderungen im Gehirn verursacht, die denen durch *Toxoplasma gondii* hervorgerufenen vergleichbar sind. Die Infektion wird seit einigen Jahren vermehrt in Nordamerika diagnostiziert. In kalifornischen Untersuchungen wurden Infektionen mit *Neospora spp.* sogar als eine Hauptursache von infektiösen Aborten festgestellt. Auch in Europa werden immer häufiger Infektionen festgestellt. Die Infektion verläuft subklinisch. Der Abort tritt meist vom 3.–8. Trächtigkeitsmonat auf. Es kann entweder zu einer starken Zunahme der Abortrate innerhalb einer kurzen Zeitperiode kommen oder zu einer mäßigen Erhöhung der Abortrate über einen längeren Zeitraum (z.B. über mehrere Jahre). Möglichkeiten zur Diagnosestellung sind: Sektion der Frucht, pathohistologische Untersuchung (Hinweise: multifokale nichteitrige Enzephalitis, Epi-/Myokarditis und Myositis), kombiniert mit einer immunhistochemischen Untersuchung zum Nachweis von *Neospora*-Antigen. Eine serologische Untersuchung der Frucht oder des Muttertiers scheint für eine sichere Diagnose nicht aussagekräftig genug zu sein. Als Präventionsmaßnahme sollte eine Kontamination des Futters mit Kot von anderen Tierarten vermieden werden.

Weitere Infektionen:
- *Parvovirus*: Der Abort soll vor allen Dingen zwischen dem 3. und 6. Monat auftreten. Es ist noch zu wenig darüber bekannt.
- *Coxiella burnetii*: Diese Erreger werden auch als Ursache von Verwerfen, manchmal regional gehäuft (z.B. Süddeutschland), diagnostiziert.
- *Mykoplasmen*: Infektionen sind wahrscheinlich von untergeordneter Bedeutung. Meist wird der Nachweis von Mykoplasmen als Zufallsbefund angesehen.
- *Andere Herpesviren*: Hierüber ist kaum etwas bekannt. Diese Infektionen könnten in Zukunft bedeutsamer werden.

• Fütterung

Die Rolle von Fütterungsmängeln als Abortursache ist nicht genau geklärt. Neben Verwerfen werden auch andere Krankheitserscheinungen festgestellt. Mögliche Ursachen für Aborte können sein:
- *Giftpflanzen*: Diese sind für Mitteleuropa ohne Bedeutung.
- *Nitratvergiftung*: In der Literatur steht man möglichen Beziehungen zwischen einer Nitratvergiftung und dem Auftreten von Aborten sehr skeptisch gegenüber.
- *Phytöstrogene und F2-Toxine*: Phytöstrogene sind pflanzliche Stoffe mit östrogener Wirkung. F2-Toxine werden von Getreideschimmelpilzen gebildet und wirken auch östrogen. Beide Substanzgruppen können sich gegenseitig in ihrer Wirkung verstärken, so daß ein Abort eintritt. Die Diagnose ist durch eine Sektion der Frucht zu stellen. Handelt es sich um eine weibliche Frucht, hat diese einen vergrößerten Uterus und aktive Ovarien. Die Bedeutung in unserem Bereich ist fraglich.
- *Jod- oder Vitamin-A-Mangel* (beide ohne Bedeutung).
- *Schimmelpilzinfektionen* (s.o.).

• Weitere Abortursachen
Ob eine *erhöhte Körpertemperatur (Fieber)* allein zum Abort führt, ist nicht bekannt. Bei der Sau bestehen deutliche Beziehungen.

Die Häufigkeit von Doppelovulationen beträgt bei Kühen 5% und bei Färsen 3,8%. Der Prozentsatz von Zwillingen beträgt entsprechend 3,8% und 1,0%. Färsen sollen bei einer *Zwillingsträchtigkeit* eher verwerfen als Kühe, insbesondere bei Vorliegen einer unilateralen Zwillingsträchtigkeit.

Subfertile Tiere, d.h. solche, die nur mit Schwierigkeiten tragend geworden sind (mehr als 3 Besamungen), scheinen öfter zu verwerfen als Tiere, die mit 1 oder 2 Besamungen tragend geworden sind. In der Literatur wird ein Prozentsatz von 5–10% genannt. Umgerechnet bedeutet das, daß etwa 20% der Aborte bei subfertilen Kühen stattfinden, was eine beträchtliche Häufigkeit ist.

Zervixinsuffizienz und *Plazentablutungen* werden auch als Abortursachen diskutiert. Genaues ist hierüber aber nicht bekannt.

Bei *Impfungen* von tragenden Tieren mit Lebendimpfstoffen kann es zu Aborten kommen. Die Anwendung einer Lebendvakzine gegen BVD bei tragenden Tieren ist wegen möglicher Schädigungen der Frucht nicht indiziert. Neben einer direkten Schadwirkung des Impfstoffs können auch allergische Reaktionen und die durch die Impfung hervorgerufene Streßsituation zu Aborten führen.

Streß unterschiedlicher Art wird auch für das Auftreten von Aborten verantwortlich gemacht. So ist z.B. bekannt, daß es nach einer Bauchhöhlenoperation (z.B. traumatische Retikuloperitonitis) in den letzten beiden Trächtigkeitsmonaten vermehrt zu einem Abort kommt (30%). Manchmal passiert dies auch schon vor der Operation. Auch bei sehr schwerwiegenden Allgemeinstörungen kommt es oft zumVerwerfen.

Die *Besamung einer bereits tragenden Kuh* ist eine bekannte Abortursache. Allerdings sind hier genaue Zahlen nicht bekannt.

3.1.5.3 Diagnose

Von großer Bedeutung für die Diagnosestellung ist, daß der Betriebsleiter beim Auftreten eines Aborts seinen Tierarzt sofort verständigt, dieser dann die zu untersuchenden Proben korrekt entnimmt und so schnell wie möglich an ein geeignetes Laboratorium schickt. Zur Diagnosestellung sind nötig:

- die Plazenta oder einige Plazentome, die so steril wie möglich entnommen werden müssen. Es sollte berücksichtigt werden, daß die Eihäute mindestens so bedeutsam sind wie die Frucht, da fetale Läsionen oft nicht spezifisch sind und bei den meisten Infektionen eine Plazentitis vorhanden ist. Das Agens bleibt in vielen Fällen länger in der Plazenta nachweisbar als in der Frucht.
- Möglichst frische Frucht (nicht autolytisch). Diese muß so schnell wie möglich zum Laboratorium gebracht werden.
- Komplette Anamnese der Kuh und der Herde (Krankheitsverlauf, Fütterung).
- Serumpaare von einer Stichprobe von Kühen (20% der Herde).

Eine Untersuchung nach den Abortursachen ist sinnlos, wenn die oben stehenden Punkte nicht beachtet werden. Zur Diagnosestellung ist ein sehr gut ausgerüstetes Laboratorium unentbehrlich.

Es sollte deutlich werden, daß Abortprobleme sorgfältig untersucht werden müssen. Erst dann sind die Möglichkeiten, eine zuverlässige Diagnose zu stellen, gegeben. Man muß allerdings zugestehen, daß die Chancen, eine Abortursache herauszufinden, mit unseren heutigen Mitteln maximal 50% betragen.

3.1.5.4 Therapie

Die Durchführung einer Therapie ist aus folgenden Gründen besonders schwierig:
- Die meisten Abortfälle sind Einzelfälle, und echte „Abortstürme" (mehr als 10%) kommen selten vor.
- Eine Diagnose ist nur schwer zu stellen. Diese wird oft erst dann gestellt, wenn die Probleme bereits vorbei sind.
- Gute Therapien existieren nicht, können nicht ausgeführt werden oder sind auch nicht notwendig.

3.1.5.5 Prävention

Einzelfällen von Aborten kann man nur schwer oder gar nicht vorbeugen. Stallenzootischen Fällen von Verwerfen kann nur in einer beschränkten Anzahl von Fällen vorgebeugt werden, wie bei Brucellose, Campylobakteriose, IBR und BVD. Von großer Bedeutung sind die Verhinderung des Einschleppens über Zukauftiere, Beachtung hygienischer Maßnahmen und eventuell Vakzinierung (IBR und BVD).

Literatur

Ewy, A., T. van Halsema und T. Held (1992): Integrierte tierärztliche Bestandsbetreuung mit Hilfe der Fruchtbarkeits- und Krankenkarte für Rinder und der 12-Monats-Übersicht. Prakt. Tierarzt 73, 611–619.

De Kruif, A., und P. Mijten (1992): Das Verhältnis von Fütterung und Fruchtbarkeit beim Milchrind. Berl. Münch. Tierärztl. Wochenschr. 105, 271–279.

De Kruif, A. (1994): Postpartale Endometritis beim Rind. Prakt. Tierarzt 75, 1071–1078.

Fazeli, M., L. Ball and J.D. Olsen (1980): Comparison of treatment of pyometra with estradiol cypionate or cloprostenol followed by infusion or non-infusion with nitrofurazone. Theriogenology 14, 339–343.

Ferguson, J.D. (1991): Nutrition and reproduction in dairy cows. Vet. Clin. North Am., Food Anim. Pract. 7, 483–507.

Grunert, E. (1983): Ätiologie, Pathogenese und Therapie der Nachgeburtsverhaltung beim Rind. Wien. Tierärztl. Mschr. 70, 230–235.

Grunert, E., und M. Berchtold (Hrsg.) (1982): Fertilitätsstörungen beim weiblichen Rind. Paul Parey, Berlin, Hamburg.

Ingraham, R.H., and L.C. Kappel (1988): Metabolic profile testing. Vet. Clinic North Am., Food Anim.Pract. 4, 391–411.
Metzner, M., und R. Mansfeld (1992): Tierärztliche Betreuung von Milcherzeugerbetrieben. Teil 2: Die Beurteilung von Fruchtbarkeitsparametern – Möglichkeiten und Grenzen. Prakt. Tierarzt 73, 800–814.
Slenning, B.D. (1986): Decision analysis for optimizing the calving interval in large scale California dairies. Proc. 4th Int. Symp. Vet. Epidemiol. Econom., Singapore, 275–277.
Smith, R.D. (1986): Estrus detection. In: Morrow, D.A. (Ed.): Current Therapy in Theriogenology 2. W.B. Saunders Co., Philadelphia, London, p. 153–158.
Sundrum, A., R. Andersson und G. Postler (Hrsg.) (1994): Tiergerechtheitsindex – 200 1994. Ein Leitfaden zur Beurteilung von Haltungssystemen. Köllen Druck + Verlag GmbH, Bonn.

3.2 Eutergesundheit

3.2.1 Allgemeines

In einem Milchviehbestand ist die Eutergesundheit von besonders großer Bedeutung. Sie nimmt deswegen bei jedem Betriebsbesuch einen großen Anteil am Untersuchungsprotokoll ein. Eine gestörte Eutergesundheit verursacht hohe Verluste. Der betreuende Tierarzt sollte sich dies immer vor Augen halten und alles daransetzen, um zusammen mit dem Landwirt den Schaden möglichst zu begrenzen. In einem durchschnittlichen Betrieb betragen die durch Mastitis verursachten Kosten etwa 150 DM (bis 300 DM) pro Kuh und Jahr. Mastitiden können nicht vollständig eliminiert werden, aber eine Begrenzung des Schadens auf etwa 50 DM pro Kuh und Jahr ist möglich.

3.2.2 Kennzahlen

Zur Beurteilung der Eutergesundheit und Milchqualität können verschiedene Kennzahlen herangezogen werden (Tab. 20).

3.2.2.1 Zellgehalt

Der Zellgehalt in der Milch gilt in der Veterinärmedizin schon seit langem als wichtiger Indikator einer Euterentzündung. Aber erst seit der Einführung des Tankmilchzellgehalts als Milchqualitätsparameter hat er auch für die Milcherzeuger an Bedeutung gewonnen. Meistens wurde der Zellgehalt nur als Parameter für die Milchqualität beachtet und hatte seinen diagnostischen Wert verloren. Die Folge hiervon war, daß bei der Beurteilung hinsichtlich der Eutergesundheit Unklarheiten über die Normalwerte auftraten: Ist die Erfüllung der gesetzlichen Normen konform mit einer guten Eutergesundheit der Herde? Haben der Tankmilchzellgehalt und die individuelle Zellzahl identische Aussagekraft? Wie groß ist der Einfluß nichtinfektiöser Ursachen?

Tab. 20 Kennzahlen für die Eutergesundheit und Milchqualität

Parameter	gesetzlich vorgeschriebener Grenzwert (Milchverordnung 1995)	anzustrebende Zielgröße
Zellzahl: Tankmilch	geometrischer Mittelwert von 3 Monaten: < 400.000 Zellen/ml	arithmetischer Mittelwert von 12 Monaten: < 150.000 Zellen/ml
Individuelles Gesamtgemelk		< 100.000 Zellen/ml, < 10% der Herde mit einem Zellgehalt > 250.000 Zellen/ml
Keimzahl:	geometrischer Mittelwert von 2 Monaten: < 100.000 Keime/ml	arithmetischer Mittelwert von 12 Monaten: < 30.000 Keime/ml
Andere Parameter:		
Hemmstoffe	nicht nachweisbar	nicht nachweisbar
Gefrierpunktserniedrigung	> 510 -mC°	> 510 -mC°
In Vorzugsmilchbetrieben:		
koliforme Keime	< 100/ml	< 20/ml
Staphylococcus aureus	< 500/ml	< 100/ml
Streptococcus agalactiae	< 10/ml	0
Salmonellen	0	0
Mastitishäufigkeit pro Monat:		
bezogen auf Kühe		< 2%
bezogen auf Fälle		< 2,5%

Bei den somatischen Zellen in der Milch handelt es sich vorwiegend um Leukozyten (Polymorphonukleäre Leukozyten [PMN], Makrophagen, Lymphozyten) und einen kleinen Anteil von epithelialen Zellen. Bei nichtinfiziertem und/oder ungeschädigtem Eutergewebe beträgt der Zellgehalt etwa bis zu 10.000–30.000 Zellen pro ml Milch (auf Viertelgemelksebene). Nach heutigen Erkenntnissen wird zur Beurteilung von Viertelgemelken ein Grenzwert von 100.000 Zellen/ml Milch angegeben zur Unterscheidung zwischen „gesund" oder „krank". Als Folge einer Infektion oder eines Traumas kommt es im wesentlichen zu einem starken Anstieg der PMN. Das Ausmaß dieses Zellgehaltsanstiegs reicht von einigen Hunderttausend bis zu mehreren Millionen.

Neben dem Anstieg der Leukozyten treten weitere Veränderungen auf: abfallende K^+-Gehalte, ansteigende Na^+- und Cl^--Gehalte (erhöhte Leitfähigkeit), abfallende Lactosegehalte, ansteigende Aktivität der NAGase (N-acetyl-β-D-Glucosaminidase). Eine Reihe von sog. Schnelltests, die im Stall durchgeführt werden können, basieren auf diesen Veränderungen.

Die Zellgehaltsbestimmungen in der Tankmilch sowie in den Gesamt-

Tab. 21 Beurteilung der Betriebe nach der Tankmilchzellzahl (Jahresmittel)

Beurteilung	Tankmilchzellgehalt (Zellen/ml Milch)
Betriebe ohne Probleme	< 150.000
Betriebe mit vereinzelten Problemen	150.000 – 250.000
Betriebe mit regelmäßigen Problemen	>250.000 – 400.000
Betriebe mit ständigen Problemen	> 400.000

Tab. 22 Beziehung zwischen Tankmilchzellzahl und Infektionsgrad

	Betriebe mit einer Tankmilchzellzahl < 500.000 Zellen/ml	Betriebe mit einer Tankmilchzellzahl > 500.000 Zellen/ml
% infizierte Kühe	30	42
% infizierte Euterviertel	12	25

gemelksproben werden von den jeweiligen Regionallabors der Landwirtschaftskammern durchgeführt. *Der Zellgehalt der Tankmilch* wird mindestens zweimal monatlich in einer automatisch am Milchtankwagen gezogenen Mischprobe festgestellt. In dieser Probe können auch andere Parameter im Rahmen der Milchqualitätsprüfung bestimmt werden: Keimgehalt, Gefrierpunkt, Hemmstoffe. Fett- und Eiweißbestimmungen werden ebenfalls durchgeführt. Die beiden letzten Parameter unterliegen aber nicht einer offiziellen Reglementierung. In Milchkontrollbetrieben werden monatlich (11x pro Jahr) *individuelle Zellgehaltsbestimmungen* im Gesamtgemelk im Rahmen der Milchleistungsprüfung (MLP) durchgeführt. Die Ergebnisse werden in den jeweiligen Zwischenberichten angegeben.

• **Beurteilung der Zellzahl**
Die Überschreitung des offiziellen Grenzwertes für die *Tankmilchzellzahl* von 400.000/ml (geometrisches Mittel aus 3 Monaten) wird mit einem Milchgeldabzug von 2 Pf/kg geahndet. Tritt keine Verbesserung in den Folgemonaten auf, wird ein Lieferstop verfügt. Eine Tankmilchzellzahl von 400.000/ml ist aber kein guter Maßstab, um die Betriebssituation besonders in Hinsicht auf die Häufigkeit von subklinischen Mastitiden als „zufriedenstellend" zu bezeichnen. Die Tankmilchzellzahl sollte in Einzelmonaten deutlich unter 250.000 Zellen/ml und im Jahresmittel unter 150.000/ml liegen. Eine Beurteilung der Eutergesundheit eines Betriebes anhand der Tankmilchzellzahl ist nur begrenzt möglich (Tab. 21), auch wenn es Beziehungen zwischen dem Infektionsgrad und der Tankmilchzellzahl gibt (Tab. 22).

Die Reproduzierbarkeit der Bestimmung der Tankmilchzellzahl wird durch die Betriebsgröße beeinflußt: Eine Verdünnung der Milch mit hohem Zellgehalt durch die gesamte ermolkene Milchmenge pro Zeiteinheit ist nicht zu vernachlässigen. Tatsächlich stellt man stark schwankende Ergebnisse besonders in kleineren Betrieben fest. Weiterhin ist zu beachten, daß der Tank-

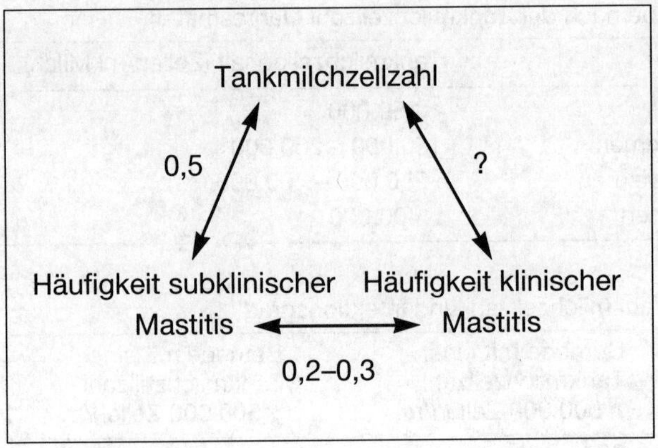

Abb. 5 Korrelation zwischen Tankmilchzellzahl und der Häufigkeit subklinischer und klinischer Mastitiden.

milchzellgehalt durch das Nichtabliefern von hemmstoffhaltiger Milch oder Milch von Tieren mit hohen Zellgehalten beeinflußt wird, so daß die Eutergesundheit der Kuhherde aufgrund des Tankmilchzellgehalts besser erscheint, als sie tatsächlich ist.

Ein niedriger Tankmilchzellgehalt ist ein Signal dafür, daß im Betrieb wenig subklinische Euterinfektionen vorkommen, bietet aber keine Garantie für eine niedrige Frequenz von akuten, klinisch manifesten Mastitiden. Die letzten Jahre haben bewiesen, daß hartnäckige Probleme mit klinischen Mastitiden besonders in Betrieben mit niedrigen Tankmilchzellzahlen auftreten. Die Beziehungen sind in Abb. 5 dargestellt.

Die Beurteilung der *individuellen Zellzahl* ist zwar besser zur Beurteilung der Eutergesundheit geeignet (beim Einzeltier: Zellzahlverlauf; für die Herde: % der Tiere mit Zellgehalten über einem bestimmten Grenzwert; s. Tab. 20), es muß aber berücksichtigt werden, daß dieser Parameter durch viele Faktoren auch nichtinfektiöser Art beeinflußt wird. Der Zellgehalt der Milch von einem gesunden Euter in der ersten Laktation liegt zwischen 10.000 und 30.000 Zellen/ml. Durch verschiedene Ursachen, infektiöse oder nichtinfektiöse, steigt der Zellgehalt mit zunehmendem Alter etwas an und nimmt im Laufe der Laktation zu.

3.2.2.2 Keimgehalt

Tabelle 23 gibt den relativen Anteil verschiedener Keimquellen in der Milch an.

Aus dieser Übersicht wird deutlich, daß die Höhe der Keimzahl im wesentlichen durch den Zustand des Milchtanks beeinflußt wird. Die Milch verläßt das Euter keimarm (< 10.000 Keime/ml), so daß die Ursache hoher Keimgehalte nicht bei den Kühen gesucht werden sollte. Trotzdem kann die Lieferung von Milch von Kühen mit einer klinischen Mastitis den Keimgehalt nachteilig beeinflussen. Die Anwesenheit von Flocken, wenn auch nur in den ersten Strahlen, kann eine leichte Erhöhung der Keimzahlen hervorrufen. Darum müssen vor Ansetzen der Melkzeuge stets die ersten Milchstrahlen weggemolken werden. Die Anwesenheit von Flocken in den ersten Strahlen

Tab. 23 Relativer Anteil verschiedener Keimquellen in der Milch

Aus dem Euter/ Melkleitung	1
Außenseite des Euters/ Einstreu	50
Oberfläche des Milchtanks	5000

deutet auf eine Euterinfektion – wenn auch nur in der leichten Form – hin. Eine derartige Milch ist sehr keim- und zellreich und darf ebenso wie Milch von Kühen mit Zeichen einer deutlicheren Euterentzündung (z.B. anhaltendes Ermelken von Flocken, akute Entzündungssymptome) nicht geliefert werden. Eine subklinische Mastitis hat einen viel geringeren Einfluß auf den Keimgehalt der Tankmilch. In der Milch von subklinisch erkrankten Kühen steigt der Keimgehalt selten über 20.000 Keime/ml an. Wenn dem nicht so wäre, müßten Betriebe mit hohen Zellzahlen auch immer hohe Keimzahlen haben. In der Praxis ist das nicht so. Ein Keimgehalt bis 30.000/ml wird als normal angesehen. Ein höherer Keimgehalt deutet auf Probleme hin. Ein Milchgeldabzug tritt bei einem Keimgehalt von mehr als 100.000/ml ein.

3.2.2.3 Andere Parameter

Außer den schon beschriebenen Parametern wird die Milch regelmäßig auf *Hemmstoffe* untersucht. Diese gelangen über eine lokale (Euter, Gebärmutter) oder eine allgemeine Behandlung in die Milch. Nach jeder Therapie muß dem Milcherzeuger mitgeteilt werden, wie lange die Milch von einem behandelten Tier nicht abgegeben werden darf. Keimhemmende Stoffe in der Milch verursachen einen großen Schaden für die Milchproduktionsindustrie und den Export. Ist der Hemmstofftest positiv, wird der Milcherzeuger mit einem Milchgeldabzug von 10 Pf/kg Milch bestraft.

Die meisten positiven Ergebnisse sind der Unaufmerksamkeit des Melkers, dem „Sich-nicht-merken" von behandelten Kühen oder der Unwissenheit darüber, wann die Milch behandelter Tiere frühestens wieder geliefert werden darf, zuzuschreiben. Eine andere häufig vorkommende Ursache ist das vorzeitige Liefern von Milch von Kühen mit einer kürzeren Trockenstehperiode (kürzer als 6 Wochen), die beim Trockenstellen mit einem Langzeitantibiotikum behandelt wurden.

Behandelte Kühe sollten vorzugsweise als letzte gemolken werden, damit selbst kleine Antibiotikarückstände nicht im Melkeimer oder in der Melkleitung zurückbleiben.

Der *Gefrierpunkt* der Milch gibt Hinweise auf Fremdwasser. Der Gefrierpunkt sollte höher als 510 -mC° sein. Liegt er darunter, deutet das auf zu viel Fremdwasser in der Milch (z.B. durch Spülwasserreste in der Melkanlage) hin und wird mit Milchgeldabzügen geahndet.

Der Gehalt an *koliformen Keimen* ist für Vorzugsmilchbetriebe von Bedeutung. Ein hoher Gehalt an koliformen Keimen weist auf Kotpartikel und Schmutz in der Milch hin, d.h. auf eine nicht ausreichende Hygiene. Für

Tab. 24 Tankmilchzellgehalt und Anteil klinischer Mastitiden in einem Betrieb mit 60 Milchkühen (September bis März)

	1/9	1/10	1/11	1/12	1/1	1/2	1/3
Zellgehalt (x 10^3/ml)	350	450	470	540	520	505	495
Anzahl Mastitiden/Monat	3	4	2	6	5	5	4

Tab. 25 Tankmilchzellgehalt und Anteil klinischer Mastitiden in einem Betrieb mit 60 Milchkühen, in dem viele durch koliforme Keime bedingte Mastitiden auftreten (September bis März)

	1/9	1/10	1/11	1/12	1/1	1/2	1/3
Zellgehalt (x 10^3/ml)	200	140	200	180	170	175	120
Anzahl Mastitiden/Monat	1	2	3	6	4	3	4

Vorzugsmilchbetriebe gibt es weiterhin Grenzwertbestimmungen für den Gehalt an *Staphylococcus aureus*, *Streptococcus agalactiae* und *Salmonellen* (Tab. 20). Der Milcherzeuger bekommt einen Milchgeldabzug, wenn die Qualität der Milch die festgesetzten Anforderungen nicht erfüllt.

3.2.2.4 Prozentsatz der Kühe mit einer Mastitis im letzten Monat

Als Idealwert oder anzustrebende Zielgröße für diese Kennzahl wird eine Mastitishäufigkeit von weniger als 2% pro Monat angegeben (Quartal: 6%). Ein Wert von 3% kann noch toleriert werden, aber bei einer weiteren Steigerung der Häufigkeit klinischer Mastitiden sollte man versuchen, die Ursachen hierfür herauszufinden und abzustellen. Im allgemeinen haben Betriebe mit hohen Zellgehalten auch viele Kühe mit klinischen Mastitiden (Tab. 24).

Ein Betrieb mit einem niedrigeren Zellgehalt hat meistens auch wenig Mastitisfälle, obgleich hierbei eine Reihe von Ausnahmen vorkommt. Besonders bei gehäuftem Auftreten von Umweltkeimen (koliforme Keime, Enterokokken, *Streptococcus uberis*) können viele klinischen Mastitiden auftreten (Tab. 25).

Um eine gute Übersicht über die Betriebssituation zu bekommen, ist eine konsequente und exakte Dokumentation aller Mastitisfälle notwendig.

3.2.3 Ursachen für einen nicht zufriedenstellenden Zellgehalt und einen zu hohen Anteil von Kühen mit einer Mastitis im letzten Monat

Diese beiden Parameter werden durch infektiöse und nichtinfektiöse Faktoren beeinflußt.

3.2.3.1 Nichtinfektiöse Faktoren

Die wichtigsten „natürlichen" Faktoren, die den Zellgehalt der Milch beeinflussen, sind in folgender Reihenfolge nach Bedeutung aufgeführt: Lebensalter (Laktationsnummer), Laktationsstadium (Tab. 26) und Rasse. Bezüglich der beiden ersten Faktoren haben neuere Untersuchungen ergeben, daß eine wesentliche Ursache für einen Anstieg des Zellgehalts mit ansteigendem Lebensalter oder Laktationsstadium ein zunehmendes Risiko von intramammären Infektionen ist. Bei Tieren ohne Euterinfektionen besteht keine Beziehung zwischen dem Zellgehalt im Gesamtgemelk und dem Lebensalter oder Laktationsstadium. Die Rassenunterschiede sind nur sehr gering und kommen bei höheren Laktationsnummern kaum zum Ausdruck. Es ist nicht klar, ob die Unterschiede „per se" genetisch determiniert oder die Folge unterschiedlicher Euterform, Zitzenstellung oder Melkbarkeit sind.

Andere Einflußfaktoren sind: Brunst, Futterumstellung (Stress), Verabreichung von bovinem Somatotropin (BST; noch nicht zugelassen), Zitzenverletzungen, Erhöhung der Anzahl der Melkzeiten (z.B. 3x anstatt 2x pro Tag) und eine nicht ordnungsgemäß funktionierende Melkmaschine. Das letztere kann zu einem massiven Anstieg der Zellzahlen führen, ohne daß viele klinische Mastitiden auftreten. Ein auffallendes Zeichen ist, daß die Kühe beim Melken unruhig sind und oft die Melkzeuge abtreten. In einem solchen Fall muß die Melkmaschine während des Melkens durchgemessen werden.

3.2.3.2 Infektiöse Faktoren

Hierzu gehören Mastitiden und Zitzenerkrankungen.

• Mastitiden

Eine Infektion des Eutergewebes hat den größten Einfluß auf den Zellgehalt. Zwei Faktoren bestimmen den Grad der zellulären Reaktion: die Bakterienart und die Anzahl infizierter Euterviertel (Tab. 27).

Wenn die Tankmilchzellzahl oder die Häufigkeit von klinischen Mastitiden zu hoch ist, muß nach der Ursache gesucht werden. Dabei ist zu berücksichtigen, daß die Mastitis des Rindes eine Faktorenkrankheit darstellt und eine dauerhafte Lösung des Problems nur dann möglich ist, wenn alle eine

Tab. 26 Entwicklung des geometrisch gemittelten individuellen Zellgehalts (x10^3/ml) in Abhängigkeit von der Laktationsnummer und dem Laktationsstadium

	Laktationsnummer							
Laktationsstadium	1	2	3	4	5	6	>6	Mittelwert
< 10 Wochen	50	64	83	114	131	162	229	77
10 bis 35 Wochen	67	128	175	213	250	278	360	131
> 35 Wochen	129	248	343	371	461	523	564	242

Tab. 27 Geometrisches Mittel der individuellen Zellzahl in Beziehung zum Ergebnis der bakteriologischen Untersuchung von Viertelgemelksproben

Infektionsstatus	Geometrischer Mittelwert (Zellzahl/ml)
Bakteriologisch negativ	90.000
1 Euterviertel infiziert mit Staphylokokken	300.000
1 Euterviertel infiziert mit Streptokokken	450.000
Mehrere Euterviertel infiziert mit Streptokokken	>1.000.000
Staphylokokken und Streptokokken	>1.000.000

Mastitis begünstigenden Faktoren untersucht sowie Mängel erkannt und abgestellt worden sind. Dies gilt insbesondere für die Bereiche *Melkhygiene, Melktechnik, Reinigung und Desinfektion der Melkanlage, Haltung und Fütterung.*

Wird man als Tierarzt mit einem Mastitisproblem konfrontiert, empfiehlt sich ein systematisches Vorgehen, um wichtige Punkte nicht zu übersehen. Die Verwendung von speziell zu diesem Zweck vorbereiteten Untersuchungsprotokollen hat sich als vorteilhaft erwiesen (ABL 8). Wichtige Punkte dieses Protokolls sind die Erhebung der **Anamnese**, die **Beurteilung des Schweregrads des Problems**, die gründliche **Untersuchung aller laktierenden Tiere** (ggf. auch trockenstehende und hochtragende Färsen), Untersuchung aller oben genannten **Mastitisrisikofaktoren**. Nach Abschluß der Untersuchung erwartet der Landwirt, daß eine für die jeweilige Betriebssituation richtige **Behandlung** eingeleitet wird. Oft noch wichtiger als die Behandlung aber ist eine umfassende **Beratung** des Betriebsleiters darüber, wie er der Entstehung von Mastitiden durch Abstellung von festgestellten Mängeln oder Optimierung anderer Faktoren in Zukunft vorbeugen kann.

Wichtige bei der **Anamnese** zu berücksichtigende Punkte sind in Tabelle 28 aufgeführt. Zur **Beurteilung des Schweregrads des Problems** kann man trotz aller Vorbehalte den Zellgehalt in der Tankmilch heranziehen. So ist es wichtig zu wissen, ob der gesetzlich vorgeschriebene Grenzwert bereits überschritten wurde oder sogar schon ein Lieferstop vorliegt (erhebliches Problem, schnelles Handeln erforderlich). In anderen Fällen wünscht der Landwirt eine Untersuchung und Beratung, weil er einen Anstieg der Tankmilchzellzahl beobachtet hat oder weil zu viele Tiere an einer klinischen Mastitis erkranken, und er nun fürchtet, daß sich die Situation weiter verschlechtert.

Mit Hilfe der **individuellen Untersuchung der Tiere** soll festgestellt werden, welche Tiere gesund und welche Tiere erkrankt oder verdächtig sind. Diese Untersuchung sollte folgende Punkte beinhalten:

- **Adspektion:** Größe, Form und Aufhängung des Euters; Zitzengröße und -stellung; Zitzenverletzungen; Strichkanalveränderungen; Euterhautveränderungen; „Dreistriche". Ein hoher Prozentsatz von Strichkanalhyperkeratosen deutet z.B. auf eine schlecht funktionierende Melkanlage hin. Vermehrte Häufigkeit von Zitzenverletzungen kann z.B. durch schlechte Stallbedingungen, mangelhafte Klauenpflege und ungünstige Euterformen hervorgerufen werden.

ABL 8 Protokoll zur Überprüfung der Eutergesundheit

PROTOKOLL ZUR ÜBERPRÜFUNG DER EUTERGESUNDHEIT

Datum____________

ALLGEMEINE INFORMATIONEN

1. Landwirt________________________________ Telefon____________________
2. Adresse____

3. Tierarzt____
   Adresse____

4. Rasse der Kühe__________________________ Milchquote________________
5. Anzahl der Kühe: laktierend________________ trockenstehend______________
6. Milchproduktion (kg): Kuh/Tag______________ Herde/Jahr______________
7. Milchleistungsprüfung____

8. Ergebnisse der Tankmilchanalysen während der letzten 6 Monate:

Datum	_____	_____	_____	_____	_____	_____
Keimzahl/ml	_____	_____	_____	_____	_____	_____
Zellzahl/ml	_____	_____	_____	_____	_____	_____
9. Klinische Mastitiden pro Monat	_____	_____	_____	_____	_____	_____

10. Wo finden sich die meisten Mastitiden? Kühe__________ Erstkalbinnen ____________
    Hochleistende____________________ Kombination______________________
    Trockenstehende__________________ Frisch abgekalbte__________________
    kein Zusammenhang zum Laktationsstadium_____________________________
11. Anzahl schwermelkender Kühe__________ Anzahl dreistrichiger Kühe____________
12. Kühe mit Zitzenverletzungen______________ Kühe mit Stenosen________________
13. Abgänge wegen Mastitis im vorherigen Jahr___________________________

ABL 8 Protokoll zur Überprüfung der Eutergesundheit

14. Monate, in denen die meisten Kühe abkalben:__________

15. Remontierung: Eigene Aufzucht__________ Zukauf__________

16. Aufstallung: Anbindestall____ Kurzstand____ Mittellangstand____ Langstand____

    Stallboden: Stroh___ Gummimatten___ Sonstige__________

    Kotstufe___ Gitterrost___ Standlänge und -breite __________

    Boxenlaufstall___ Tiefboxen___ Hochboxen___ Freßgitter______

    Freßliegeboxen___ Anzahl der Boxen___ Boxenmaße______

    Boxenboden: Gummimatten___ Beton___ Stroh___ Sägespäne___

    Sand ___ Sonstige__________

    Lauffläche: Spaltenboden________ Betonboden________

    Lüftungssystem:__________

    Stallklima:__________

17. Zustand des Stalles und der Einstreu: sehr gut___ gut___ mäßig___ schlecht___

		JA	NEIN
18.	Werden die Zellzahlen im Gesamtgemelk monatlich bestimmt?	__	....
19.	Ist die allgemeine Körperkondition akzeptabel?	__	....
	Bemerkung__________		
20.	Ist die Fütterung insgesamt in Ordnung?	__	....
	Bemerkung__________		
21.	Gibt es lahme Kühe im Bestand?	....	__
22.	Sind die Tiere mit Ohrmarken, Transpondern oder Kaltbrand gekennzeichnet?	__	....
23.	Haben die Tiere Zugang zu Teichen, anderen stehenden Gewässern oder schlammigen Arealen?	....	__
24.	Wird den Aufzuchtkälbern Mastitismilch gefüttert?	....	__
25.	Können die Kälber andere Kälber ansaugen?	....	__
26.	Gibt es ein effektives Fliegenkontrollprogramm?	__	....

ABL 8 Protokoll zur Überprüfung der Eutergesundheit

		JA	NEIN
27.	Werden Laboruntersuchungen angefordert?	__	....
28.	Werden Besamungs- und Deckdaten aufgezeichnet?	__	....
29.	Ist der Reproduktionsstatus der Herde annehmbar?	__	....
30.	Werden die Zitzen vor einer Behandlung ordnungsgemäß gesäubert und desinfiziert?	__	....
31.	Werden Aufzeichnungen über klinische Mastitiden geführt?	__	....

32. Mastitisbehandlung während der Laktation________________________________

____

____

		JA	NEIN
33.	Werden die Euter geschoren?	__	....

34. Trockenstelltherapie________________________________

Methode: alle Kühe ________ selektiv ________

Bemerkung________________________________

35. Trockenstellmethode: abrupt______________ allmählich______________

36. Allgemeine Bemerkungen________________________________

____

____

____

____

ABL 8 Protokoll zur Überprüfung der Eutergesundheit

MELKARBEIT

1. Wie werden Zitzen und Euter gereinigt? nicht__________ Euterlappen__________
   Papierhandtuch____________ Einmalpapierhandtücher für jede Kuh______________
2. Wie werden Zitzen- und Euterhaut getrocknet? nicht________ Euterlappen_________
   Papierhandtuch____________ Einmalpapierhandtücher für jede Kuh______________
3. Sind die Euter vor dem Melken sauber? gut______ mäßig______ schlecht__________

		JA	NEIN
4.	Wird Vorgemelk auf Flocken überprüft? Bemerkung____	—	....
5.	Sind die Euter ordentlich angerüstet?	—	....
6.	Werden die Zitzenbecher vorsichtig und zügig und ohne viel Luftansaugen angesetzt?	—	....
7.	Sind die Melkzeuge und Euter entsprechend ausgerichtet?	—	....
8.	Fallen die Melkzeuge ab? Wenn ja, wie oft? selten_______ mäßig_______ oft_______	....	—
9.	Gibt es Vorrichtungen, um das Sistieren des Milchflusses festzustellen?	—	....
10.	Werden die meisten Kühe innerhalb von 5-7 Minuten ausgemolken?	—	....
11.	Sind die Tiere ausgemolken?	—	....
12.	Werden Kühe blind gemolken?	....	—
13.	Sind die Tiere beim Melken unruhig?	....	—
14.	Wird maschinelles Nachmelken nur wenn notwendig durchgeführt und möglichst auf einem praktikablen Minimum gehalten?	—	....
15.	Wird beim maschinellen Nachmelken Luft angesaugt?	....	—

ABL 8 Protokoll zur Überprüfung der Eutergesundheit

		JA	NEIN
16.	Wird das Vakuum abgeschaltet, bevor die Melkbecher abgenommen werden?	___	....
	Bemerkung:___		
17.	Wird eine automatische Melkzeugabnahme benutzt?	___	....
	wenn ja, welcher Typ___		
	Bemerkung___		
18.	Werden die Kühe umsichtig behandelt?	___	....
19.	Werden die Zitzen nach dem Melken desinfiziert?	___	....
	Wenn ja: Zitzentauchen___ Spray___		
	Welches Produkt wird benutzt?___		
	Bemerkung___		
20.	Finden sich an den Zitzenenden Erosionen oder andere Veränderungen?	....	___
	Bemerkung___		
21.	Werden Kühe mit Mastitis getrennt von anderen Kühen gemolken?	___	....
22.	Wird den Kühen nach dem Melken Futter vorgelegt, damit sie sich nicht sofort hinlegen?	___	....
23.	Werden die Zitzenbecher zwischen den Kühen zwischendesinfiziert oder durchgespült?	___	....

Bemerkung___

24. Wie hoch ist die Temperatur der Milch im Milchtank? Am Ende des Melkens___

1 Stunde nach dem Melken___

25. Allgemeine Beurteilung: Ausgezeichnet___ gut___ mäßig___ schlecht___

26. Allgemeine Bemerkungen___

___

___

ABL 8 Protokoll zur Überprüfung der Eutergesundheit

REINIGUNG UND DESINFEKTION

1. Sauberkeit des Melkstandes und der Melkkammer: gut___ mäßig___ schlecht ___

2. Welche Desinfektionsmittel werden benutzt und in welcher Reihenfolge?_____

   ____

3. Welche Art der Reinigung und Desinfektion wird durchgeführt?
   automatisch _____ manuell ______

4. Wie hoch ist die Temperatur des Spülwassers im Rücklauf? (Soll mindestens 40 °C betragen)____

5. Allgemeine Bemerkungen____

   ____

   ____

   ____

MELKTECHNIK

1. Melkanlagentyp____
   ____ Baujahr __________
2. Melkleitung: hochverlegt________ tiefverlegt_________ Recorder ___________

   Ringleitung_____Stichleitung________ Max. Höhe__________________
   Gefälle____________ Material______________ OD mm________________

3. Anzahl Melkeinheiten_________ Anzahl Melker____________________

4. Abnahmeautomatik: vorhanden_____ nicht vorhanden_____Art_______________
5. Andere Zusatzausrüstungen:____

   ____

ABL 8 Protokoll zur Überprüfung der Eutergesundheit

6. Vakuumpumpe__________ Luftdurchfluß (nach Hersteller)__________

   Soll__________ Betriebsvakuum__________

7. Regelventil: Lokalisation__________ Zustand__________

8. Pulsatoren: Gleichtakt___ Wechseltakt___ Frequenz___ (A+B)/(C+D)__________

9. Melkzeugdimensionen: Sammelstück (ml)________ Einlauf ID (mm)________

   Auslauf ID (mm) ________ langer Milchschlauch ID (mm)__________

   Schauglas ID (mm)___ kurzer Milchschlauch (ID) ___ Melkleitung Einlauf (ID)_____

10. Zustand der Gummiteile: in Ordnung______ nicht in Ordnung__________

    Bemerkung:__________

		JA	NEIN
11.	Wird die Melkanlage regelmäßig überprüft?	__	....
	Wenn ja, in welchem Abstand?__________		
12.	Werden die Gummiteile regelmäßig ausgetauscht?	__	....
13.	Sind die Keilriemen an der Vakuumpumpe fest und nicht mit Öl verschmiert?	__	....
14.	Ist der Zustand der Melkleitung in Ordnung?	__	....
	Bemerkung__________		
15.	Ist das Luftloch am Sammelstück durchlässig?	__	....
16.	Befinden sich die Milchschlösser im oberen Drittel der Melkleitung?	__	....
17.	Beträgt die Evakuierungszeit weniger als 5 Sekunden?	__	....
18.	Stimmt das Betriebsvakuum mit dem eingestellten Wert überein?	__	....
19.	Bleibt das Vakuum nach Öffnen eines Melkzeuges stabil? (Abfall um maximal 2 kPa)	__	....

ABL 8 Protokoll zur Überprüfung der Eutergesundheit

Nr.	Frage	JA	NEIN
20.	Ist die Transportleistung der Melkleitung ausreichend (bei Rohrmelkanlagen)?	__	....
21.	Bleibt das Vakuum während des Melkens stabil (± 2 kPa)?	__	....
22.	Gibt es Hinweise auf Lufteinbrüche (Aufhören des Zischens am Regelventil)?	....	__
23.	Bilden sich Milchsäulen in der Milchleitung?	....	__
24.	Läuft die Milch ruhig plätschernd in den Milchabscheider ein?	__	....
25.	Hängen die Melkbecher senkrecht und parallel zueinander unter dem Euter?	__	....
26.	Gibt es Schlaucharretierungen an den Grubenkanten?	__	....
27.	Sind Milchschläuche und Pulsschläuche verdreht?	....	__
28.	Gibt es Servicearme?	__	....
29.	Fallen die Melkzeuge häufig ab?	....	__
	Wenn ja, wie oft? oft________ mäßig_________ selten__________		
30.	Verhalten sich die Tiere beim Melken ruhig?	__	....
31.	Sind die Zitzen nach dem Melken "naß"?	....	__
32.	Sind die Zitzen nach dem Melken verändert?	....	__
	Bemerkung____		

33. Allgemeine Beurteilung: ausgezeichnet_____ gut_____ mäßig_____ schlecht_________

34. Bemerkungen:____

____

____

____

____

__ = positiv zu beurteilen

.... = negativ zu beurteilen

Tab. 28 Anamnestische Erhebungen

Art und Dauer der Probleme	akut-chronisch; Art der Sekretveränderung; Störung des Allgemeinbefindens; Verlauf; Zeitpunkt der Laktation; betroffene Tiergruppe; Anzahl betroffener Tiere; Anzahl erkrankter Euterviertel pro Tier
Betriebscharakteristika	Betriebsgröße; Herdenleistung; Rasse; Stalltyp; Zukauf von Tieren; Melker; Tierbetreuung; Milchkontrolle; Abkalbesaison
Betriebshygiene	Stall und Melkplatz; Stallreinigung; Kühe, die auf Spalten liegen; Scheren der Kühe oder der Euter
Melktechnik, Melkarbeit	Melkmaschinentyp; Zusatzausrüstung (Milchfluß-messer, automatische Melkzeugabnahme, Vorstimulation); Melkvorbereitung; Eutertücher; Vormelken; Ansetzen der Melkzeuge; Abnahme der Melkzeuge; „Dippen"/Sprühen
Melkmaschinenwartung	Kontrollintervalle; Überprüfungsprotokolle; Austauschen der Gummiteile
Stallklima	Lüftungssystem, Entmistungsverfahren (Festmist, Schwemmentmistung)
Haltung	Anbindestall, Boxenlaufstall
Sonstige Angaben	Milchleistungskontrollergebnisse (Zellgehalt, Keimgehalt); Ergebnisse bakteriologischer Untersuchungen; durchgeführte Therapie; Trockenstelltherapie; Abgänge
Fütterung	laktierende, trockenstehende Kühe; Grundfutter (Menge, Zusammensetzung, Qualität); Kraftfutter; Futterzuteilung

- **Palpation:** Knoten, Verhärtungen und Abszesse im Eutergewebe; Veränderungen an den Zitzen, die z.B. die Melkbarkeit negativ beeinflussen. Die Palpation ist wichtig, um chronisch kranke und damit oft therapieunwürdige Tiere herauszufinden, die gemerzt werden müssen.
- **Sekretprüfung:** Farbe, Geruch, Beimengungen (Eiterflocken, Fibrinflocken, Blutkoagula). Die Sekretprüfung dient der Feststellung klinisch kranker Tiere. Sie sollte immer vom Untersucher selbst durchgeführt werden, da oft Diskrepanzen zwischen den Angaben der Betriebsleiter über die Häufigkeit von klinischen Mastitiden und den tatsächlich festgestellten klinischen Mastitiden bestehen.
- **Individuelle Zellzahl**: Ergebnis des California-Mastitis-Test (CMT) vor Ort oder individuelle Zellzahl im Gesamtgemelk aus den Daten der MLP. Hierbei sollte man auch die Zellzahlverläufe der einzelnen Kühe berücksichtigen. Kühe mit einem Zellgehalt über 200.000 Zellen/ml sind als mastitisverdächtig anzusehen. Von diesen Kühen oder von Tieren mit einem positiven CMT sollten Viertelgemelksproben für eine bakteriologische Untersuchung gezogen werden.
- **Elektrische Leitfähigkeit:** Aufgrund der veränderten Konzentration von

Anionen und Kationen in der Milch von Tieren mit einer Mastitis kommt es zu einer Erhöhung der elektrischen Leitfähigkeit. Diese kann mit entsprechenden Geräten auf Viertelgemelksebene bestimmt werden. Aussagefähig sind nicht so sehr die Absolutwerte, als vielmehr die Meßdifferenzen zwischen den einzelnen Vierteln eines Euters. In modernen Melkständen ist es heutzutage auch schon möglich, die elektrische Leitfähigkeit beim Melken kontinuierlich zu messen. Die kontinuierliche Messung der elektrischen Leitfähigkeit soll dabei als Frühwarnsystem dienen, um mastitisverdächtige Tiere rechtzeitig zu erkennen. Entsprechende Erfahrungswerte, wie die Meßergebnisse auszuwerten sind, stehen aber noch aus. Erste Feldunteruntersuchungen mit kontinuierlichen Meßsystemen haben gezeigt, daß Tiere mit klinischer oder subklinischer Mastitis anhand einer Erhöhung der elektrischen Leitfähigkeit nicht zuverlässig erkannt werden können. Es sollte auch beachtet werden, daß eine Detektion verdächtiger Tiere anhand der elektrischen Leitfähigkeit weitergehende zytobakteriologische Untersuchungen bei betroffenen Kühen nach sich ziehen muß, um eine Euterinfektion zu bestätigen. Auf keinen Fall sollten Abweichungen der elektrischen Leitfähigkeit als Basis für die Erstellung eines Behandlungsplans dienen.

- **Bakteriologische Untersuchung:** Diese dient der Identifizierung von ursächlich am Mastitisgeschehen beteiligten Erregern und der Erstellung von Antibiogrammen. Bei Bestandsproblemen lassen sich oft sog. *Leitkeime* feststellen. Voraussetzung für aussagefähige Ergebnisse ist ein äußerst hygienisches Vorgehen bei der Entnahme der Milchprobe, da es sehr schnell zu Verunreinigungen kommen kann.

  Das Vorgehen bei der Milchprobenentnahme ist wie folgt: Wegmelken der ersten Strahlen Milch, gründliche Desinfektion der Strichkanalöffnung, sorgfältiges Auffangen einiger Strahlen Milch in ein Probenröhrchen (Zitze darf Öffnung des Probenröhrchens nicht berühren, Milchstrahl möglichst horizontal ins schräg gehaltene Röhrchen ermelken), Milchproben so schnell wie möglich in ein Labor zur bakteriologischen Untersuchung bringen. Die bakteriologische Untersuchung hat das Ziel, den am Mastitisgeschehen maßgeblich beteiligten Erreger zu isolieren. Außerdem sollen über die Erstellung eines Antibiogramms unwirksame Antibiotika ermittelt werden. Die bakteriologische Untersuchung besteht aus der Bewertung eines nach Gram gefärbten Milchausstrichs, der kulturellen Anzüchtung der Mastitiserreger sowie ggf. einer weitergehenden Untersuchung zur näheren Differenzierung der Erreger. Sie kann, ein entsprechend eingerichtetes Praxislabor und Erfahrung vorausgesetzt, auch leicht in einer tierärztlichen Praxis durchgeführt werden, was gerade bei der Diagnostik klinischer Mastitiden wichtig sein dürfte. Fallen im Rahmen einer Bestandsdiagnostik viele Milchproben an, wird die Kapazität eines Praxislabors allerdings leicht überschritten, und die Proben sollten dann in entsprechenden Speziallabors untersucht werden.

Die **Mastitisbestandsdiagnose** wird anhand der bakteriologischen Untersuchung der Viertelgemelksproben gestellt. Zur Beurteilung und für das wei-

Tab. 29 Eigenschaften von Kuh-assoziierten Erregern und Umwelterregern

Kuh-assoziierte Erreger	Umwelterreger
Reservoir: infizierte Tiere	Reservoir: Umwelt
Gute Adaptation an das Eutergewebe	Niedrige Prävalenz
Übertragung während des Melkens	Kurze Infektionsdauer
Lange Infektionsdauer	Vermehrt akute Mastitiden
Gehäuft subklinische Mastitiden	Zellgehalt in der Herdensammelmilch oft nicht beeinflußt
Probleme mit erhöhten Zellzahlen	

tere Vorgehen hat sich eine Einteilung der Mastitiserreger in Kuh-assoziierte (infektiöse, „klassische") Erreger und Umwelterreger als vorteilhaft erwiesen. Zu der ersten Gruppe gehören Erreger wie *Streptococcus agalactiae, Staphylococcus aureus, Streptococcus canis* (früher hämolysierende Streptokokken der serologischen Gruppe G) und Mykoplasmen, zu der zweiten Gruppe koliforme Keime, Enterokokken und *Streptococcus uberis*. Bei *Streptococcus dysgalactiae* besteht Uneinigkeit über die Gruppenzugehörigkeit. Die wichtigsten Charakteristika dieser beiden Erregergruppen sind in Tabelle 29 dargestellt. Zu berücksichtigen ist, daß eine genaue Abgrenzung der Probleme (kontagiös/umweltbedingt) nicht immer möglich ist. So werden Umwelterreger nicht nur in der Zwischenmelkzeit übertragen, sondern können insbesondere bei mangelhafter Reinigung und Desinfektion der Melkanlage auch während des Melkens übertragen werden. In neueren Untersuchungen wurde gezeigt, daß bei Problemen mit *Staphylococcus aureus* auch andere Reservoire als die infizierte Milchdrüse von Bedeutung sind (insbesondere bei Färsenmastitiden). Neben diesen Erregern, die in mehr als 80% bakteriologisch positiver Proben gefunden werden, werden noch sog. *opportunistische Keime* (koagulasenegative Staphylokokken) isoliert, die aber nicht oder nur gering pathogen sind und in der Regel nicht behandelt werden müssen. Weiterhin werden Mastitiden durch eine ganze Reihe anderer, sog. „seltener" Erreger hervorgerufen (Pseudomonaden, Nocardien, Pilze, Sporenbildner, Algen).

Die **prognostische Beurteilung** richtet sich unter anderem nach den gefundenen Leitkeimen. Bei Überwiegen von Streptokokken ist die Prognose relativ günstig. Handelt es sich um ein Problem mit *Staphylococcus aureus*, ist die Prognose zweifelhaft bis ungünstig. Sind im wesentlichen koliforme Keime im Spiel, dann ist die Prognose zweifelhaft bis mäßig günstig.

Die **Therapie** wird zum großen Teil von den Ergebnissen der bakteriologischen Untersuchung bestimmt. Vor einer Behandlung sollten mit Hilfe der klinischen Untersuchung diejenigen Tiere identifziert werden, die nicht mehr therapiewürdig sind. Hierzu gehören Tiere, die schon hochgradige palpatorische Veränderungen im Eutergewebe haben, Tiere mit ständig hohen Zellzahlen oder Tiere, die schon mehrfach in der Laktation wegen einer Mastitis behandelt werden mußten. Erfahrungsgemäß sind in einem Mastitisproblembestand etwa 10% der Tiere mit Streptokokkeninfektionen und etwa 30–40% der Tiere mit *S.-aureus*-Infektionen nicht mehr therapiewürdig. Eine Behandlung erkrankter Kühe hat weiterhin nur einen Sinn, wenn alle mastitisbegünstigenden Faktoren beseitigt werden. Erst wenn alle Mängel beseitigt oder angepaßt worden sind, ist es eigentlich zu vertreten, das Mastitisproblem mit Antibiotika anzugehen. Leider wird noch allzuoft versucht, einen Mastitisproblembestand über eine Therapie zu sanieren. In der Regel sind die erzielten Erfolge, wenn überhaupt, nicht von langer Dauer.

Im folgenden sind noch einmal wichtige neben einer Therapie zu berücksichtigende Maßnahmen zur Kontrolle eines Mastitisproblems aufgeführt:

- Merzung chronisch kranker Tiere;
- frühzeitige Erkennung klinisch kranker Tiere (Vormelken!) und rechtzeitige Behandlung; eindeutige Tieridentifikation und Dokumentation der durchgeführten Behandlungen;
- Einhalten einer Melkreihenfolge (mastitiskranke Tiere, Kühe mit erhöhten Zellzahlen zum Schluß melken); diese Maßnahme ist aber in Boxenlaufställen aus organisatorischen Gründen oft nicht durchzuführen;
- ordnungsgemäßes Trockenstellen aller Kühe mit Langzeitantibiotika (therapeutische Dosierung);
- Optimierung der Melkhygiene (Euter trocken reinigen, Einmalpapierhandtücher, korrekte und konsequente Zitzendesinfektion nach dem Melken, evtl. Benutzung von Handschuhen [Latex] beim Melken);
- Optimierung der Melktechnik (regelmäßige [1–2x jährliche] Wartung und Pflege der Melkanlage);
- optimale Reinigung und Desinfektion der Melkanlage;
- Optimierung der Haltung und Pflege (ein der Tierzahl und Tiergröße angepaßter Stall – keine Überbelegung – und einwandfreier Zustand der Stalleinrichtungen, trockene geräumige Liegeplätze, zweimal tägliches Reinigen der Hinterenden der Liegeboxen, Scheren der Euter);
- gutes Stallklima (ausreichende Luftdurchflußrate, aber keine Zugluft, regelmäßige Entfernung des Festmistes und/oder Entleerung der Güllekeller);
- konsequente Überwachung der Betriebssituation und Entnahme von Milchproben zur bakteriologischen Untersuchung von Kühen mit erhöhten Zellzahlen;
- leistungs- und wiederkäuergerechte, qualitativ hochwertige Fütterung.

Streptokokkenmastitis: Wenn in einem Betrieb mit vielen Streptokokkeninfektionen die obenstehenden Maßregeln befolgt werden, wird das Problem nach einiger Zeit besser und in 1–2 Jahren verschwinden. Eine Ausnahme machen Infektionen mit *Streptococcus agalactiae*, dem Galterreger, die grundsätzlich (d.h. klinische und subklinische Fälle) antibiotisch behandelt werden sollten. Wünscht der Milcherzeuger in den anderen Fällen schnellere Resultate, wäre zu überlegen, alle Kühe mit einem positiven bakteriologischen Ergebnis mit Penicillin zu behandeln. Dies kann als Blockbehandlung durchgeführt werden, wobei alle positiven Tiere täglich über mindestens 3 Tage behandelt werden. Die behandelten Tiere sollten dabei nach Möglichkeit getrennt gehalten werden oder müssen eindeutig zu identifizieren sein (z.B.

Benutzen von farbigen Beinbändern). Die behandelten Tiere müssen auf jeden Fall zum Schluß gemolken werden, und die Melkzeuge sollten nach dem Melken dieser Kühe gründlich gereinigt werden, um Antibiotikareste zu entfernen. Die Blockbehandlung kann entweder auf einmal (d.h. alle infizierten Tiere zur gleichen Zeit) oder fraktioniert durchgeführt werden (z.B. über 5 Wochen 3 Kühe pro Woche). Gute Ergebnisse sind nur dann zu erwarten, wenn die Kühe tagsüber mehrere Male zusätzlich gemolken werden. Weiterhin ist zu beachten, daß nach einer antibiotischen Behandlung subklinisch erkrankter Tiere vermutlich aufgrund der Reizwirkung des Arzneimittels bei einigen Tieren klinische Symptome auftreten können. Hierauf ist der Landwirt hinzuweisen. Der Behandlungserfolg ist 2–3 Wochen später zu überprüfen. Bei noch positiven Tieren ist zu entscheiden, ob sie noch einmal behandelt werden sollen oder gemerzt werden. In letzter Zeit hat sich gezeigt, daß klinische Infektionen mit *Streptococcus uberis* trotz korrekter Behandlung nur sehr schwer in den Griff zu bekommen sind und die Tiere nach einer anscheinenden klinischen Heilung oft rezidivierend erkranken. Von den wiederholten Mastitisattacken bleiben deutliche Narbengewebszubildungen im Euter zurück. Dies unterstreicht nur erneut die Bedeutung einer schlagkräftigen Mastitisprophylaxe.

***S.-aureus*-Mastitis:** Staphylokokkeninfektionen sind im chronischen Stadium besonders schwierig zu bekämpfen. Bei einer eventuellen Therapie muß man sich daher jederzeit fragen, ob sie überhaupt Sinn hat. Allgemein gilt, daß eine junge Kuh mit einem palpatorisch noch guten Euter und einer frischen Staphylokokkenmastitis möglicherweise auf eine Therapie im Sinne einer bakteriologischen Heilung noch reagieren dürfte, während eine ältere Kuh mit einer chronischen Staphylokokkenmastitis und einem Hängeeuter sicher nicht mehr erfolgreich zu therapieren ist, selbst wenn die Behandlung zwei Wochen dauert. Der Rest der Kühe mit einer Staphylokokkenmastitis liegt dazwischen, wobei berücksichtigt werden sollte, daß die meisten Staphylokokkenmastitiden zum Zeitpunkt ihrer Diagnose schon chronisch sind, wodurch sich die Erfolgsrate einer Therapie schnell reduziert. Bei einer Laktationstherapie ist nur mit einer durchschnittlichen bakteriologischen Heilungsrate von 30% zu rechnen. Findet die Therapie zu Beginn der Trockenstehperiode statt, dann ist die Heilungsrate ungefähr 50%. Deswegen wird empfohlen, eine chronische Staphylokokkenmastitis nicht während der Laktation, sondern zu Beginn der Trockenstehperiode zu behandeln. Da von den in der Laktation nicht behandelten subklinisch kranken Kühen eine Infektionsgefahr für andere Tiere ausgeht, wird empfohlen, solche Tiere vorzeitig trockenzustellen. Nach der Abkalbung sollten infizierte Tiere bakteriologisch kontrolliert werden. Wird *S. aureus* nachgewiesen, sind solche Kühe als chronisch infiziert anzusehen und sollten nicht mehr zur Zucht zugelassen, sondern gemerzt werden. Wenn nach der Abkalbung noch immer infizierte Tiere nicht sofort mit erhöhten Zellzahlen auffallen, treten Zellzahlerhöhungen zusammen mit positiven bakteriologischen Befunden oft im 2. oder 3. Laktationsmonat auf.

Während bei Vorliegen einer Streptokokkeninfektion Penicillin das Mittel der Wahl ist, muß bei Infektionen mit Staphylokokken beachtet werden, daß 30–40% der Stämme unempfindlich gegenüber Penicillin sind. Dies ist nicht der Fall bei den halbsynthetischen Penicillinen, wie z.B. Oxacillin, Cloxacillin oder Dicloxacillin, sowie den Aminoglykosiden (Kanamycin, Neomycin, Gentamicin), Lincomycin und den Makrolid-Antibiotika (Spiramycin, Oleandomycin, Erythromycin).

Durch eine Kombination von lokaler und parenteraler Therapie kann eine Verbesserung der Resultate erzielt werden, z.B. bei Infektionen mit *S. aureus* eine Erhöhung der bakteriologischen Heilungsrate von 25% auf 50%. Bei der Wahl der parenteral zu verabreichenden Antibiotika ist zu beachten, daß diese sich in ausreichender Höhe im Eutergewebe anreichern können (z.B. Makrolide, Penethacillin).

Für die lokale und parenterale Therapie gelten folgende Faustzahlen für die Dosierung der Antibiotika:

- lokal: 1–3 Mio IE oder 500 mg (je nach dem, ob die verwendeten Antibiotika in IE oder mg dosiert werden);
- parenteral: 5–10 Mio IE oder 4–6 g.

Koliforme-Mastitis: Diese Form der Mastitis ist ein Umweltproblem. Die Infektion verläuft in der Regel akut und geht mit einer Störung des Allgemeinbefindens einher. Die Krankheitserscheinungen werden durch die bakteriellen Endotoxine hervorgerufen. Oft führt die Infektion aufgrund einer innerhalb weniger Stunden eintretenden Nekrose zur Zerstörung des betroffenen Euterviertels. Probleme treten im wesentlichen bei unhygienischer Haltung und bei einer mangelhaften Reinigung und Desinfektion der Melkanlage auf. Es ist daher wichtig, dafür zu sorgen, daß der Stall nicht überbelegt und gut belüftet ist, die Boxen trocken und sauber gehalten werden, eine geeignete Einstreu benutzt wird und die Reinigung und Desinfektion der Melkanlage in Ordnung sind. In Einzelfällen wird auch eine hämatogene Infektion diskutiert, z.B. bei Kühen 1–2 Tage p.p. mit anderen Infektionsherden (Geburtsverletzungen, Nachgeburtsverhaltung etc.).

Über die Rolle von Antibiotika bei der Entzündungshemmung und der Bekämpfung der Endotoxinämie während der Therapie einer Koliforme-Mastitis ist noch vieles unbekannt. Untersuchungen haben ergeben, daß einer Antiintoxikationsbehandlung (Dauertropf, nichtsteroidale Antiphlogistika, Prostaglandinsynthetasehemmer, Antihistaminika) offenbar eine größere Bedeutung zukommt als einer antibiotischen Behandlung. Dies gilt insbesondere für die Wiederherstellung eines ungestörten Allgemeinbefindens. Viele Koliforme-Mastitiden heilen lokal selbst nicht mit einer intensiven Therapie, während einige Mastitiden ohne Therapie ausheilen. Eine Heilung hängt in großem Ausmaße von der Reaktion der Kuh auf die eingedrungenen Erreger ab. Eine Therapie hat zwar Einfluß auf die Allgemeinerscheinungen, kann aber den Krankheitsverlauf am Euter nur in geringem Maße bessern.

Mykoplasmenmastitis: Diese Mastitis tritt glücklicherweise nicht so häufig auf, bedeutet aber für den betroffenen Betrieb empfindliche bis schwerste ökonomische Verluste. Diese werden verursacht durch das zum Teil enzootische Auftreten, die Erkrankung des gesamten Euters mit hochgradiger Leistungsdepression und irreversible Schäden im Eutergewebe bei fehlenden wirksamen Therapien.

Der klinische Verlauf ist charakterisiert durch das akute Auftreten einer mit einer starken Euterschwellung verbundenen Mastitis, die schnell von einem Euterviertel auf die anderen Euterviertel derselben Kuh übergeht. Die Milchleistung ist stark reduziert. In der Praxis ist das Ausbleiben eines Erfolgs einer mehrfachen Behandlung mit Breitspektrumantibiotika das erste Anzeichen dafür, daß es sich um eine „ungewöhnliche" Mastitis handelt. Die Diagnose wird dadurch erschwert, daß sich die Mykoplasmen mit den üblichen bakteriologischen Methoden nicht nachweisen lassen. Hierfür sind spezielle Kulturverfahren notwendig.

Eine parenterale oder lokale Behandlung hat keine Aussicht auf Erfolg. In einem betroffenen Betrieb müssen von allen Tieren Viertelgemelksproben entnommen werden.

Erkrankte Tiere sollten am besten sofort verwertet werden. Auf jeden Fall müssen sie von anderen noch nicht erkrankten Tiere abgesondert und nach den gesunden Tieren zum Schluß gemolken werden. Erst wenn die abgesonderten Tiere keine Mykoplasmen mehr ausscheiden, sollten sie wieder mit den anderen Tieren zusammengehalten werden.

Die Ursache der Erkrankung kann meistens nicht mehr eruiert werden. In einigen Fällen scheint durch den Ankauf eines infizierten Tieres die Infektion in den Betrieb eingeschleppt worden zu sein. Auch eine plötzliche Störung der Widerstandskraft kann eine Rolle spielen. Kühe, die klinisch wiederhergestellt scheinen, scheiden die Mykoplasmen oft noch über einen langen Zeitraum mit der Milch aus. Das Merzen infizierter Tiere ist deswegen von großer Bedeutung für die Vorbeuge von Neuinfektionen.

Pilzmastitis (Schimmelpilze, Hefen): Schimmelpilze und Hefen kommen als Saprophyten ubiquitär in der Umwelt der Milchkühe vor und finden sich deswegen auch auf der Euter- und Zitzenhaut. Sie können so manchmal in der Zwischenmelkzeit in die Zitzenzisterne gelangen. Häufig kommt es zu einer Infektion mit Hefen im Rahmen von intramammären Behandlungen, die unsachgemäß und ohne die notwendigen hygienischen Maßregeln durchgeführt werden (z.B. schmutzige Euterkanülen, infizierte Antibiotikaflaschen). Mangelhafte Reinigung und Desinfektion der Melkanlage scheinen auch zu einem erhöhten Risiko von Hefeinfektionen zu führen. Schimmelpilze *(Aspergillus fumigatus)* kommen in großer Menge in der Einstreu (Stroh, Sägespäne) von Liegeboxen vor. Wenn die Einstreu feucht ist, kann sich eine Kuh leicht infizieren.

Eine Behandlung ist meist nicht sinnvoll. Tiere mit einer Schimmelpilzinfektion sollten verwertet werden. Bei Infektionen mit Hefen ist eine Selbstheilung möglich. Es muß aber berücksichtigt werden, daß infizierte Tiere die Hefen über Wochen bis Monate ausscheiden und deswegen zum Schluß gemolken werden sollten.

• Erkrankungen der Zitzen- und Euterhaut

Hauterkrankungen an der Zitzen- und Euterhaut verursachen oft einen ernsthaften Schaden, weil das Melken für die betroffenen Tiere mit Schmerzen verbunden ist. Unvollständiges Ausmelken ist die Folge. Weiterhin kommt es zu einem starken bakteriellen Wachstum auf der Haut, wodurch der Infektionsdruck zunimmt. Das Mastitisrisiko ist daher groß. Aufgrund der heute üblichen Melkweise kommt es zu einer raschen Verbreitung von infektiösen Erkrankungen.

In Tabelle 30 sind die wichtigsten Erkrankungen der Euter- und Zitzenhaut zusammengestellt.

Tab. 30 Differentialdiagnose wichtiger Erkrankungen der Euter- und Zitzenhaut als Bestandsproblem

• Lokale Virusinfektionen	
Bovine Herpes-Mamillitis	Erreger: Bovines Herpesvirus 2 (BHV-2). Klinik: Besonders bei frisch abgekalbten Färsen plötzlich auftretende Ulzeration der Zitzen. Erkrankung beginnt mit ovalen rötlichen Knötchen, die ulzerieren und sich zu schmerzhaften rötlichen Flecken mit ungeradem Rand ausbreiten. Manchmal auch zuerst Blasenbildung. Ausbreitung der Ulzeration auf die gesamte Zitze und auch die Euterhaut. Betroffene Tiere lassen sich wegen großer Schmerzhaftigkeit nicht melken. Der Heilungsverlauf ist sehr langsam und kann 3 bis 4 Monate dauern. Die Erkrankung breitet sich im Bestand im Verlauf einiger Monate aus (meist zwischen September bis November). Häufigt endet sie plötzlich, und betroffene Tiere sind danach lebenslang immun. Epidemiologie: nicht genau geklärt. Übertragung des Virus vermutlich über die Melkerhände oder Melkmaschine. Latente Infektionen mit BHV-2 sind möglich. Möglicherweise erfolgt auch eine Übertragung über Insekten im Sommer auf die Haut tragender Rinder. Die hormonalen und immunologischen Veränderungen zur Zeit der Abkalbung führen dann dazu, daß die Infektion klinisch manifest wird. Zitzen sind vermutlich Prädilektionsstellen, da das Virus sich am schnellsten bei einer Hauttemperatur von 30 °C vermehrt. Dies kann erklären, warum die Erkrankung besonders Färsen betrifft, bei denen durch das Geburtsödem eine Erniedrigung der Hauttemperatur eintritt. Therapie: besteht im wesentlichen in einer Vorbeuge von bakteriellen Infektionen und damit einer Verringerung des Mastitisrisikos. Behandlung der Läsion mit desinfizierenden Salben oder jodhaltigen „Dippmitteln“. Trennung erkrankter von gesunden Kühen, äußerste Melkhygiene.
Pseudokuhpocken	Erreger: Parapoxvirus 2. Verursacht beim Kalb eine *Stomatitis papulosa.* Klinik: Erkrankung beginnt mit roten Knötchen, welche langsam größer werden, wobei im Zentrum eine Krustenbildung erfolgt. Entstehung einer Heilungszone im Zentrum, wodurch eine ring- bis hufeisenförmige Läsion entsteht. Die Erkrankung verläuft mild und ist kaum schmerzhaft. Abheilung der Läsion innerhalb von 2–4 Wochen. Nur kurzdauernde Immunität, daher Rezidive möglich.

Tab. 30 Fortsetzung

	Epidemiologie: Einschleppung oft durch Zukauf infizierter Tiere, Verbreitung beim Melken. Therapie: s. BHV-2. Prophylaxe: Impfstoffe stehen nicht zur Verfügung, evtl. Herstellung einer stallspezifischen Vakzine.
Kuhpocken und Vaccinia	Erreger: Orthopoxvirus (echte Kuhpocken), Orthopoxvirus commune (Vakzinepocken). Vorkommen: sehr selten. Klinik: In der zeitlichen Reihenfolge unterscheidet man das Stadium erythematosum (Schwellung und Rötung der Zitze), Stadium papulosum (Knötchenbildung), Stadium vesiculosum (Blasenbildung mit klarem, später trübem flüssigem Inhalt), Stadium pustulosum (eitriger Blaseninhalt), danach Abheilung mit Narbenbildung. Heilung innerhalb von 15–20 Tagen mit langdauernder Immunität. Epidemiologie: Übertragung beim Melken von pockenkranken Tieren. Therapie: s. BHV-2. Prophylaxe: Impfstoffe stehen nicht zur Verfügung.
Papillomatose	Erreger: Bovines Papillomavirus 1 oder 5 (BPV-1 oder -5). Klinik: Entstehung von Fibropapillomen mit echter warzenartiger Struktur (fungiform, filiform) (BPV-1) oder flachen, glatten, reiskornartigen Erhebungen (planiform) (BPV-5). Warzen können auch auf der Zitzenzisternenschleimhaut sitzen und Melkbarkeitsstörungen verursachen. Probleme machen vor allem die unförmigen Wucherungen bei BPV-1: Sie können beim Melken stören, es entstehen oft Blutungen, und in den Kluften der Warzen können sich Bakterien ansiedeln, wodurch das Mastitisrisiko steigt. Therapie: s. BHV-2, ggf. operative Entfernung der Papillome. Prophylaxe: evtl. stallspezifische Vakzine bei umfangreicher Verbreitung im Bestand.
• Allgemeine Virusinfektionen: Euter- und Zitzenhautveränderungen sind nur Begleitsymptom.	
Maul- und Klauenseuche	Erreger: Picornavirus. Klinik: hochgradig gestörtes Allgemeinbefinden, Blasenbildung an anderen Körperstellen (Flotzmaul, Klauen).
Bösartiges Katarrhalfieber (BKF)	Erreger: vermutlich Virus der Herpesgruppe. Klinik: hochgradig gestörtes Allgemeinbefinden, extreme Depression, Hornhauttrübung, Erosionen auf Maul- und Nasenschleimhaut.
Mucosal Disease (MD)	Erreger: BVD-Virus. Klinik: hochgradig gestörtes Allgemeinbefinden, Erosionen im Bereich der Maulschleimhaut, auch an Nasenspiegel, Vulva und im Zwischenklauenspalt.
Stomatitis vesicularis	Erreger: Arbovirus. Klinik: Erosionen im Bereich der Maulschleimhaut und auch im Zwischenschenkelspalt und am Kronsaum.

Tab. 30 Fortsetzung

• Bakterielle Infektionen	
Akne, Furunkulose, Abszeß	Erreger: meist *Staphylococcus aureus*, auch *S. hyicus.* Klinik: meist nach Hautläsionen, follikuläre Entzündungen (Akne) bis hin zu hochgradiger Furunkulose (phlegmonöse, schmerzhafte Hautschwellung). Veränderungen meist in der Nähe der Zitzenbasis und im Zwischeneuterbereich. Schnelle Ausbreitung der Erkrankung im wesentlichen beim Melken möglich. Therapie: Auftragen antibiotikahaltiger Salben (Überprüfung der Resistenzlage der entsprechenden Erreger; Wartezeiten beachten). Strengste Melkhygiene. Prophylaxe: evtl. stallspezifische Vakzine.
Zwischenschenkelekzem (Intertrigo)	Erreger: Mischinfektion mit grampositiven (unspezifische Corynebakterien, Mikrokokken, *A. pyogenes,* Streptokokken) und gramnegativen Bakterien *(E. coli, Proteus vulgaris).* Manchmal auch Befall mit Räudemilben. Klinik: Großflächige Wunden an der Schenkelinnenseite und der anliegenden Euterhaut, oft schmierig und mit übelriechendem Sekret bedeckt, im fortgeschrittenen Stadium tiefgreifende, ulzeröse Gewebsnekrose, die auch die Muskulatur an der Schenkelinnenseite miteinbezieht. Auftreten: In den ersten 3–4 Wochen p.p., oft bei Erstkalbinnen mit stark ausgeprägtem Euterödem oder bei Kühen mit sehr hoher Einsatzleistung und dadurch sehr prallem Euter. Andere prädisponierende Faktoren sind strohlose Aufstallung, Zugluft, Naßreinigung des Euters ohne anschließendes Abtrocknen des Euters. Therapie: zunächst tägliches gründliches Ausspülen des Zwischenschenkelbereichs mit klarem Wasser, Spülung mit Akridinfarbstoffen, danach Abtrocknen und Auftragen desinfizierender Salben. Demarkiertes nekrotisches Gewebe ist abzutragen. Behandlungsintervalle können im Laufe der Therapie verlängert werden. Mit einer Behandlungsdauer von mehreren Wochen muß gerechnet werden.
• Pilzinfektionen	
Trichophytie	Erreger: *Trichophyton verrucosum.* Klinik: Ausbreitung von den häufiger befallenen Körperteilen (Kopf, Hals) auf die Euterhaut möglich, charakteristische Hautveränderungen (runde, mit Borken bedeckte Hautbezirke). Gefahr bakterieller Sekundärinfektionen. Therapie: Antimykotika lokal. Prophylaxe: evtl. Vakzinierung.
• Parasitäre Erkrankungen	
Sommerwunden	Erreger: Stephanofilarien. Klinik: Auftreten der Sommerwunden bei Weidebeginn (Mai/Juni) und Abheilung im Oktober/November. Zunächst erbsengroßes, nässendes Knötchen, danach rundliche, abgegrenzte, bis zu mehreren cm große rote Wundflächen, die mit gelblichem Exsudat bedeckt sind. Veränderungen insbesondere an Zitzenbasis und Unterbauch. Gefahr der bakteriellen Sekundärinfektion.

Tab. 30 Fortsetzung

	Später Krustenbildung mit langsamer Abheilung im Herbst. Therapie: Metrifonat (Neguvon®), Betupfen der Wunden mit 10%iger Lösung oder zweimalige orale Verabreichung von 60 mg/kg Körpergewicht im Abstand von 5–6 Tagen.
Räude	Erreger: meist Sarcoptes- oder Chorioptes-Milben. Klinik: Juckreiz, Bildung von Bläschen, Schuppen, Borken und Krusten. Therapie: Akarizide.
• Nichtinfektiöse Zitzenerkrankungen	
Verätzungen	Ursache: Desinfektionsmittel, z.B. Ätznatron, Formalinbäder, gewebsreizende Salben. Klinik: Rötung und Schmerzhaftigkeit mit möglicher Entwicklung einer Hautgangrän. Therapie: Zinklebertransalben, Antibiotikasalben.
Dermatitis solaris	Ursache: primäre oder sekundäre Photosensibilität. Klinik: flächenhafte Ablösung der Haut. Therapie: epithelisierende Salben.
Strichkanal-hyperkeratose	Ursache: meist Fehler in der Melktechnik (Blindmelken, zu hohes Vakuum, unregelmäßige Vakuumschwankungen). Klinik: Veränderungen an der äußeren Strichkanalöffnung von einem weißlichen, glatten Ring bis hin zu papillomartigen Veränderungen. Mastitisgefahr wegen Keimanreicherungen im zerklüfteten Gewebe. Maßnahme: Korrektur der Melkmaschinenmängel.
Erfrierungen	Ursache: z.B. „Dipp"-Mittelanwendung bei sehr niedrigen Temperaturen. Klinik: Umschriebene bis großflächige Nekrose der Zitzenhaut. Maßnahme: Epithelisierende Salben. Prophylaxe: „Dipp"-Mittel anwärmen (schnellere Trocknung), oder nur 30 sec. einwirken lassen und danach mit Einmalpapiertüchern abwischen.

3.2.4 Den Keimgehalt beeinflussende Faktoren

Eine hygienische *Milchgewinnung*, *Milchlagerung* und *Reinigung* sind von größerer Bedeutung für das Erreichen eines niedrigen Milchkeimgehalts als die Eutergesundheit der Kühe. Unter *Milchgewinnung* werden die Vorbereitung des Euters, das Melken selbst und der Abtransport der Milch zum Kühltank verstanden (s. auch 3.2.5). Unter Milchlagerung wird das Einfließen und die Aufbewahrung der Milch im Milchtank zusammengefaßt.

3.2.4.1 Milchlagerung

Milch stellt ein ideales Nährmedium für fast alle Bakterienarten dar. Darum muß die gewonnene Milch schnell abgekühlt und kühl aufbewahrt werden.

Nach der Milchverordnung muß Milch, die nicht innerhalb von 2 Stunden abgegeben wird, auf +8 °C (tägliche Abgabe) oder auf mindestens +6 °C abgekühlt werden. Diese Temperaturen sollten spätestens nach 2 Stunden erreicht sein. Die verzögerte Abkühlung oder nicht ausreichende Abkühlung (defekte Tankkühlung) ist nachteilig für den Keimgehalt. Darum muß die Temperatur der gekühlten Milch regelmäßig mit einem Präzisionsthermometer kontrolliert werden.

3.2.4.2 Reinigung

Selbstverständlich muß die Melkanlage täglich nach jedem Melken gereinigt werden. Jede Woche sollte eine sehr gründliche (saure) Reinigung vorgenommen werden. Von großer Bedeutung ist die Temperatur des Reinigungswassers. Im Rücklauf sollte die Temperatur mindestens 40 °C, besser mehr als 50 °C betragen. Dies sollte einige Male im Jahr mit einem Präzisionsthermometer kontrolliert werden. Bei langen Milchleitungen und einer zu niedrigen Anfangstemperatur (< 70 °C) entsteht eine Verschmutzung der Melkanlage mit allen nachteiligen Konsequenzen auch für den Keimgehalt der Milch und natürlich auch für die Eutergesundheit der Tiere.

3.2.5 Mastitisprophylaxe

Der Infektionsgrad in einer Herde ist das Produkt von Infektionsdauer und Neuinfektionsrate. Während die Therapie von Mastitiden und das Merzen von Tieren im wesentlichen die Infektionsdauer beeinflussen, wird die Neuinfektionsrate durch prophylaktische Maßnahmen, die den Infektionsdruck vermindern, erniedrigt. Hierzu gehören:
- Hygiene im Melkstand (s. 3.2.5.1);
- technisch einwandfrei funktionierende Melkanlage (s. 3.2.5.2);
- gute Melkarbeit (s. 3.2.5.3);
- hygienischer und gut ventilierter Stall (s. 3.2.5.4).

Wenn in mehreren dieser Bereiche Mängel gleichzeitig auftreten, was nicht selten der Fall ist, steigt das Risiko für Mastitiden stark an.

Zu den Hygienemaßnahmen gehört im weiteren Sinn auch ein gutes Zuchtprogramm mit der Zielsetzung, eine möglichst wenig krankheits-(mastitis-)empfängliche Kuhpopulation zu schaffen (s. 3.2.5.5).

3.2.5.1 Hygiene beim Melken

Die Eutergesundheit ist in starkem Maße von einer kontinuierlichen und strengen Hygiene inner- und außerhalb des Melkstands abhängig. Die Beachtung der Hygiene ist darum Hauptfaktor präventiver Maßnahmen.

Mastitiserreger dringen in der Regel über den Strichkanal in das Euter ein. Die Gefahr der Entstehung von Mastitiden ist stark abhängig von der Anzahl der Bakterien auf der Zitzenhaut. Es ist darum wichtig, den Infektionsdruck dieser Keime an der Zitze und besonders um den Strichkanal herum so gering wie möglich zu halten.

Im Melkstand sollte die Aufmerksamkeit primär darauf ausgerichtet sein, die Verbreitung von Mastitiserregern, die sich im Euter, an den Zitzen oder auf der Euterhaut befinden, zu verhindern. Im Melkstand, oder während des Melkens im Anbindestall, können Infektionen von Kuh zu Kuh und von Euterviertel zu Euterviertel über die Hände des Melkers, über Geräte, die während des Melkens gebraucht werden (Eutertücher), und über die Melkmaschine (Zitzengummis, Vakuumschwankungen, schlechte Reinigung und Desinfektion) übertragen werden.

Alle Handlungen im Melkstand müssen darauf ausgerichtet sein, die Übertragung von Keimen durch Beachtung hygienischer Maßregeln zu verhindern. Hierzu gehören insbesondere (s. 3.2.5.3):

- äußere Veränderungen wie rauhe Zitzen, Risse und Entzündungen entsprechend versorgen (Melkfett, desinfizierende, epithelisierende Salben auftragen);
- im Anbindestall die ersten Milchstrahlen in einer Schale mit schwarzem Untergrund auffangen und das Sekret hinsichtlich Farbe und Beimengungen beurteilen; im Melkstand können die ersten Strahlen auf den Boden, bevorzugt auf eine schwarze Kachel gemolken werden; den Melkplatz dann gut reinigen;
- gute Euterreinigung, bevorzugt trocken. Bei schmutzigen Eutern und Zitzen fließendes Wasser gebrauchen und das Euter mit Einmalpapierhandtüchern abtrocknen; ggf. Verwendung von mit Desinfektionsmittel getränkten Einmalpapiertüchern;
- kranke Kühe, insbesondere solche mit einer Euterentzündung, sollten möglichst zum Schluß gemolken und getrennt aufgestallt werden;
- wenn die Einhaltung einer Melkreihenfolge nicht möglich ist (insbesondere in Laufställen), nach dem Melken einer infizierten Kuh das Melkzeug vom langen Milchschlauch aus gründlich mit klarem Wasser durchspülen; hierdurch kann zumindest eine Keimverdünnung errreicht werden. Eine manuelle Zwischendesinfektion ist nur dann sinnvoll, wenn sie ordnungsgemäß durchgeführt wird (Einwirkungszeit von mehreren Minuten, Durchspülen, Melkzeuge abtropfen lassen). Dies wird aus arbeitstechnischen Gründen oft nicht eingehalten. Eine nicht korrekt vorgenommene Zwischendesinfektion kann sich über die Entwicklung resistenter Keime sogar für das Mastitisgeschehen negativ auswirken. Automatisierte Desinfektions- und Durchspülsysteme („Backflushing") sind teuer. Der Haupteffekt liegt in einer durch die Spülung erreichten Keimverdünnung, so daß auf die Desinfektionsmittelkomponente aus obengenannten Gründen verzichtet werden kann. Der Einbau eines „Backflush"-Systems lohnt sich nur, wenn erhebliche Mastitisprobleme vorliegen;
- direkt nach Abnahme der Melkzeuge die Zitzen „dippen" oder einsprühen;
- die Zitzengummis nach Ablauf einer entsprechenden Anzahl von Betriebsstunden (bezogen auf die Melk- und Reinigungszeit) erneuern;

– regelmäßig die Kondition der Strichkanäle nach dem Abnehmen der Melkzeuge kontrollieren; hierbei ist zu achten auf Verfärbung, Ringbildung, Ödembildung und Feuchtigkeitszustand.

3.2.5.2 Melkmaschine

Die Melkmaschine kann zum einen die Funktion eines Vektors für Mastitiserreger übernehmen, zum anderen beeinflußt sie den Ausmelkgrad und die Kondition der Zitzen. Bei unvollständigem Ausmelken kommt es zur Zellzahlerhöhung und zu einem erhöhten Mastitisrisiko. Werden die Zitzen durch eine nicht ordnungsgemäß funktionierende Melkanlage chronisch mechanisch gereizt, sinkt die lokale Abwehrkraft, und das Mastitisrisiko steigt.

Die wichtigsten Bestandteile der Melkmaschine sind die Vakuumpumpe, das Regelventil, die Luft- und Melkleitung, der Milchabscheider (Endeinheit), die Pulsatoren und die Melkzeuge (Abb. 6). Die Anforderungen an Melkanlagen werden in der DIN/ISO 5707 geregelt. Die Mindestanforderungen nach der DIN/ISO 5707 sollten auf jeden Fall eingehalten werden. Momentan werden allerdings von Fachleuten und Melkmaschinenfirmen häufig Empfehlungen für die Funktion von Melkmaschinenteilen gegeben, die über die Anforderungen der DIN-Norm hinausgehen. Hierdurch wird der Leistungsentwicklung der Milchkühe in den letzten 10 Jahren Rechnung getragen.

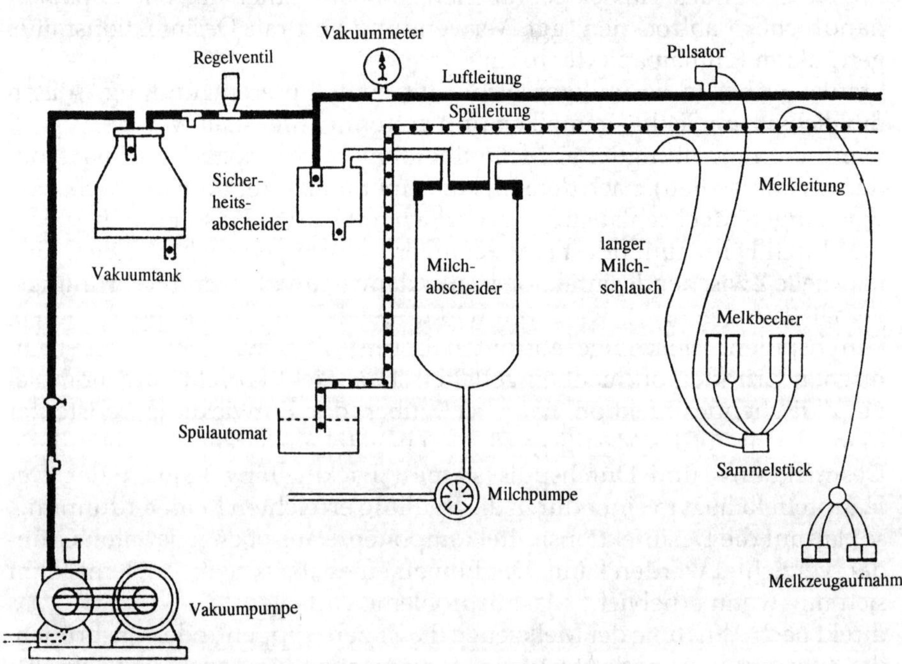

Abb. 6 Schema einer Rohrmelkanlage.

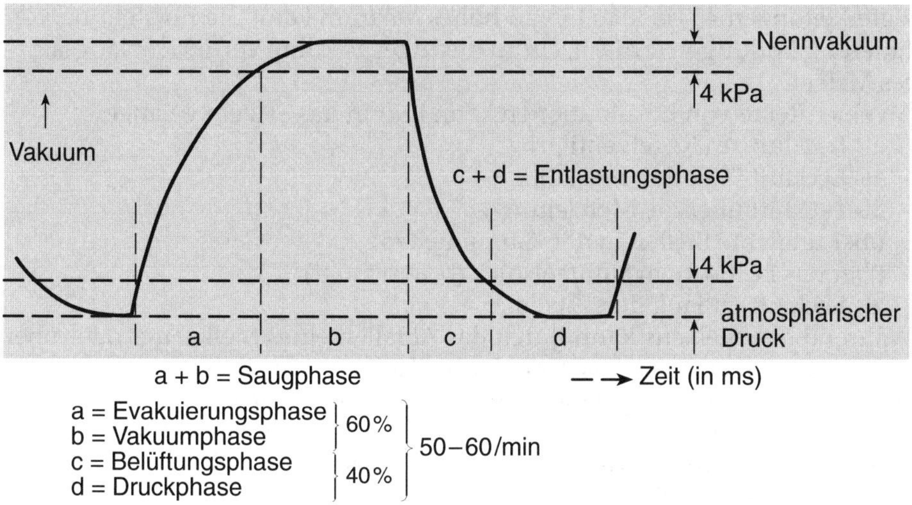

Abb. 7 Pulskurve.

Gegenwärtig gibt es viele Melkmaschinentypen auf dem Markt, angefangen von einteiligen mobilen Eimermelkanlagen bis hin zu komplizierten Rohrleitungssystemen, die an einen gekühlten Milchtank angeschlossen sind. Über die Vakuumpumpe entsteht ein Vakuum im Zitzenbecher und somit auch an der Zitze von etwa 1/2 Atmosphäre. Dieses Vakuum, welches durch ein Regelventil konstant gehalten wird, öffnet den Strichkanalsphinkter, so daß die Milch durch die Zitzenöffnung strömt. Ein kontinuierliches Vakuum würde allerdings eine Blutstauung an der Zitzenbasis verursachen. Deswegen wird ein Pulsator zwischengeschaltet, der rhythmisch atmosphärische Luft in den Pulsraum einläßt (Ruhephase). Hierdurch kollabiert der Zitzengummi, wodurch der Sphinkter sich schließt und der Milchfluß stoppt. Durch das abwechselnde An- und Entspannen des Zitzengummis wird die Zitze massiert und ein Blutstau verhindert. Die Anzahl der Pulse (Pulsatorfrequenz) schwankt meistens zwischen 50 und 60 pro Minute. Das Verhältnis zwischen Saug- und Ruhephase (Saugtaktverhältnis) beträgt in der Regel 60:40. Je höher das Verhältnis, um so schneller kann die Milch fließen, aber um so stärker ist auch die Belastung an der Zitze. Eine typische Pulskurve mit ihren Phasen ist in Abbildung 7 dargestellt.

• **Vakuumpumpe und Regelventil**

Die **Vakuumpumpe** sorgt dafür, daß die eingelassene Luft so schnell wie möglich aus dem Melkleitungssystem entfernt wird. Hierdurch entsteht ein gewisser Unterdruck, der in cm Hg oder kPa (1 cm Hg = 1,33 kPa) ausgedrückt wird. Die Höhe dieses Unterdrucks hängt von der Art der Melkleitung ab. Die Empfehlung ist wie folgt: Eimermelkanlagen 44–46 kPa, niedrigverlegte Melkleitungen 40–42 kPa, Recorderanlagen 44–46 kPa, hochverlegte Leitungen 45–48 kPa. Ein zu hohes Vakuum kann die Entstehung von Euterentzündungen fördern, ein zu niedriges Vakuum verursacht langsameres Melken.

An einer Reihe von Lokalisationen kann Luft in das System gelangen:
- als Leckluft am Regelventil,
- als Leckluft über den Pulsator,
- als Leckluft über die Melkleitung,
- über undichte Stellen in den Gummiteilen,
- über das Luftloch im Sammelstück (beabsichtigt),
- als Leckluft entlang den Zitzen.

Während des Melkens kann durch das Abfallen eines Melkzeugs oder über viel Luftansaugen beim Ansetzen der Melkzeuge eine große Menge zusätzlicher Luft in die Anlage gelangen. Wird diese Luft nicht schnell genug abgesogen, z.B. bei einer zu geringen Pumpkapazität, bei einem schlecht funktionierenden Regelventil oder einer verschmutzen Leitung, können Probleme entstehen. Die plötzlich eingelassene Luft kann zusammen mit erregerhaltigen Milchtröpfchen (von einem infizierten Euterviertel) beim Öffnen des Zitzengummis in die Zitze zurückschießen (der sog. „Impact"). Hierdurch können Erreger übertragen werden und eine Infektion entstehen. Es muß daher dafür gesorgt werden, daß die Pumpkapazität groß genug ist, das Regelventil und die Vakuumleitung nicht verschmutzt sind und der Durchmesser der Vakuumleitung groß genug ist. Eine Faustregel für eine **minimale Pumpkapazität** ist: 250 l Luft pro Minute als Basis und 60 l extra pro Melkzeug.

Der Innendurchmesser der **Vakuumleitung** hängt von der Menge der Luftförderung pro Minute ab:
- bis 1000 l Luft: 38 mm,
- bis 1500 l Luft: 50 mm,
- mehr als 1500 l Luft: 62 mm.

Die Leckluft am **Regelventil** soll nach der DIN/ISO 5707 35 l/min oder 8% des Luftdurchflusses der Vakuumpumpe nicht überschreiten.

- **Melkleitung**

Die Dimensionierung (Durchmesser, Länge) und Verlegung der Melkleitung haben einen Einfluß auf den Milchabfluß. Ein ungenügender Milchabfluß kann sich negativ auf die Eutergesundheit auswirken. Wegen der starken Steigerung der Milchleistung in den letzten Jahren hat die Milchflußgeschwindigkeit auch zugenommen. Viele Melkanlagen (besonders Rohrmelkanlagen) sind nicht entsprechend angepaßt worden, so daß die Milch oft nicht schnell genug abfließt. Dies zeigt sich an einer Säulenbildung in der Melkleitung und einem schwallartigen Einschießen der Milch in den Milchabscheider. Als Folge eines zu langsamen Milchabflusses kommt es zu einem Rückfluß von Milch in Richtung Zitzen, dem sog. „Zitzenwascheffekt". Hierbei kann erregerhaltige Milch von einem infizierten Euterviertel an und in die Zitze eines noch gesunden Euterviertels gelangen und so eine Infektion hervorrufen. „Nasse" Zitzenkuppen unmittelbar nach Abnahme der Melkzeuge sind ein Hinweis auf einen Milchrückfluß.

Um den Milchabfluß insbesondere bei hochleistenden und leichtmelkenden Kühen zu verbessern, werden momentan größere Sammelstücke (bis 450 ml) benutzt, wobei der Innendurchmesser von kurzen und langen Milchschläuchen ebenfalls vergrößert wird (10–12 mm bzw. 14–16 mm). Auch die Anschlußstellen an Recordern, Milchflußindikatoren und an der Melkleitung müssen angepaßt werden. Wichtig ist, daß mit zunehmender Entfernung der milchführenden Teile vom Euter die Innendurchmesser nicht mehr kleiner werden, da es sonst zu einem Milchstau kommen kann.

Für einen 2 x 4-Fischgrätenmelkstand (4V4) wird ein Durchmesser der Melkleitung von 1 1/2–2 Zoll, für einen 2 x 6-Fischgrätenmelkstand (6V6) 2 oder 2 1/2 Zoll empfohlen. Dies gilt für Leitungen ohne Recorder.

Die Melkleitung kann als Stichleitung, doppelte Stichleitung oder als Ringleitung verlegt sein, wobei letztere einen gleichmäßigeren Milchabfluß gewährleistet und sich die Gefahr der Säulenbildung verringert. In Rohrmelkanlagen limitieren die Länge, der Durchmesser und die Art der Verlegung der Melkleitung die Anzahl der Melkzeuge, mit denen bei ausreichendem Milchfluß gleichzeitig gemolken werden kann.

Die Melkleitung muß mit einem gleichmäßigen Gefälle zum Milchabscheider hin verlegt sein. Dies sollte mindestens 0,4-0,8% betragen. Besonders in Rohrmelkanlagen findet man häufig an verschiedenen Stellen Bögen und Senken, die den Milchabfluß stören. Dies kann leicht überprüft werden, indem man an der entferntesten Stelle (im Bezug zur Endeinheit) der Leitung 10 l Wasser ansaugen läßt und kontrolliert, wieviel Wasser nach 2 Minuten im Milchabscheider ankommt. Von der ursprünglichen Menge Wasser sollten dies 50%, besser 75% sein.

- **Zitzengummis**

Die Zitzenform hat sich nach und nach verändert. Aber innerhalb eines Betriebs können die Unterschiede in der Zitzenform sehr groß sein. Wenn weitlumige Zitzengummis benutzt werden, besteht die Gefahr, daß viel „falsche Luft" an den Zitzen entlang angesogen wird mit einer gesteigerten Infektionsgefahr über den schon erwähnten „Impact". Auch führen solche Zitzengummis häufiger zum vermehrten Auftreten von Strichkanalbeschädigungen als enge Zitzengummis. Englumige Zitzengummis sind allerdings teurer und müssen öfter ausgewechselt werden. Seit einigen Jahren werden auch Zitzengummis aus Silikon angeboten. Diese scheinen sehr zitzenschonend zu sein. Probleme treten dann auf, wenn von Silikonzitzengummis auf normale Zitzengummis umgestiegen wird. Ein Nachteil von Zitzengummis aus Silikon ist der hohe Preis. Es sei noch einmal darauf hingewiesen, daß die Gummiteile der Melkzeuge, insbesondere aber die Zitzengummis, regelmäßig (d.h. mindestens alle 6 Monate) ausgewechselt werden sollten. Eine Ausnahme hiervon machen die Silikonzitzengummis, die eine längere Haltbarkeitsdauer haben sollen. Der Nachteil alter Zitzengummis liegt darin, daß der Gummi mit der Zeit seine Elastizität verliert und dadurch der Massage-Effekt nachhaltig beeinflußt wird (Fingertest). Dies führt zu einer chronischen mechanischen Reizung an der Zitzenkuppe (Strichkanalhyperkeratosen) und einer verminderten lokalen Abwehr. Chronisch mechanisch gereizte Zitzen beeinflussen weiterhin mit der Zeit die Melkbarkeit der Zitze und über kurz oder lang das Ausmelkergebnis.

• **Pulsatoren**

Die Funktion der Pulsatoren kann man aus dem Aufbau der Pulskurve ablesen (Abb. 7). Die Kurve besteht aus einer Saug- und einer Entlastungsphase. Die Saugphase setzt sich aus der Evakuierungsphase (= Übergang vom atmosphärischen Druck zum Unterdruck, a-Phase) und der Vakuumphase (= eigentliche Melkphase, b-Phase) zusammen. Die Entlastungsphase besteht aus der Belüftungsphase (= Übergang vom Unterdruck zum atmosphärischen Druck, c-Phase) und der Druckphase (d-Phase). Diese verschiedenen Phasen werden in Prozent der gesamten Zyklusdauer angegeben. Für diese Phasen gibt es bestimmte Minimalanforderungen, um gut melken zu können, d.h. für die a-Phase maximal 20%, für die b-Phase mindestens 30% und somit länger als die a-Phase, für die d-Phase mindestens 15%.

Bei einem Saugtaktverhältnis von 60:40 können diese Werte z.B. wie folgt sein:

a = 20%, b = 40%, c = 20% und d = 20% .

Die Funktion der Pulsatoren kann durch eine zu enge Luftleitung oder zu enge Pulsschläuche ungünstig beeinflußt werden. Dies drückt sich meist in einer zu langen a-Phase auf Kosten der eigentlichen Melkphase (b-Phase) aus und führt zu einer Verlängerung der Melkzeit. Eine zu kurze d-Phase, die wichtig für die Erholung des Zitzengewebes ist, kann Zitzenschädigungen zur Folge haben. Damit hat also ein schlecht funktionierendes Pulsatorsystem auch einen Einfluß auf die Eutergesundheit.

Es sollte hiermit deutlich geworden sein, daß die Funktion der Melkanlage von sehr großer Bedeutung für die Eutergesundheit der Kühe ist. Darum muß jede Anlage zweimal im Jahr durchgemessen werden. Ist die Anlage veraltet, ist eine Aufrüstung notwendig. Oft ist es sogar nötig, die Anlage komplett zu erneuern.

Als „geringe" Mängel der Melkanlage gelten:

- ein zu hohes Vakuum,
- eine zu hohe Pulsfrequenz,
- ein zu hohes Saugtaktverhältnis.

Diese verursachen aber nicht so schnell Eutergesundheitsschäden, im Gegensatz zu den beiden folgenden, oft vorkommenden Mängeln:

- **verschlissene Zitzengummis**, wodurch es leicht zur Erregeranreicherung in den zahlreichen Ritzen und Spalten und zu einem zu hohen Vakuumverlust kommt (s.o.); außerdem werden die Zitzen unnötig mechanisch gereizt (s.o.).
- **unstabiles Vakuum**, wodurch starke Vakuumschwankungen unter der Zitze auftreten. Dies tritt besonders auf, wenn die Reservekapazität der Vakuumpumpe nicht ausreicht, um unvermeidlichen Lufteintritt, z.B. beim Abnehmen eines Melkzeuges, auszugleichen. Auch ein unzureichender Milchabfluß (z.B. bei nicht ausreichend dimensionierter Melklei-

tung und/oder Melkzeugen) ruft unerwünschte unregelmäßige Vakuumschwankungen unter der Zitze hervor.

Um die Bedeutung der Melkanlage zu illustrieren, und weil viele Tierärzte nur unvollständige Kenntnisse über die Funktion der Melkanlage haben, folgt die Darstellung eines Milchviehbetriebs mit Melk- und Eutergesundheitsproblemen.

- **Bedeutung der Melkmaschine für die Eutergesundheit (Beispiel)**

Problem

Während eines Betriebsbesuchs Anfang September wurde durch einen sehr fachkundigen Milcherzeuger mit einem modernen Milchviehbetrieb folgendes Betriebsproblem zur Sprache gebracht: Die Tankmilchzellzahl hatte die Norm von 400.000 Zellen/ml überschritten, und der Gehalt an koliformen Keimen lag über der festgesetzten Norm. Außerdem wollten viele Kühe nicht mehr in den Melkstand kommen. Die Kühe waren während des Melkens sehr unruhig und mußten öfter als früher mit einem Schlagbügel gemolken werden, um zu verhindern, daß die Kühe das Melkzeug abtraten. Dies alles führte dazu, daß die Melkzeit sich stark verlängerte und der Landwirt keine Freude mehr am Melken hatte.

Anamnese

Der Betrieb: Im Betrieb wurden 65 mit Red Holstein gekreuzte Rotbunte Kühe gemolken. Die 305-Tage-Milchproduktion betrug etwa 7800 kg. Während der Winterperiode wurden die Tiere in einem modernen Liegeboxenlaufstall gehalten. In der Sommerperiode hatten die Tiere tagsüber Weidegang und waren nachts aufgestallt.

Die Melkanlage: Das Melken fand in einem 5V5 Durchlaufmelkstand statt. Die tiefverlegte Melkleitung war als Ringleitung verlegt und hatte einen Innendurchmesser von 50 mm. Die Sammelstücke hatten ein Volumen von 150 ml und waren mit einem langen Milchschlauch mit einer Länge von 170 cm und einem Innendurchmesser von 14 mm verbunden. Der lange Milchschlauch war in Reihe an ein Milchflußmeßgerät angeschlossen. Von dem Milchflußmeßgerät wurde die Milch in die Melkleitung abgeleitet. Das Pulsationssystem bestand aus Wechseltaktpulsatoren mit einer Frequenz von 60 Pulsen pro Minute und einem Saugtaktverhältnis von 60:40. Zusätzlich gab es eine mechanisch gesteuerte Abnahmeautomatik.

Die statische Messung: Am 13. April des gleichen Jahres war eine statische oder Trockenmessung der Anlage durch den lokalen Milcherzeugerberater durchgeführt worden. Es zeigte sich, daß die Luftzufuhr in den Sammelstücken beinahe das Dreifache der Norm überschritt und die a-Phase bei 4 Pulsatoren oberhalb der Norm von 20% lag. Der viel zu hohe Lufteinlaß wurde durch verschlissene Vakuumventile der automatischen Abnahme an den Sammelstücken verursacht.

Es wurde empfohlen, die Vakuumventile zu ersetzen und die Magnetklappen der 4 Pulsatoren zu überprüfen. Gleichzeitig wurden die Sammelstücke, die langen Milchschläuche und die Milchflußindikatoren ersetzt,

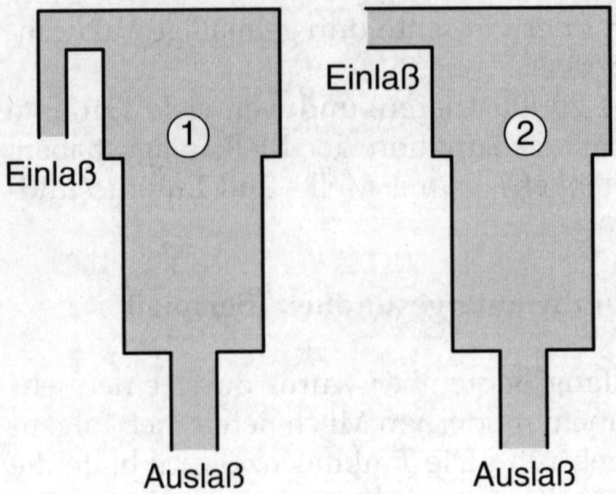

Abb. 8 Milchflußindikatoren (1: alter Typ; 2: neuer Typ).

wodurch die milchabführenden Teile vom Sammelstück bis zur Melkleitung einen Durchmesser von 16 mm bekamen. Die langen Milchschläuche wurden auf 135 cm gekürzt und die Milchflußindikatoren durch einen anderen Typ ersetzt, wodurch der Widerstand der Milch beim Übergang vom langen Milchschlauch in den Milchflußindikator geringer wurde (Abb. 8).

Gleichzeitig wurde vom Melkmaschinentechniker angeraten, daß Betriebsvakuum von 41,5 kPa auf 44 kPa zu erhöhen.

Die empfohlenen Veränderungen wurden im Mai und Juni durchgeführt und hatten zur Folge, daß die Kühe während des Melkens immer unruhiger wurden.

Empfehlung
Um die Ursache für die Unruhe der Kühe herauszufinden, wurde am 21. September eine dynamische oder Naßmessung durch den Milcherzeugerberater durchgeführt. Die dynamische Messung wird vor allen Dingen dann empfohlen, wenn Beschwerden über Mastitis, schlechte Zitzenkondition oder über Schwierigkeiten beim Melken bei empfindlichen Kühen vorliegen. Mit einer dynamischen Messung können Abweichungen der Milchabflußkapazität und der Vakuumschwankungen am Zitzenbecherrand erfaßt werden. Außerdem kann dem Auftreten von „Impacts“ nachgegangen werden.

Ergebnis der dynamischen Messung
Während des Melkens kommt es zu Vakuumschwankungen unterhalb der Zitzenöffnung, die durch Widerstände beim Milchabfluß, durch das Schließen und Öffnen des Zitzengummis und das Einströmen von Luft entstehen. Diese Schwankungen lassen sich nicht verhindern, sollten aber bei einer gut funktionierenden Melkmaschine möglichst minimiert sein. Man unterscheidet die Messung langsamer Vakuumschwankungen im kurzen Milchschlauch, die Erfassung von zyklischen, d.h. an die Pulsation gebundene Vakuumschwankungen (Messung im kurzen Milch- und Pulsschlauch), die Stufenmessung, die an verschiedenen Stellen des milchableitenden

Systems stattfindet, die Messung des Vakuums im Zitzenbecherrand und die Messung von unregelmäßigen Vakuumschwankungen an verschiedenen Stellen des Systems.

Die Ergebnisse der dynamischen Messung im Beispielbetrieb werden in Tabelle 31 wiedergegeben. Abweichende Werte sind in der Tabelle fettgedruckt und werden später besprochen. Der Abfall des Durchschnittsvakuums im kurzen Milchschlauch (Tab. 31 [Kuh 97] und Abb. 9 [2]), die zyklischen Variationen (Tab. 31 [Kuh 97] und Abb. 9 [1]) und die Stufenkontrolle (Tab. 31 [Kuh 139]) wichen bei Kühen mit hohem Milchfluß (> 4,0 kg/min) zu sehr von der Norm ab. Richtwerte für den Abfall des Durchschnittsvakuums bei unterschiedlichen Milchflußgeschwindigkeiten und milchabführenden Systemen sind in Tabelle 32 dargestellt.

Für Kuh 97 wurde ein Abfall des mittleren Vakuums im kurzen Milchschlauch gegenüber dem Betriebsvakuum von 8,2 kPa gemessen (Abb. 9 [2]). Die Norm bei Kühen mit einem Milchfluß von 5 kg/min erlaubt ein Absinken von nur maximal 4,3 kPa. Bei Kuh 139 (Tab. 31) wurde ein Abfall von 5,4 kPa gemessen (Norm bei Kühen mit einem Milchfluß von 4,5 kg/min: 3,8 kPa).

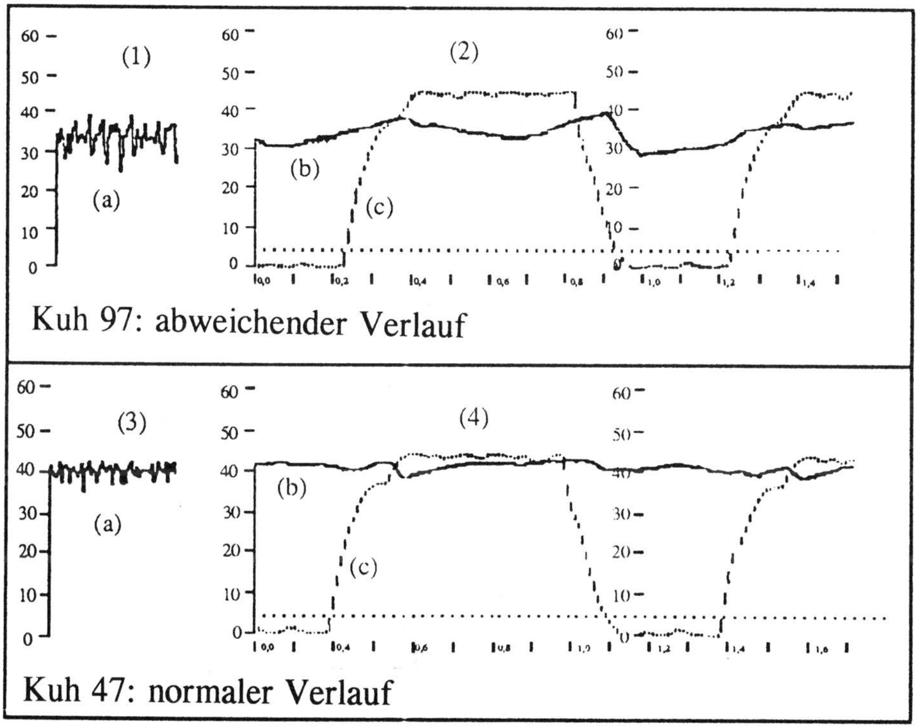

Abb. 9 Zyklische Variationen (kPa) im kurzen Milchschlauch ([1] und [3]) und zyklische Variationen (kPa) im kurzen Puls- und Milchschlauch ([2] und [4]) bei 2 Kühen.
(a): zyklische Variationen im kurzen Milchschlauch während 10 s; **(b)** zyklische Variationen im kurzen Milchschlauch und **(c)** im kurzen Pulsschlauch während eines Pulszyklus.

Tab. 31 Ergebnisse der dynamischen Messung der Melkmaschine vom 21.09.1995

1. Zyklische Variationen	Betriebsvakuum: 42,5 kPa			Vakuum in milchführenden Teilen: 42,0 kPa
1.1 Im kurzen Milchschlauch	Kuh 97	Kuh 47	Kuh 89	Bemerkung
Milchflußgeschwindigkeit kg/min	5,0	3,5	4,0	
min. Vakuum (kPa)	**25,3**	35,7	35,0	
max. Vakuum (kPa)	**39,3**	42,8	42,0	
mittl. Vakuum (kPa)	**33,8**	40,5	39,2	
Abweichung vom Betriebsvakuum (kPa)	**8,2**	1,5	2,8	
Norm (kPa)	4,3	3,0	3,4	
1.2 Im kurzen Milch- und Pulsschlauch				
Milchflußgeschwindigkeit kg/min	5,0	3,5	4,0	
mittl. Vakuum (kPa)	**33,8**	40,5	39,2	
+ kPa	**5,5**	2,3	2,8	
– kPa	**8,5**	4,8	4,2	
2. Stufenmessung				
	Kuh 26	Kuh 139		
Milchflußgeschwindigkeit kg/min	4,0	4,5		
Lokalisation				
kurzer Milchschlauch (kPa)	**34,4**	**36,6**		
hinter dem Sammelstück (kPa)	39,6	**35,2**		
vor dem Indikator (kPa)	42,1	42,5		
nach dem Indikator (kPa)	43,0	43,0		
Melkleitung (kPa)	43,0	42,9		
3. Vakuum im Melkbecherrand	Kuh 102	Kuh 142		Kuh 142: kurze Zitzen
Melkbeginn (Norm: < 10 kPa)	4,5	**30,4**		
Mitte (Norm: < 10 kPa)	4,4	**26,3**		
Melkende (kann > 20 kPa sein)	18,6	20,5		
4. Unregelmäßige Vakuumvariationen				
kurzer Milchschlauch (kPa)		–		
langer Milchschlauch (kPa)		**28,3**		
Melkleitung (kPa)		4,7		

Tab. 32 Langsame Vakuumvariationen in kPa bei unterschiedlichen Milchfluß-geschwindigkeiten (kg/min) und unterschiedlichen Abflußsystemen

	Milchflußgeschwindigkeit (kg/min)					
Melkleitung	1	2	3	4	5	6
• Innendurchmesser langer Milchschlauch 14 mm						
hochverlegt	2,9	5,8	8,7	12,0	14,0	17,0
Recorder (10 kg Marke), 1,60 m	2,0	3,9	5,9	7,9	9,9	12,0
Recorder (10 kg Marke), 1,20 m	1,4	2,8	4,2	5,6	7,0	8,4
tiefverlegt	1,1	2,3	3,4	4,5	5,6	6,8
Milchschlauch 1 m zu lang und mit Schleife	1,1	2,1	3,2	4,2	5,3	6,3
• Innendurchmesser langer Milchschlauch 16 mm						
hochverlegt	2,2	4,4	6,6	8,8	11,0	13,0
Recorder (10 kg Marke), 1,60 m	1,5	3,1	4,5	6,0	7,5	9,0
Recorder (10 kg Marke), 1,20 m	1,1	2,1	3,2	4,3	5,4	6,4
tiefverlegt	0,9	1,7	2,6	3,4	4,3	5,2
Milchschlauch 1 m zu lang und mit Schleife	0,8	1,6	2,4	3,2	4,0	4,8

Auch die zyklischen Variationen im kurzen Milchschlauch waren bei Kuh 97 zu groß (Tab. 31 und Abb. 9 [1]). Diese betrugen 14 kPa, wobei die Norm eine Variation von maximal 10 kPa zuläßt. Während der Stufenmessung (Tab. 31, Kuh 139) blieb das mittlere Vakuum im kurzen Milchschlauch und am Anfang des langen Milchschlauches zu niedrig. Erst vor dem Milchstromindikator erreichte das mittlere Vakuum das Betriebsvakuum. Die Ursache für diese Abweichung bei Kühen mit einem hohen Milchfluß muß in einem zu kleinem Volumen des Milchsammelstücks und im Verlauf des Milchschlauchs, bevor er in den Milchflußindikator mündet, gesucht werden. Bei Kühen mit einem niedrigeren Milchfluß (47, 89 und 26, < 4,0 kg/min) verliefen der Abfall des mittleren Vakuums (Tab. 31 [Kuh 47 und 89], die zyklischen Vakuumschwankungen (Tab. 31 [Kuh 47 und 89]) und die Stufenkontrolle normal (Tab. 31 [Kuh 26] und Abb. 10). Das niedrige Vakuum im kurzen Milchschlauch bei Kuh 26 wurde durch Luftsaugen am Ende der Messung verursacht (Abb. 10 [1]).

Das Vakuum im Zitzenbecherrand (Tab. 31 und Abb. 11) lag weit über der Norm bei Kühen mit kleinen Zitzen (Kuh 142). Normalerweise bleibt das Vakuum zu Beginn und während des Melkvorgangs unter 10 kPa. Am Ende des Melkens sind Werte von mehr als 20 kPa als normal anzusehen. Liegt das Vakuum zu Beginn oder während des Melkens zwischen 10 und 20 kPa, dann ist dies leicht erhöht, während ein Vakuum von mehr als 20 kPa als zu hoch angesehen werden muß.

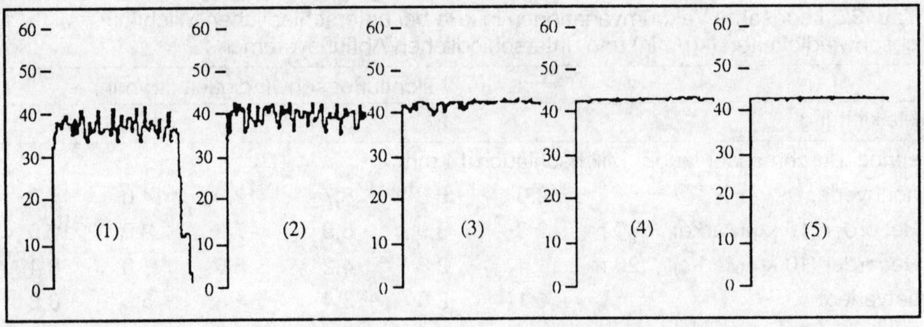

Abb. 10 Verhalten der Vakuumvariationen (kPa) (Stufenkontrolle) bei Kuh 26 im kurzen Milchschlauch (1), im langen Milchschlauch unmittelbar nach dem Sammelstück (2), im langen Milchschlauch unmittelbar vor dem Milchflußindikator (3), im Milchschlauch unmittelbar nach dem Milchflußindikatior (4) und in der Melkleitung (5).

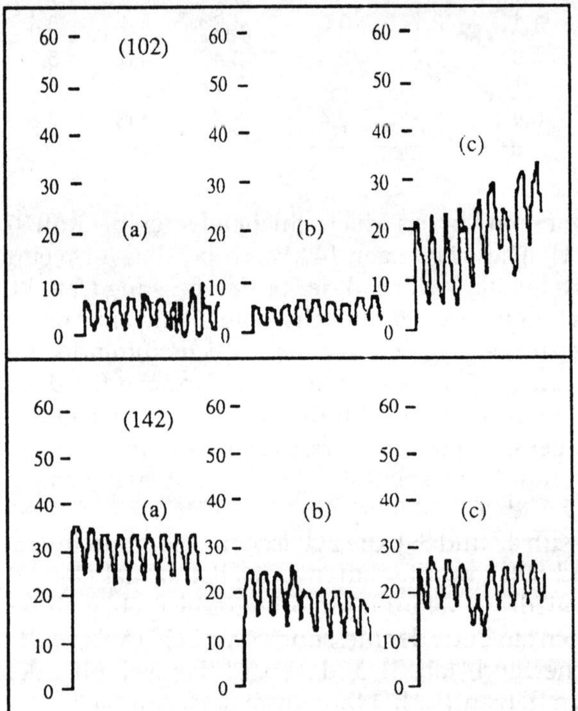

Abb. 11 Vakuum im Zitzenbecherrand (kPa) bei Kuh 102 (normal) und Kuh 142 zu Beginn **(a),** während **(b)** und am Ende des Melkvorgangs **(c).**

Während der dynamischen Messung konnten plötzliche und große Lufteinflüsse bei dem automatischen Abnehmen (Abb. 12 [b]) und beim Abtreten eines Melkzeugs gehört und gemessen werden. Die Ursache war ein schlecht funktionierendes Milchventil im Milchsammelstück, welches den Zugang zum langen Milchschlauch während der Abnahme des Melkzeugs oder, wenn eine Kuh das Melkzeug abtrat, verschließen sollte. Da das Betriebs-

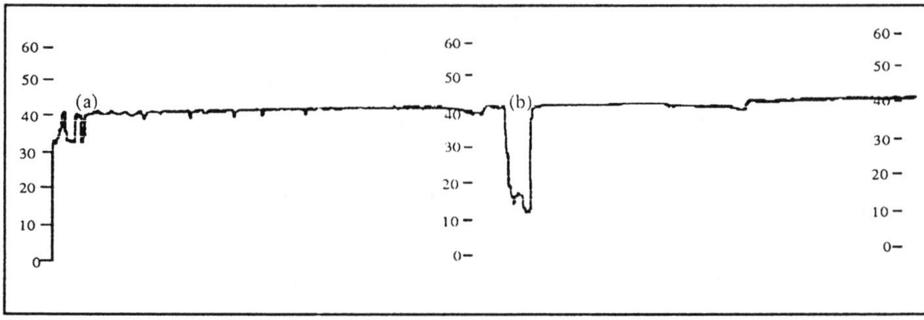

Abb. 12 Unregelmäßige Vakuumschwankungen (kPa) im langen Milchschlauch. **(a):** Unregelmäßige Vakuumvariationen als Folge von Luftansaugen an einem Zitzengummi an der Meßstelle; **(b):** unregelmäßige Vakuumvariationen als Folge von Lufteinlaß, die bei der automatischen Abnahme eines Melkzeugs bei einer benachbarten Kuh auftraten.

vakuum erhöht und der Innendurchmesser der abführenden Teile vergrößert worden war, war der Luftdurchfluß auf der Höhe des Übergangs vom Sammelstück zum langen Milchschlauch zu hoch geworden. Hierdurch wurde der Milchhahn im Sammelstück schiefgezogen, so daß der Ausgang zum langen Milchschlauch nicht mehr dicht abgeschlossen wurde. Dieser Lufteinlaß konnte an verschiedenen Stellen in der Melkleitung und den milchführenden Teilen gemessen werden. In Abbildung 12 sind die unregelmäßigen Vakuumschwankungen im langen Milchschlauch wiedergegeben. Zu Beginn der Messung fallen kleine Vakuumschwankungen als Folge des Luftansaugens an einem Zitzengummi in demselben Stand auf, wo die Messung durchgeführt wurde. Die Vakuumschwankung, die in der Mitte der Messung auftrat, wurde durch das automatische Abnehmen eines Melkzeugs bei einer benachbarten Kuh verursacht.

Besprechung der Untersuchungsbefunde

Die Unruhe bei den Kühen und das Abtreten der Melkzeuge wurden durch das beständige und erhöhte Vakuum im Rand des Zitzengummis bei Kühen mit kleinen Zitzen verursacht. Diese Tiere mußten auch wegen des regelmäßigen Tretens nach den Melkzeugen überwiegend mit einem Schlagbügel gemolken werden. Der Schmerz, den diese Tiere schon früher gehabt hatten, wenn auch in Maßen, verschlimmerte sich nach der Durchführung der Empfehlungen, die aufgrund der statischen Messung der Anlage gegeben worden waren. Ursachen waren einerseits ein höherer Unterdruck unter den Zitzen, da das Betriebsvakuum höher eingestellt worden war (41,5 kPa während der statischen Messung und 42,5 kPa während der dynamischen Messung), andererseits der bessere Milchabfluß durch die größeren Innendurchmesser der langen Milchschläuche und deren Ansatzstutzen am Sammelstück. Als Folge davon trat die Durchblutung der Zitzen während der Ruhephase nicht schnell genug ein, wodurch Stauungen und Schmerzen entstanden. Nicht selten wurde daher auch nach dem Melken ein bläulich verfärbter und geschwollener Rand an der Zitzenbasis sichtbar. Zusätzlich wurde, wenn eine Kuh ein Melkzeug abtrat, infolge der ungenügenden Funktion des Melkhahns eine erhebliche Menge Luft in das Sammelstück eingesogen. Dieser Lufteinstrom verursachte Milchrückfluß („Impacts") bei den anderen gleichzeitig gemolkenen Kühen. Diese „Impacts" traten auch auf, wenn ein Melkzeug automatisch abgenommen wurde. Ein derartiger Rückschlag von Milch kann so heftig sein, daß bei den Tieren Schmerzen verursacht werden. Dies konnte während des Melkens auch beobachtet werden: Wenn eine Kuh ein Melkzeug abtrat oder ein Melkzeug automatisch abgenommen wurde, fingen andere Kühe auch an zu trippeln. Ein primärer Lufteinstrom hatte also eine Kettenreaktion zur Folge, die so heftig war, daß alle Kühe, die momentan gemolken wurden, unruhig wurden.

Die starke Steigerung des Zellgehalts während der letzten 14 Tage des Monats August ist möglicherweise durch das Auftreten neuer intramammärer Infektionen zu erklären. Die Anzahl klinischer Mastitiden war immer noch nicht angestiegen. Die wichtigste Ursache dieser Zellzahlsteigerung muß in der Reizung der Zitzen als Folge des erhöhten Vakuums am Zitzenbecherrand und der Streßsituation als Folge der beim Melken auftretenden „Impacts" beim Abtreten eines Melkzeugs oder bei der automatischen Melkzeugabnahme gesehen werden.

Der starke Anstieg von koliformen Keimen während derselben Periode war sowohl eine Folge der großen Menge kontaminierter angesaugter Luft während der automatischen Melkzeugabnahme als auch eine Folge der Beschmutzung des Melkzeugs, wenn dieses nach Abtreten zu Boden fiel.

Der Landwirt erhielt folgende Empfehlungen:

- Die automatische Melkzeugabnahme sollte nicht mehr benutzt werden, bis diese durch ein elektronisch gesteuertes Abnahmesystem ersetzt worden war; die Melkzeuge sollten manuell durch Zurückziehen des Melkhahns abgenommen werden, wenn eine Kuh leergemolken war. Bei einer elektronisch gesteuerten Abnahmeautomatik wird am Ende des Melkens mit Hilfe einer Membranklappe der lange Milchschlauch abgedichtet, um die Verbindung mit dem Vakuum zu unterbrechen. Durch die Zufuhr von Luft durch das Luftloch im Sammelstück wird das Vakuum langsam reduziert, und das Melkzeug kann dann abgenommen werden.
- Die Sammelstücke sollten durch solche mit größerem Volumen ersetzt werden. Größere Sammelstücke sollen einen besseren Abfluß der Milch durch den kurzen Milchschlauch ermöglichen, so daß der Vakuumabfall im kurzen Milchschlauch bei Kühen mit einem hohen Milchfluß die Norm nicht mehr überschreitet.
- Die Zitzengummis sollten durch solche mit kleinerem Durchmesser ersetzt werden. Solche Zitzengummis verursachen den Kühen mit kleinen Zitzen beim Melken weniger Schmerzen. Das Melken von Kühen mit größeren Zitzen ist selbst bei Gebrauch von kleineren Zitzengummis meist problemlos möglich.

Die Empfehlungen wurden vollständig durchgeführt. Zusätzlich wurde das Saugtaktverhältnis der Pulsatoren von 60/40 auf 65/35 verändert. Nach Vornahme der Veränderungen kehrte die Ruhe im Melkstand wieder zurück, und es war wieder angenehm zu melken. Danach trat eine deutliche Verbesserung der Milchqualität ein.

Das geschilderte Beispiel zeigt deutlich die große Bedeutung der Melkmaschine für die Eutergesundheit.

Folglich muß der Tierarzt dieses Thema bei der Lösung von Problemen, die mit dem Euter in Verbindung stehen, besonders berücksichtigen.

3.2.5.3 Melkarbeit

Bei der Melkarbeit sind verschiedene Betriebsmanagement-Aspekte von Bedeutung:
- Melkhygiene (bereits besprochen);
- Umgang mit den Kühen;
- Kraftfuttervorgaben;
- Melkvorbereitung (Vormelken, Reinigung der Zitzen);
- Ansetzen und Abnahme der Melkzeuge;
- Zitzendesinfektion.

• Umgang mit den Kühen

Es wird meist vernachlässigt, daß ein wichtiger Bestandteil der Melkarbeit der Umgang mit den Kühen beim Eintreiben in den Melkstand und während des Melkens ist. Die Kühe müssen auf ruhige Weise in den Melkstand getrieben werden, im Anbindestall muß man sich ihnen ruhig nähern. Den Kühen sollte kein Streß (Angst) bereitet werden (z.B. durch Schlagen, Treten, Jagen, Schreien). Während des Melkens müssen ungewohnte Situationen vermieden werden. Tiere, die Angst haben, setzen vermehrt Kot ab. Findet dies im Melkstand statt, werden die hygienischen Bedingungen beim Melken verschlechtert. Vermehrtes Kotabsetzen im Melkstand ist immer ein Hinweis darauf, daß sich die Kühe bei dem „Handling" um das Melken nicht wohl fühlen. Wenn Adrenalin vor der Melkvorbereitung freigesetzt wird, hat dies ein unvollständiges Ausmelken (10–85%) und gleichzeitig eine längere Melkzeit zur Folge. Dieser Effekt wird selbst dann noch deutlich, wenn die eigentliche Streßsituation dem Melkbeginn schon 30 Minuten vorausgegangen ist. Kommen diese Situationen täglich vor, hat dies eine erniedrigte Milchproduktion zur Folge. Sämtliche Streßsituationen in der Nähe des Melkstands (z.B. Behandlungen, Impfungen) sollten vermieden werden.

• Kraftfuttervorgaben

In einigen Melkstandtypen wird den Kühen zu Beginn des Melkens Kraftfutter angeboten. Die Menge sollte so bemessen sein, daß die Kühe sie während des Aufenthalts im Melkstand auch auffressen können (d.h. maximal 4 kg pro Kuh). Die Kühe sollen hierdurch leichter in den Melkstand kommen, was arbeitsersparend wirkt, und sie sollen sich entspannen, während sie fressen. Hierdurch werden die besten Voraussetzungen für eine maximale Abgabe von Oxytocin geschaffen. Man sollte darauf achten, daß kein Kraftfutter in den Futternäpfen zurückbleibt. Die neu hinzukommenden Kühe können sonst beim ersten Trog, der noch Futter enthält, anhalten und den Zutritt zu den übrigen Plätzen blockieren. Dies verursacht wieder Unruhe und demzufolge eine Freisetzung von Adrenalin. Eine solche Situation kann durch einen gesteuerten Kraftfutterdosierer vermieden werden.

In vielen Betrieben mit computergesteuerter Kraftfutterzuteilung wird kein Kraftfutter mehr im Melkstand gegeben. Wenn der Umgang mit den Kühen gut ist, sind die Ergebnisse sehr befriedigend. Nachteilig ist, daß die Kühe nicht mehr so leicht in den Melkstand kommen wollen. Ein großer Vorteil ist, daß es kein Gedränge der Kühe um Kraftfutter mehr gibt.

• **Melkvorbereitung**

Die Vorbereitung besteht aus dem Vormelken und dem Reinigen der Zitzen. Gründlich durchgeführt, dient sie auch einem guten Anrüsten.

Beim **Vormelken** werden 2–3 Strahlen Milch auf einen schwarzen Untergrund gemolken. Im Anbindestall sollte man eine Vormelkschale benutzen, um eine Verschmutzung des Standplatzes zu verhindern. Im Melkstand kann auf den Boden (schwarze Kachel) gemolken werden. Veränderte Milch muß sofort weggespült werden.

Die Milch jeder laktierenden Kuh sollte vor dem Melken auf Abweichungen hinsichtlich Konsistenz und Farbe sowie Flockenbeimengung untersucht werden. Eine Mastitis muß frühzeitig erkannt werden, so daß eine Behandlung rechtzeitig begonnen werden kann.

Eine Kuh mit klinischer Mastitis sollte isoliert und im Krankenstall gehalten werden. Sie sollte zum Schluß gemolken werden. Zu oft werden Kühe mit Mastitis im Stall belassen und zusammen mit den anderen Kühen gemolken. Man sollte dem Landwirt bewußt machen, daß ein infiziertes Euterviertel das größte und gefährlichste Reservoir für Mastitiserreger ist. Über die Zitzengummis können Kühe, die direkt danach gemolken werden, infiziert werden. Das gleiche gilt für die Hände des Melkers, wenn diese Kontakt mit infiziertem Material hatten. Man sollte die Hände während des Melkens regelmäßig abspülen und in einer geeigneten Lösung desinfizieren. Die Melkerhände werden mehr und mehr als Überträger von Infektionen angesehen.

Ein anderer Vorteil des Vormelkens ist, daß Milch mit einem hohen Keimgehalt weggemolken wird. Die ersten Strahlen Milch enthalten viele Keime. Wenn diese Keime letztendlich in den Milchtank kommen, ist die Haltbarkeit und damit die Qualität der Milch vermindert.

Die Zitzen müssen sauber und trocken sein, wenn das Melkzeug angesetzt wird. Zitzen sind Träger einer großen Anzahl von Bakterien, darunter Mastitiserreger. Auch anhaftender Mist und Kot an Zitzen und Euterhaut können Mastitiserreger enthalten. Die Euter sollten deswegen regelmäßig geschoren werden.

Das Auftreten neuer Euterinfektionen ist eng an die Anzahl von Bakterien auf der Zitzenhaut gekoppelt. Es ist darum wichtig, die Keimzahl durch Zitzenreinigung vor dem Melken auf ein Minimum zu reduzieren. Die Keimzahl in der Milch (Haltbarkeit) wird dadurch positiv beeinflußt. Die Reinigungsmethode bei schmutzigen Zitzen besteht im Abwaschen und

Abtrocknen ausschließlich der Zitzen. Dies kann mit fließendem Wasser geschehen, während der Handrücken die Zitzenbasis abschirmt. Danach werden die Zitzen mit Einmalpapierhandtüchern gründlich abgetrocknet. Wenn die Euterhaut oberhalb der Zitzen dreckig ist, sollte man dies besser so lassen. Eine trockene aber schmutzige Euterhaut ist einer gesäuberten aber nassen Euterhaut vorzuziehen.

Wenn die Zitzen nicht allzu schmutzig sind, ist eine trockene Reinigung mit Einmalpapierhandtüchern, d.h. ohne vorher zu waschen, anzustreben. Beim Waschen besteht selbst nach dem Abtrocknen immer das Risiko von nassen Zitzen durch herunterlaufendes Wasser von der Euter- und Zitzenhaut, wodurch die Kontamination wieder zunimmt.

Aus dem Gesagten sollte deutlich geworden sein, daß der Gebrauch von Eutertüchern für mehrere Kühe abzulehnen ist. Derartige Tücher sind stark mit Bakterien kontaminiert und übertragen diese von einer Zitze zur anderen, auch wenn die Tücher zwischendurch in einen Eimer mit Desinfektionslösung gelegt werden. Einmalpapierhandtücher bezahlen sich selbst!

Der Hygiene muß nicht nur im Melkstand, sondern auch im Stall besondere Aufmerksamkeit geschenkt werden. Man muß verhindern, daß die Zitzen zwischen den Melkzeiten zu stark verschmutzen. Saubere Kühe tragen zu einer besseren Milchqualität und besseren Arbeitskonditionen bei. Außerdem vermindern sich die Reservoire von Umwelterregern, die eine Mastitis verursachen können.

• Das Ansetzen und Abnehmen der Melkzeuge

Das Melkzeug sollte innerhalb von 30–60 Sekunden nach Beginn der Vorbereitung angesetzt werden, ohne dabei viel Luft anzusaugen. Das Vormelken und die Reinigung der Zitzen stimulieren die hypophysäre Abgabe von Oxytocin. Die Melkzeuge sollten daher nach der obengenannten Vorbereitung sofort angeschlossen werden. Man muß auf jeden Fall verhindern, daß das Ansetzen erst nach einigen Minuten stattfindet. Die höchste Abgabe von Oxytocin findet 1–2 Minuten nach Beginn der Vorbehandlung statt und hält 4 Minuten an. Um die Kühe in einer möglichst kurzen Zeit vollständig auszumelken, ist es ratsam, den Verlauf der Oxytocinabgabe optimal auszunutzen.

Melken ist eine Kooperation zwischen Mensch und Tier. Der Melker bekommt nur die Milch, die die Kuh bereit ist abzugeben. Der Melker muß dafür die richtigen Vorbedingungen schaffen!

Während des Melkens sollte der Melker achten auf:

- das Ansaugen von Luft;
- eine gute Gewichtsverteilung des Melkzeugs an allen vier Eutervierteln;
- ein schnelles Ansetzen abgefallener Melkzeuge;
- ein rechtzeitiges Abnehmen der Melkzeuge, nachdem das Vakuum abgeschaltet wurde;
- Unruhe bei den Kühen, was meistens auf eine mangelhafte Funktion der Melkmaschine hindeutet.

Besonders am Ende des Melkens muß man darauf achten, daß plötzliches Luftansaugen das Vakuum unter der Zitze nicht negativ beeinflußt. Dies kann beim Abrutschen der Zitzengummis oder beim Abfallen eines Zitzengummis auftreten. Die Folge hiervon ist, daß, wie schon mehrfach erwähnt, ganz feine Milchtröpfchen, die mit Bakterien beladen sind, mit großer Geschwindigkeit an die Zitzenöffnung zurückgeschlagen werden und dann durch den Strichkanal in die Zitze eindringen können. Wenn diese Tröpfchen auch Mastitiserreger enthalten, können Euterviertel (neu) infiziert werden.

• **Zitzendesinfektion**
Das „Dippen" oder Sprühen der Zitzen bildet den Abschluß einer guten Melkhygiene. Man sollte darauf achten, daß das Desinfektionsmittel die Zitzen rundherum benetzt. Außerdem muß die Zitzendesinfektion unmittelbar nach Abnahme der Melkzeuge vorgenommen werden.

Die Zitzendesinfektion beugt neuen Infektionen vor. Sie hat keinen Einfluß auf bestehende Infektionen. Die gängigen Desinfektionsmittel sind besonders wirksam gegenüber Kokken und in einem geringeren Maße gegenüber koliformen Bakterien. Die „Dippbecher" sollten in nicht zu langen Abständen (optimal nach jedem Melken) gereinigt und getrocknet werden. Über stark mit Mist und/oder Urin verschmutzte oder zu alte Desinfektionslösungen können sich Infektionen durch das „Dippen" von Kuh zu Kuh verbreiten. Bei der Auswahl der Desinfektionslösungen sollten DLG-geprüfte Mittel bevorzugt werden. Neben der desinfizierenden Wirkung ist der Pflegeeffekt nicht zu unterschätzen. Fertigpräparate haben diesbezüglich Vorzüge im Vergleich mit Konzentraten, die erst noch verdünnt werden müssen.

Zum Schluß noch einige zusätzliche Anmerkungen:
- der Landwirt sollte sich an feste Melkzeiten halten;
- zweimal pro Jahr sollten die Euter geschoren werden;
- wenn der regelmäßige Milchfluß aufhört, die Melkzeuge abnehmen: kein Blindmelken! Die beste Lösung ist die Installation einer Melkmaschine mit automatischer Abnahme. Wenn der Milchfluß unterhalb eines bestimmten Wertes fällt, wird das Melkzeug abgenommen. Blindmelken wird dadurch vermieden. Eine automatische Melkzeugabnahme kann deswegen viele Mastitiden verhindern;
- so wenig wie möglich maschinell nachmelken;
- so wenig Melkerwechsel wie möglich;
- der Landwirt muß seine Kühe kennen;
- vor der Applikation eines Euterinjektors im Rahmen einer Mastitisbehandlung oder als Antibiotikaschutz zum Trockenstellen sind die Zitzen mit Alkohol zu desinfizieren. Hierzu können die oft mit den Injektoren mitgelieferten Desinfektionstücher oder mit 70%igem Alkohol getränkte Wattetupfer benutzt werden.

3.2.5.4 Haltung und Pflege

Eine gute Haltung ist von besonderer Bedeutung zur Verhinderung von Euterinfektionen. Der Landwirt sollte deswegen sorgen für:
- eine gute Ventilation, um zu hohe Luftfeuchtigkeiten zu vermeiden;

- optimale Abmessung (Länge/Breite) der Stand- und Liegeplätze, um Zitzenverletzungen zu vermeiden;
- entsprechende Breite der Standplätze in Anbindeställen;
- eine geeignete und trockene Liegefläche;
- eine regelmäßige Klauenpflege;
- ein Euternetz bei Kühen mit großen Eutern und Zitzen;
- ausreichende Bewegungsfreiheit bei Kühen im Anbindestall;
- getrennte Haltung von laktierenden und trockenstehenden Kühen;
- Verhinderung der Entstehung von dünnem Kot durch Anpassung der Ration;
- Vermeidung von Überbelegung und damit auch von „Spaltenliegern". Jungtiere in Laufställen mit Liegeboxen halten.

Die Haltung ist besonders wichtig beim vermehrten Auftreten von Koliforme-Mastitiden. In einem Betrieb mit diesbezüglichen Problemen sollten folgende Punkte zusätzlich beachtet werden:

- Liegeboxeneinstreu: möglichst keine Säge- oder Holzspäne, bevorzugt gehäckseltes Stroh; je mehr Stroh, um so besser;
- geräumige Liegeboxen mit Nackenrohren oder -bändern;
- hervorragende Stallüftung (offener First, offene Seitenschächte, evtl. mit Klappen);
- Kühe nicht mit nassen Eutern melken (vor dem Melken gut abtrocknen);
- gut funktionierende Melkmaschine;
- den Kühen nach dem Melken schmackhaftes Futter anbieten, damit sie sich möglichst innerhalb der ersten Stunde nach dem Melken nicht hinlegen.

3.2.5.5 Züchterische Maßnahmen

Ungünstige Euter- und Zitzenformen führen zu einem erhöhten Infektionsrisiko, z.B. aufgrund einer starken Verletzungsgefahr (Hängeeuter) oder aufgrund von Problemen beim maschinellen Melken (z.B. werden bei Stufeneutern meist die Vorder- und Hinterviertel nicht gleichmäßig leergemolken). Gerade im Zeitalter einer zunehmenden Automatisierung der Melkarbeit muß die Forderung nach einer Kuhherde aus Tieren mit möglichst homogenen Euterformen und Zitzengrößen sowie einer guten Euteraufhängung gestellt werden. Der Landwirt sollte im Rahmen der Beratung darauf hingewiesen werden, damit geeignete Bullen verwendet werden und nicht mit Kuhfamilien weitergezüchtet wird, die eine verminderte Mastitisresistenz aufgrund einer ungünstigen Form des Euters vererben.

Im Rahmen der Zucht auf Milchleistung sind die Milchflußraten der Kühe angestiegen. Dies ging mit einer Tendenz zur Züchtung auf kürzere Zitzen (Risiken s. bei Melktechnik) und weiten Zitzenkanälen mit einer erhöhten Gefahr der Invasion von Erregern einher. Schon lange ist bekannt, daß sich die Neuinfektionsrate sowohl während der Laktation als auch während der Trockenstehperiode mit zunehmenden Milchflußgeschwindigkeiten erhöht. Das zunächst erwünschte Merkmal „Leichtmelkigkeit" ist also mit dem bedeutsamen Nachteil einer erhöhten Mastitisanfälligkeit verbunden. Hier sollte von den Zuchtverbänden eine kritische Überprüfung der Zuchtziele vorgenommen werden. Den Landwirten muß im Rahmen der sich ändernden Wettbewerbsbedingungen ermöglicht werden, die Milch so kostengünstig wie möglich zu produzieren. Mit einer schon von vornherein mastitisanfälligen Kuhherde ist dies nicht realisierbar.

Literatur

Bramley, A.J., F.H. Dodd, G.A. Mein and J.A. Bramley (1992): Machine milking and lactation. Insight Books, Berkshire (England), Vermont (USA).

Deutsche Veterinärmedizinische Gesellschaft e.V., Sachverständigenausschuß „Subklinische Mastitis" (1994): Leitlinien zur Bekämpfung der Mastitis des Rindes als Bestandsproblem. 3. Aufl., DVG, Giessen.

Hoedemaker, M. (1993): Tierärztliche Betreuung von Milcherzeugerbetrieben. Teil 4: Eutergesundheitsüberwachung. Prakt. Tierarzt 74, 981–988.

Informatie en Kennis Centrum Veehouderij (1991): Handleiding voor het doormeten van melkinstallaties. Lelystad (Niederlande).

Kleinschroth, E. (1991): Tierärztliches Vorgehen in Mastitisproblembeständen. 1.Teil: Bestandsdiagnostik bei Eutergesundheitsstörungen und Einflußfaktoren auf die Eutergesundheit. Prakt. Tierarzt 72, 1063–1077.

Kleinschroth, E. (1992): Tierärztliches Vorgehen in Mastitisproblembeständen. 2. Teil: Therapie von Eutergesundheitsstörungen und weitere Maßnahmen bei Bestandssanierungen. Prakt. Tierarzt 73, 32–37.

Laevens, H., A. Janssens, A. de Kruif, L. de Meulemeester und R. Vandermeersch (1994): De melkmachine als oorzaak van sterke onrust bij de koeien (en de veehouder) tijdens het elken. Tijdschr. Diergeneeskd. 119, 495–499.

Philpot, W.N., and S.C. Nickerson (1991): Mastitis: Counter attack. Babson Bros. Co., Naperville (USA).

Sandholm, M., T. Honkanen-Buzalski, L. Kaartinen and S. Pyörälä (1995): The bovine udder and mastitis. Gummerus Kirjapaino Oy, Jyväskylä (Finnland).

Smith, K.L., D.A. Todhunter and P.S. Schoeneberger (1985): Environmental mastitis: cause, prevalence, prevention. J. Dairy Sci. 68, 1531–1553.

Worstorff, H. (1994): Melktechnik. Top agrar Sonderheft, Landwirtschaftsverlag, Münster-Hiltrup.

3.3 Milchleistung und Fütterung

3.3.1 Milchleistungsprüfung

3.3.1.1 Ziele der Milchleistungsprüfung

- Erfassung von Milchmenge und Milchinhaltsstoffen (Fett und Eiweiß) beim Einzeltier als Voraussetzung für die Zuchtwertfeststellung und Selektion.
- Erfassung von Daten zur Fütterung und Haltung sowie zur Abschätzung der Wirtschaftlichkeit der Milchviehhaltung.
- Erfassung von Daten über die Milchqualität und den Stand der Hygiene bei der Milchgewinnung.

- Durchführung von Melkbarkeitsprüfungen.
- Überprüfung technischer Einrichtungen in der Milchproduktion.
- Einsatz und Überprüfung von Milchmengenmeßgeräten.
- Kennzeichnung der Nachzucht zur Abstammungssicherung sowie im Rahmen der Viehverkehrsverordnung.
- Erfassung von Daten für die züchterische Bearbeitung der Reproduktionsleistung (Fruchtbarkeit, Kalbungsverlauf, Nutzungsdauer).
- Beratung der Mitgliedsbetriebe in Fragen der Fütterung, Milchgewinnung und Milchbehandlung.

3.3.1.2 Durchführung der Milchleistungsprüfung

Grundsätzlich wird zwischen Fremd- und Besitzerkontrolle unterschieden. In der Bundesrepublik Deutschland überwiegt die *Fremdkontrolle* mit einem Prüfungszeitraum von 30 Tagen. Mit der Durchführung sind Organisationen, z.B. Landeskontrollverbände (LKV), beauftragt (Abb. 13 u. 14). Der Milchkontrolleur meldet sich frühestens nach dem der Prüfung vorangegangenen Melken im Betrieb an. Bei zweimaligem Melken beginnt die Prüfung abends und endet morgens; bei dreimaligem Melken beginnt die Prüfung mittags. Es werden alle Kühe geprüft, außer trockenstehenden bis einschließlich 5 Tage nach der Kalbung. Das Prüfungsjahr dauert vom 1. Oktober bis zum 30. September. In diesem Zeitraum werden mindestens 11 Prüfungen durchgeführt. Bei der Prüfung werden für jede Kuh Milchmenge, Fett- und Eiweißgehalt ermittelt, wobei die Messungen ausschließlich mit Meßgeräten vorgenommen werden dürfen, die die Zulassungsnormen der Arbeitsgemeinschaft Deutscher Rinderzüchter e.V. (ADR) und des Internationalen Komitees für die Ermittlung der Wirtschaftlichkeit von Milchtieren (IKEWM) erfüllen. Aus den Ergebnissen des Prüfungstages wird die Leistung innerhalb des Prüfzeitraums hochgerechnet. Unregelmäßige Bestandsnachprüfungen dienen der Absicherung der MLP-Ergebnisse und der Bestätigung des Leistungsniveaus der Betriebe. Kalbe- und Trockenstelldaten sowie Abgänge und Abgangsursachen werden am Prüfungstag zusätzlich erfaßt.

3.3.1.3 Untersuchung der Milch auf Inhaltsstoffe und andere Gütemerkmale

Diese Untersuchungen dienen vor allem als Hilfmittel bei der Überwachung der Fütterung (s. 3.3.2.5), bei der Überwachung der Milchqualität und als züchterische Entscheidungshilfen. Im Rahmen der Milchgüteverordnung bilden diese Merkmale die Grundlage für die Bezahlung der Anlieferungsmilch. Während sich die Ergebnisse der Güteprüfung auf die Herdensammelmilch beziehen, geben diejenigen der MLP Auskünfte über die Einzeltiere. Umfang und Frequenz der Untersuchungen sind unterschiedlich (Tab. 33).

Die LKV haben bei der Datenerfassung eine zentrale Funktion, denn die MLP-Daten sind unentbehrlich für die Zuchtverbände, Besamungsorganisationen, für die Zuchtwertschätzung, für Auktionen und – nicht zuletzt – für

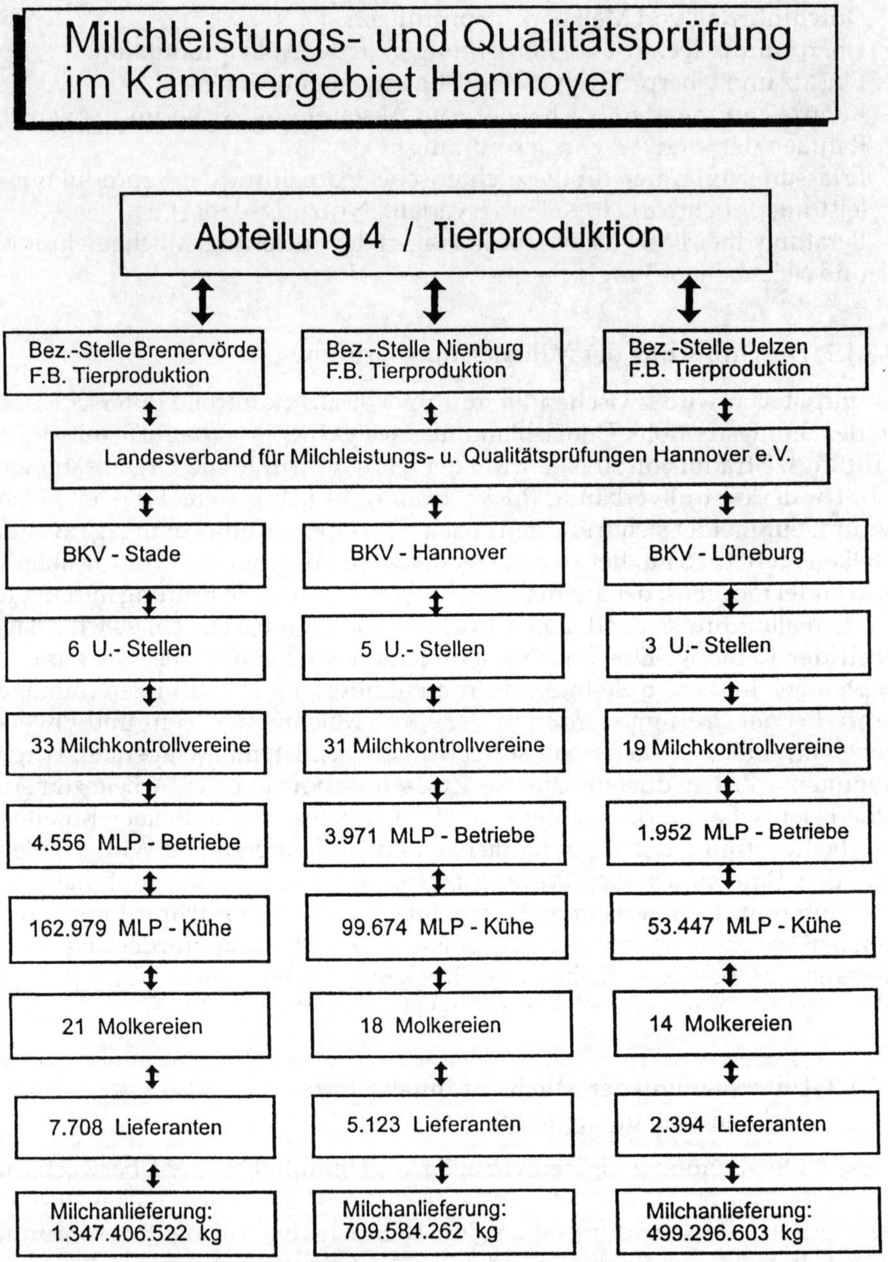

Anmerkung: In der Milchanlieferung sind teilweise Anlieferungen aus den neuen Bundesländern enthalten.

Abb. 13 Organisation der Milchleistungs- und Qualitätsprüfung am Beispiel der LWK Hannover 1994 (aus: Bericht über die Milchleistungs- und Qualitätsprüfungen im Prüfungsjahr 1994; LWK Hannover).

Abb. 14 Aufgaben der Milchkontrollorganisationen (aus: Bericht über die Milchleistungs- und Qualitätsprüfungen im Prüfungsjahr 1994; LWK Hannover).

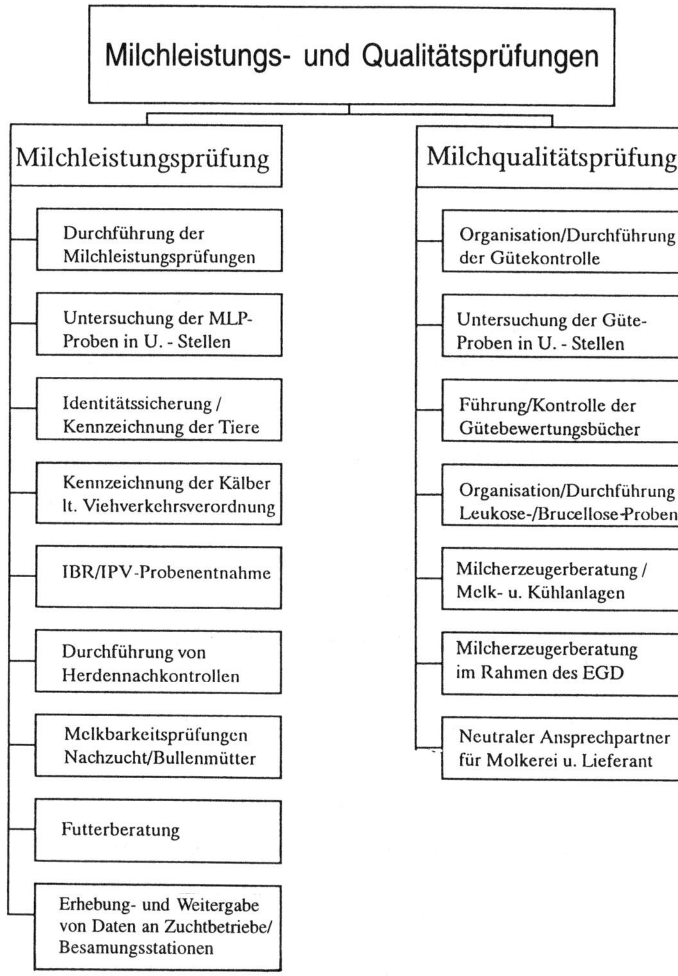

Tab. 33 Untersuchungsfrequenzen verschiedener Merkmale in der Milchleistungsprüfung (MLP) und der Güteprüfung (Quelle: Auswertungs- und Informationsdienst für Ernährung, Landwirtschaft und Forsten e.V. [AID], 1991)

	Untersuchungsfrequenz / pro Monat	
Merkmal	MLP	Güteprüfung
Fett	1x	mind. 3x
Eiweiß	1x	mind. 2x
Laktose	unterschiedlich	–
fettfreie Trockenmasse	(zusätzliche	–
Harnstoff	Serviceleistung)	–
Progesteron		–
Keimzahl	–	mind. 2x
somatische Zellen	1x	mind. 1x
Gefrierpunkt	–	mind. 1x
Hemmstoffe	–	mind. 2x

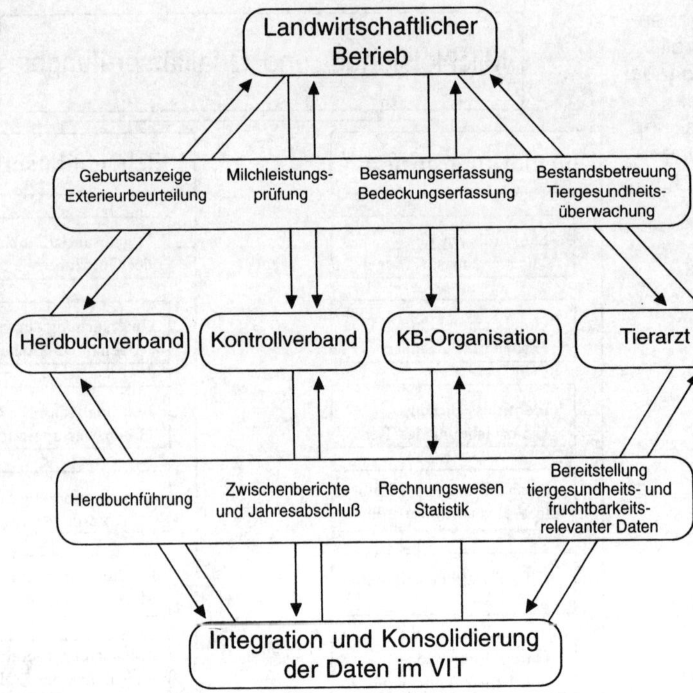

Abb. 15 Integration des ITB-Tierarztes in den Informationsfluß der Rinderzucht.

den bestandsbetreuenden Tierarzt (ITB-Tierarzt). Moderne Datenträger, Datenfernübertragung und mobile Datenerfassungsgeräte beschleunigen heute den Datenfluß, in den der Bestandsbetreuungstierarzt seinerseits integriert sein muß (Abb. 15). Der ITB-Tierarzt muß dabei nicht zwangsläufig mit einem Herdencomputerprogramm arbeiten. Die Nutzung solcher Programme bietet jedoch, vor allem bei größeren Betrieben, erhebliche Vorteile. Es ist heutzutage kein technisches Problem mehr, mit Zustimmung des Betriebsleiters einen direkten Datenfluß zwischen den entsprechenden landwirtschaftlichen Rechenzentren und der tierärztlichen Praxis herzustellen. Da das intensive Arbeiten mit diesen Daten durch den Tierarzt zur Zeit jedoch noch eher die Ausnahme ist, muß die erforderliche Integration in den Datenfluß in der Regel vom ITB-Tierarzt selbst aktiv herbeigeführt und erhalten werden.

Die Datenerfassung erfolgt im wesentlichen mit Hilfe von Datenerfassungsgeräten und MLP-Prüfprotokollen. Aus den Ergebnissen der Milchkontrollen (Probemelken) erhalten die Betriebsleiter umfassende Informationen über:

- die Ergebnisse am Prüfungstag,
- Leistungen seit Beginn der Laktation,
- Lebensleistungen,
- Herdenleistungen,

- Eutergesundheit,
- Milchqualität,
- Fütterung,
- Zuchtwerte von Kühen,
- Vergleichszahlen (Vormonat, Jahr, Prüfungsbezirk).

Diese Informationen erhalten die Betriebsleiter, von LKV zu LKV etwas unterschiedlich, in Form verschiedener Aufstellungen[1], übermittelt:

- Monatsbericht / Zwischenbericht,
- Herdenübersicht,
- Listen mit Kalbungen und Belegungen (sog. „Aktionslisten", aus denen das Reproduktionsstadium der Tiere hervorgeht),
- Jungvieh-/Kälberlisten (Geburtsdatum, Abstammung, Belegung und andere Informationen zu Tieren, die noch nicht abgekalbt haben),
- Zuchtbuchblätter / Listen mit Abstammungs-, Laktations- und Zuchtwertangaben,
- Zellzahlergebnisse,
- Jahresabschluß,
- Zusatzauswertungen.

Einige LKV bieten bereits sog. „elektronische Hofbücher" an (z.B. MIAS-Rind). Es handelt sich dabei um Computerprogramme, mit deren Hilfe Betriebs- und Leistungsdaten nach Übertragung vom Zentralrechner auf den Hof-PC verwaltet und gegebenenfalls durch den Betriebsleiter und/oder den ITB-Tierarzt weiterverarbeitet werden können.

Die MLP bietet dem landwirtschaftlichen Betrieb die Möglichkeit, in optimierter Weise nach Leistungskriterien zu selektieren, was für den wirtschaftlichen Erfolg der Milchproduktion von entscheidender Bedeutung ist. Außer Milchmenge und -inhaltsstoffen beeinflussen auch die Fütterung, Milchmenge aus dem Grundfutter, das Reproduktionsmanagement und die Eutergesundheit der Tiere den wirtschaftlichen Erfolg des Betriebes. Bei konsequenter Nutzung der MLP-Daten können mit deren Hilfe Leistungskriterien, Eutergesundheit, Reproduktionsmanagement/Herdenfruchtbarkeit, Fütterung, Abgangsursachen und Zuchtfortschritt zumindest teilweise überwacht werden.

Wie alle Fremddaten, sollten auch die MLP-Daten vom ITB-Tierarzt mit großer Sorgfalt behandelt und hinsichtlich ihrer Plausibilität geprüft werden. Zwar werden „unwahrscheinliche Ergebnisse" in der MLP z.T. Korrekturverfahren unterzogen, es können sich aber dennoch auch hier Fehler einschleichen, die dann oft über längere Zeiträume „mitgeschleppt" werden. Da die Daten an die Herdbuchnummern (Ohrmarkennummern) der Tiere und nicht an Betriebe gekoppelt sind, kommt es auch infolge von Verarbeitungsfehlern (Zahlendreher etc.) gelegentlich vor, daß Daten falsch zugeordnet

[1] Musterblätter der Prüfprotokolle und der verschiedenen Auswertungen der MLP-Daten, die den Mitgliedsbetrieben zur Verfügung stehen, können in der Regel bei der zuständigen Landwirtschaftskammer, dem Landeskontrollverband oder dem zuständigen Rechenzentrum angefordert werden.

werden (falsches Tier und falscher Betrieb). Bei diesen Daten fehlt dann in der Regel für das entsprechende Datum die Milchmengenangabe, da diese bereits vor Ort festgestellt wurde; es sind aber Angaben für Fett- und Eiweißgehalt vorhanden. Vor solchen und ähnlichen Fehldaten muß jeder, mit wachsenden Datenbanken arbeitende Bestandsbetreuer sich nach besten Kräften schützen.

3.3.1.4 Kennzahlen der Milchkontrollergebnisse

Aus den Milchkontrollergebnissen werden eine Reihe von Kennzahlen errechnet, die vor allem für die Zuchtwertschätzung und die Zuchtauswahl sowie für die Kontrolle der Fütterung (s. 3.3.2.5) von Bedeutung sind. Tabelle 34 zeigt eine Auswahl solcher Kennzahlen (außer den unter 3.3.2.5 genannten), die sich trotz vorhandener Bestrebungen für eine internationale Vereinheitlichung vielfältig gestalten.

Tab. 34 Auswahl von Kennzahlen der Milchkontrollergebnisse

Jahresleistung	Leistung in einem Prüfungsjahr (1.Okt. bis 30.Sept.)
Laktationsleistung	Leistung vom Tage nach dem Kalben bis zum Ende des letzten Prüfungszeitraumes dieser Laktation
305-Tage-Leistung	Leistung vom Tage nach dem Kalben bis zum Ende des letzten Prüfungszeitraumes dieser Laktation, längstens jedoch bis zum Ablauf des 305. Laktationstages
Ø 305-Tage-Leistung	Durchschnitt mehrerer 305-Tage-Leistungen
Lebensleistung	Leistung vom Tage nach dem ersten Kalben bis zum Ende des letzten abgeschlossenen Prüfungsjahres, bei abgegangenen Kühen bis zum Abgangszeitpunkt
Ø Lebensleistung	Lebensleistung der Kuh, geteilt durch die Anzahl der Leistungsjahre
Bestandsdurchschnittsleistung	Gesamtleistung der Herde im Prüfungsjahr, geteilt durch die durchschnittliche Kuhzahl
Geschätzter Zuchtwert (ZW) Estimated Breeding Value (EBV)	*Aussage:* Vergleichsmöglichkeit zwischen den Tieren; drückt aus, welche Durchschnittsleistung bei Anpaarung an eine repräsentative Stichprobe der Population bei den Nachkommen bzgl. des jeweiligen Merkmals zu erwarten ist. *Bestimmung:* Der ZW beim Rind wird vor allem aus Leistungsfeststellungen bei Eltern, Großeltern, Halbgeschwistern, Nachkommen und bei dem betreffenden Tier vorgenommen. Die Leistungsdaten werden von systematischen Umwelteinflüssen bereinigt und gewichtet. Als Zielgröße ist, gemäß den Empfehlungen des ADR-Ausschusses für Zuchtwertschätzung, der durchschnittliche Zuchtwert aus den ersten 3 Laktationen festgelegt. Als Berechnungsbasis dient z.Z. der jeweils mittlere Zuchtwert des Kuhgeburtsjahrgangs 1985.

Tab. 34 Fortsetzung

Geschätzte Vererbungsfähigkeit Estimated Transmitting Abilities (ETA)	Vor allem in Nordamerika verwendeter Zuchtwert für Bullen (ETA entsprechen jeweils dem halben EBV für Milchmenge, Fettmenge, Eiweißmenge, Eiweiß-% und Fett-%)
Relativzuchtwert Milch (RZM)	*Gesamtzuchtwert (Selektionsindex),* in dem die Zuchtwerte der Mengenmerkmale (Mkg, Fkg, Ekg) mit einer relativen ökonomischen Gewichtung von 0 : 1 : 4 zusammengefaßt werden. Er bezieht sich auf eine jährlich gleitende Basis, die aus den letzten 3 KB-Testbullenjahrgängen mit vollständiger Töchterinformation (z.Z. 1985–87) gebildet wird. Für 1994–95 gelten für im VIT (= Vereinigte Informationssysteme Tierzucht) ermittelte Zuchtwerte von Bullen und Kühen folgende Berechnungsformeln für den RZM: Schwarzbunt: $RZM = 91{,}3 + 0{,}15 \times ZW_{Fett\text{-}kg} + 0{,}60 \times ZW_{Eiweiß\text{-}kg}$ Rotbunt: $RZM = 93{,}8 + 0{,}15 \times ZW_{Fett\text{-}kg} + 0{,}60 \times ZW_{Eiweiß\text{-}kg}$ (ZW = Zuchtwert)
Laktationswert	*In den Niederlanden und Belgien gebräuchlicher Wert* *Aussage:* Vergleichsmöglichkeit zwischen den Tieren. Eine Kuh mit einem LW von 120 produziert 20% mehr als eine Kuh mit mittlerer Leistung und einem LW von 100. Kühe mit einem LW < 85 sollten besser gemerzt werden; solche mit einem LW von 85–90 sollten nur behalten werden, wenn sie über eine gute Gesundheit verfügen und schnell wieder tragend werden. *Berechnung:* Für die Berechnung wird die 305-Tage-Leistung so genau wie möglich bestimmt. Dazu werden die Leistungen der laufenden Liste, die Ergebnisse der letzten Prüfung und die Ergebnisse der Tiergruppe berücksichtigt, zu der die jeweilige Kuh gehört. Bei den Gruppen werden ein rassespezifischer Basiscode, Alter (9 Gruppen; mind.: 21 Monate; max.: 11 Jahre), Laktationsnummer u. -stadium sowie der Abkalbemonat (5 Klassen) berücksichtigt. Für den Kalbemonat erfolgt eine Umrechnung auf den Monat Februar; bei den Altersgruppen erfolgt eine Korrektur auf eine Lebenszeit von 8 Jahren. Die 305-Tage-Leistung wird aus den Daten abgeschlossener Laktationen und für die laufende Laktation auf der Basis von wenigstens 4 Prüfungen geschätzt.
Erweiterter Lebensleistungs-Gewinn-Index Lifetime Profit Index (LPI)	*In der kanadischen Zucht verwendeter Index im Rahmen des „Balanced Breeding",* der den Milcheiweißgehalt, die Euteranlage und das Fundament stärker berücksichtigt. Jedes Merkmal wurde standardisiert.
Zuchtwert für Herdenverbleib Herd Life	Durch Verbindung der Begriffe „Direct Herd Life" (Direkter Herdenverbleib), der auf der Verbleiberate von Töchtern in der ersten, zweiten und dritten Laktation basiert, und „Indirect Herd Life" (Indirekter Herdenver-

Tab. 34 Fortsetzung

	bleib), dem Extérieurmerkmale zugrunde liegen, die für Langlebigkeit sprechen, erstmalig ab Januar 1996 in der *kanadischen Zucht* verfügbare Kategorie. Zu Beginn der „Laufbahn" eines Bullen (wenige Töchter) hängt dieser Wert v.a. von der Beurteilung der Euteranlage und des Fundaments ab. Bei Vorhandensein vieler Töchter beruht er ausschließlich auf deren tatsächlicher Verbleiberate.
Relativzuchtwert Zellzahl (RZZ)	Aufgrund vom LKV (z.B. in Schleswig-Holstein seit 1986) festgestellter Zellzahlergebnisse ermittelter Relativzuchtwert. Der Wert ist innerhalb einer Rasse auf einen Mittelwert von 100 und eine Standardabweichung von 12 Punkten standardisiert.
Zuchtwert für somatische Zellzahlen Somatic Cell Score (SCS)	Ab Januar 1996 für *kanadische Bullen* angegebener Index für „Mastitiswiderstandsfähigkeit" (Werte: 2,5 bis 3,5; niedrige Werte erwünscht).
Wirtschaftlicher Gesamtzuchtwert Total Economic Value (TEV)	Neuer Index für *kanadische Bullen;* besteht aus Leistung (64%), Herd Life (26%) und Somatic Cell Score (10%), ausgedrückt in kanadischen Dollars; bietet Hinweis auf zu erwartende Gewinnunterschiede bei den Töchtern. Die TEV-Einstufungen sollen das Erreichen rascher Zuchtfortschritte ohne negative Einflüsse auf Herdenverbleib und Mastitisanfälligkeit ermöglichen.
Relativzuchtwert weibliche Fruchtbarkeit (RZF wbl.)	Aus den im Rahmen der MLP erhobenen Leistungs- und Kalbedaten in Kombination mit den Besamungsdaten ermittelter Wert zur Zuchtwertschätzung für die weibliche Fruchtbarkeit; wird anhand von mindestens 50 Töchtern geschätzt. Die Sicherheiten dieser Zuchtwerte sind deutlich geringer als bei Milchleistungsmerkmalen.
Zwischenkalbezeit	Zeit zwischen zwei aufeinanderfolgenden Abkalbungen
Abgangsrate/ Abgangsursachen	Die Abgangsursachen werden im Rahmen der MLP-Daten erfaßt. Mit ihrer Hilfe können die Abgangsrate (prozentualer Anteil der Abgänge in einem definierten Zeitabschnitt an der durchschnittlichen Kuhzahl während dieses Zeitabschnittes) und die Häufigkeiten verschiedener Abgangsgründe festgestellt und verfolgt werden. Erfahrungsgemäß werden die Abgangsgründe oft nicht korrekt angegeben oder übermittelt, d.h. der Milchkontrolleur bekommt falsche oder unvollständige Angaben. Bei Abgängen aufgrund von Fruchtbarkeitsstörungen oder Euterkrankheiten werden häufiger „Leistungsmangel" oder „sonstige Gründe" angegeben. Liegt eine entsprechende exakt geführte Dokumentation, wie z. B. die Fruchtbarkeits- und Krankenkarte (s. 2.3.1 u. 4.2.1), ein geeignetes Tagebuch und/oder ein Herden-Computerprogramm vor, dann muß diese zur Auswertung der Abgangsursachen mit herangezogen werden.

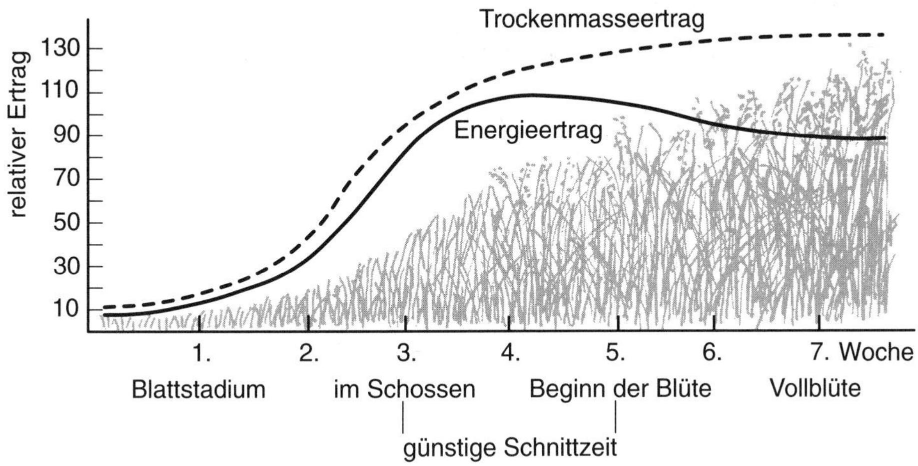

Abb. 16 Energie- und Trockenmasseertrag in Abhängigkeit vom Wachstumsstadium der Gräser – Dauergrünland und Feldgras[1] (Zeichnung: Steffen).

3.3.2 Milchviehfütterung und Rationsberechnung

3.3.2.1 Allgemeines

Eine optimale Fütterung von Milchkühen ist nicht leicht zu realisieren. Sie benötigt eine Reihe von Voraussetzungen. Diese beginnen mit einer bedarfsgerechten Planung und Durchführung des Futteranbaus, der Futterwerbung und -konservierung, und sie reichen über die Erstellung eines wohldurchdachten Futterverteilungsplans, einer richtigen, leistungsgerechten Rationszusammensetzung und -berechnung, einer guten und ausreichenden Futterzuteilung bis hin zur Kontrolle der Futteraufnahme und -verwertung. In den folgenden Ausführungen sollen nur die wichtigsten Punkte der Fütterung angesprochen werden, die für den bestandsbetreuenden Tierarzt von Bedeutung sind.

3.3.2.2 Hohe Grundfutterqualität

Außer Arten- und Sortenwahl, Düngung beim Futteranbau und Art der Konservierung beeinflußt vor allem der Schnittzeitpunkt die Qualität des Grundfutters (Abb. 16).

Gelingt es, eine hohe Qualität des Grundfutters zu erzeugen (Tab. 35), so erreicht man eine hohe Grundfutteraufnahme, das bedeutet eine Senkung der Futterkosten (Tab. 36). Bei Aufnahme von 11 kg Grundfutter-Trockenmasse statt 10 kg können sich z.B. die Futterkosten je Liter Milch um bis zu 3 Pfennige[1] reduzieren; bei 200.000 Litern abgelieferter Milch pro Jahr bedeutet das eine Ersparnis von 6000,– DM. Eine Kostensenkung läßt sich auch

[1]Quelle: Auswertungs- und Informationsdienst für Ernährung, Landwirtschaft und Forsten (1987).

Tab. 35 Grundfutteraufnahme begünstigende Faktoren (AID, 1987)

Hohe Energiekonzentration	Halmfutter früh schneiden (vor dem Ähren-/Rispenschieben); verlustarm konservieren
Wiederkäuergerechte Struktur	*Gärfutter:* auf 30–50% Trockenmasse anwelken, kurz häckseln (Schnittlänge < 3 cm; Empfehlung mind. 15% > 4 cm) . *Heu:* Strukturfutter
Schonende Konservierung	*Gärfutter:* Gesamtsäure- und Ammoniakgehalte durch Anwelken begrenzen *Heu:* Aroma und Blattreichtum durch schnelle Trocknung erhalten

Tab. 36 Mögliche Milchleistung (4% Fett) aus Grundfutter (GF) in Abhängigkeit von der GF-Qualität (TM = Trockenmasse)

Energiekonzentration (MJ NEL/kg TM)	4,8	5,2	5,6	6,0
Mittlere GF-Aufnahme (kg TM pro Kuh und Tag; HF-Tiere)	12,0	13,0	14,5	16,0
Mögliche Milchleistung aus dem GF (kg pro Kuh und Tag)	9,0	12,0	15,0	19,0

dann erzielen, wenn Kraftfutter billiger ist als Grundfutter (häufig benutztes Gegenargument), da der Mehraufwand für die Erzeugung einer guten Grundfutterqualität geringere Kosten verursacht als der infolge geringerer Grundfutterqualität erforderliche Kraftfutterzukauf. Abgesehen davon muß im Hinblick auf eine ungestörte Pansenfunktion bei Hochleistungskühen die bestmögliche Grundfutterqualität angestrebt werden, um die gesundheitsrelevanten Kriterien einer guten Futterration (bedarfsgerecht, aufnehmbar, wiederkäuergerecht, verträglich) erfüllen zu können.

3.3.2.3 Futterbewertung und Fütterungsnormen

• Energiegehalt

Das energetische Leistungsvermögen von Futtermitteln für Milchkühe wird als *Nettoenergie-Laktation (NEL)* berechnet und in *Mega-Joule (MJ)* angegeben (1 Mcal = 4,186 MJ). Bei der Berechnung wird davon ausgegangen, daß bei einer Umsetzbarkeit von 57% die umsetzbare Energie (ME) zu 60% ausgenutzt wird und sich der Teilwirkungsgrad der ME für die Milchbildung (k-l) mit jeder Einheit der Umsetzbarkeit (q) um 0,4% ändert. Die Berechnungen von ME und q erfolgen nach Gleichungen und Korrekturfaktoren für Futtermittel mit hohen Zuckergehalten nach SCHIEMANN et al. (1971).

Umsetzbarkeit (q) = Umsetzbare Energie : Bruttoenergie (GE) x 100

NEL (MJ) = 0,6 x (1 + 0,004 x [q – 57]) x ME (MJ)

Tab. 37 Erhaltungsbedarf bei verschiedenen Lebendmassen

Lebendmasse (kg)	metabolische Körpermasse	Erhaltungsbedarf (MJ NEL / Tag)
450	97,7	28,6
500	105,7	31,0
550	113,6	33,3
600	121,2	35,5
650	128,7	37,7

Tab. 38 Berechnung des Energiegehalts der Milch

Fettgehalt bekannt	1,5 + 0,4 x %Fett
Fett- und Proteingehalt bekannt	0,95 + 0,37 x %Fett + 0,21 x % Protein
Fett- und Trockenmassegehalt (TM) bekannt	– 0,24 + 0,18 x %Fett + 0,20 x %TM

Tab. 39 Energiebedarf bei verschiedenen Fettgehalten der Milch (DLG, 1991)

Fettgehalt der Milch (%)	Energiebedarf NEL (MJ/kg)
3,0	2,77
3,5	2,97
4,0	3,17
4,5	3,37
5,0	3,57

- **Bedarf an Energie**

Da die Teilwirkungsgrade der umsetzbaren Energie für die Erhaltung (Tab. 37) und für die Milchbildung in einem konstanten Verhältnis zueinander stehen, kann der Energiebedarf für die Erhaltung auch als NEL angegeben werden.

Erhaltungsbedarf (MJ NEL / Tag) = 0,293 MJ x $W^{0,75*}$

*Metabolische Körpermasse = Lebendmasse $(W)^{0,75}$

- **Bedarf für die Milchproduktion**

Der Bedarf an NEL je kg produzierter Milch hängt vom Energiegehalt der Milch ab. Der Energiegehalt von 1 kg Milch mit 4% Fett bei 12,8% Trockenmasse beträgt 3,1 MJ. Der Energiegehalt der Milch kann nach Tabelle 38 berechnet werden.

Der mit steigendem Fütterungsniveau abnehmende Gehalt an umsetzbarer Energie je kg Trockenmasse der Ration wird bei der Berechnung des Energiebedarfs für die Milchbildung dadurch berücksichtigt, daß zum jeweils berechneten Wert 0,07 MJ/kg addiert werden (Tab. 39).

Der während der Trächtigkeit entstehende zusätzliche Energiebedarf muß ebenfalls berücksichtigt werden (Tab. 40).

Tab. 40 Zusätzlicher Bedarf während der Trächtigkeit

6.–4. Woche vor dem Kalben	10–15 MJ NEL
3. Woche vor dem Kalben bis zum Kalben	16–20 MJ NEL

- **Bedarf an Rohprotein**

Der Rohproteinbedarf im Dünndarm der Kuh (600 kg LM) wird in den DLG-Futterwerttabellen mit 450 g für die Erhaltung und 81 g pro kg Milch (4% Fett) angegeben. Es wird mit einem 5%-Sicherheitszuschlag gearbeitet. Tatsächlich läßt sich nach gegenwärtigem Wissensstand die im Duodenum benötigte Rohproteinmenge nur bedingt aus Erhaltungs- und Leistungsbedarf ableiten, da der Erhaltungsbedarf weniger in Abhängigkeit von der Körpermasse als von der Trockenmasseaufnahme variiert. Wieviel Rohprotein im Dünndarm ankommt, hängt von der Energieaufnahme (limitierender Faktor für mikrobielle Proteinsynthese) und der Pansenstabilität des jeweiligen Futterproteins (Anteil an Bypass-Protein) ab (Tab. 41). Der Proteinfluß im Dünndarm läßt sich nach folgenden Formeln berechnen:

Rohprotein im Dünndarm (g/Tag)[1)]
= 11,92 x ME (MJ/Tag) + UDP (g/Tag) – 15 x IT (kg/Tag)
oder
= 18,26 x NEL (MJ/Tag) + UDP (g/Tag) + 155 – 15 x IT (kg/Tag)

ME = Umsetzbare Energie
UDP = Anteil des im Pansen nicht abgebauten Rohproteins
IT = Trockenmasseaufnahme

[1)]Quelle: DLG-Futterwerttabellen für Wiederkäuer, 6. Aufl. (1991)

Die produktbezogene Ableitung des duodenalen Proteinbedarfs berücksichtigt nicht die Ansprüche der Pansenmikroben. Tatsächlich gibt es ein Optimum der Pansen-Ammoniak-Stickstoff-Konzentration für eine maximale mikrobielle Wachstumsrate und ein anderes, deutlich höheres für eine maximale Futteraufnahme der Tiere.

Mängel hinsichtlich der Proteinversorgung am Duodenum ergeben sich in erster Linie infolge von Energieversorgungsmängeln (niedrige mikrobielle Proteinsynthese) und zu hoher Proteinabbaubarkeit im Pansen. Seltener spielen eine zu geringe Gesamtstickstoffzufuhr oder ein zu niedriger ruminaler Abbau (zu wenig N für Mikroben) eine Rolle. Als Maßnahmen zur Verbesserung der Rohproteinversorgung am Duodenum bieten sich in der Praxis daher die Maximierung der Trockenmasseaufnahme und Energieversorgung sowie die Verwendung von Futtermitteln mit Rohprotein von geringer ruminaler Abbaubarkeit an (Tab. 41). Gegebenenfalls kann auch der Einsatz von Zukauffuttermitteln mit zusätzlich „geschütztem" Protein hilfreich sein.

Richtzahlen zum täglichen Nährstoffbedarf von Milchkühen gibt Tabelle 42 wieder.

Tab. 41 Anteile des pansenstabilen Futterproteins (am Rohproteingehalt) bei verschiedenen Futtermitteln (%) (DLG, 1991)

35 (45–25)	25 (35–15)	15 (25–5)
Trockengrün	Maissilage	Frischgras
Sojaschrot	Sonnenblumenschrot/Exp.	Grassilage
Baumwollsaatschrot/Expeller	Erdnußschrot/Expeller	Heu
Trockenschnitzel	Palmkernschrot/Expeller	Weizen (Korn)
Maiskleber	Kokosschrot/Expeller	Hafer (Korn)
Biertreber	Rapsschrot	Gerste (Korn)
Mais	Maiskeimschrot	Ackerbohnen
	Maiskleberfutter	
	Hefe	

Bei Futtermitteln tierischer Herkunft ist der Anteil pansenstabilen Proteins (UDP) sehr stark von der Herkunft und der Behandlung abhängig. Normalerweise liegt der Anteil über 35%. Bei Futtermitteln, die nicht in dieser Tabelle genannt sind, wird ein UDP-Anteil von 15% unterstellt.
Bei getrocknetem Biertreber ist die ruminale Abbaubarkeit des Rohproteins deutlich geringer als bei Sojaschrot.

Tab. 42 Richtzahlen für den täglichen Nährstoffbedarf von Milchkühen bei 650 kg Lebendmasse (DLG-Futterwerttabellen 1991, modifiziert)

	Roh-protein g	MJ NEL	Ca g	P g	Na g	Mg g
Erhaltungsbedarf	500	37,7	26	26	9	13
Bedarf für 1 kg Milch (4% Fett)	85	3,17	3,2	1,7	0,6	0,6
Erhaltung + 10 kg Milch	1350	69,5	49	31	15	19
Erhaltung + 20 kg Milch	2200	101,0	82	51	22	25
Erhaltung + 30 kg Milch	3050	133,0	114	71	28	32
Erhaltung + 40 kg Milch	3900	164,5	144	89	34	38
trockenstehende Kühe 6.–4. Woche ante partum	1070	46,7	38	29	12	16
trockenstehende Kühe 3 Wochen a.p. bis zur Kalbung	1160	50,7	49	31	15	19

Je 50 kg Lebendmassedifferenz sind 25 g Rohprotein und 2,2 MJ NEL zu- bzw. abzurechnen. Für 0,5% Differenz im Milchfettgehalt sind 0,2 MJ NEL zu- bzw. abzurechnen. Je Kuh und Tag mindestens 250 mg β-Carotin und 50.000 I.E. Vitamin A, bei Hochleistungskühen 500 mg β-Carotin und 80.000 I.E. Vitamin A.

• Trockenmasseaufnahme

Für eine gute Pansenaktivität brauchen Wiederkäuer eine minimale Menge an Trockensubstanz in der Futterration. Bedarfsnormen gibt es nicht. Bei der üblichen Milchviehfütterung mit Grundfutterrationen ad libitum gibt es hier keine Mangelsituationen. Ein Problem stellt eher die maximal mögliche Trockensubstanzaufnahme dar. Sollen Kühe mit hoher Milchleistung leistungsgerecht und gleichzeitig wiederkäuergerecht gefüttert werden, muß die volle Trockensubstanz-Aufnahmekapazität der Tiere ausgeschöpft werden.

Hochlaktierende Milchkühe dürfen daher niemals vor leeren Futterkrippen stehen, sondern müssen 24 Stunden pro Tag Grundfutter aufnehmen können. Die maximale Trockensubstanzaufnahme schwankt stark unter verschiedenen äußeren und individuellen Einflüssen, wie Futterqualitäten, Milchproduktion, Laktations- und Trächtigkeitsstadium etc. Mit Hilfe folgender Formeln läßt sich die maximale Trockensubstanzaufnahme schätzen:

Schwarzbunte Rassen: Y = 4,0 + (0,3 x Mm/Tag) + (0,011 x G)
Rotbunte Rassen: Y = 3,4 + (0,3 x Mm/Tag) + (0,011 x G)

Y = Maximale Trockensubstanzaufnahme pro Tag (kg)
Mm = Mittlere Milchleistung pro Tag (kg)
G = Lebendmasse der Kuh (kg)

(Quelle: DLG-Futterwerttabellen für Wiederkäuer, 6. Aufl., 1991).

Danach kann eine Schwarzbunte HF-Kuh bei gleicher Leistung und gleicher Lebendmasse pro Tag 0,6 kg mehr Trockenmasse (TM) aufnehmen als eine Rotbunte. Eine Kuh, die pro Tag 10 kg mehr Milch gibt als eine andere, kann etwa 3 kg mehr TM aufnehmen. Eine Kuh, die 100 kg schwerer ist als eine andere, kann etwa 1,1 kg TM mehr aufnehmen.

Eine HF-Kuh mit 700 kg LM und 45 kg Milchleistung kann demnach etwa 25 kg TM aufnehmen. Das ist sehr viel und wird unter Praxisbedingungen bei weitem nicht immer erreicht. Es hängt sehr von der Rauhfutterqualität und von der Futterzuteilung ab. Insgesamt variiert die TM-Aufnahme sehr stark. Unterschiede von 2–3 kg sind nichts Außergewöhnliches. Daraus wird deutlich, daß es keinen Sinn hat, „hyperexakte" Rationsberechnungen anzustellen und daraus umfassende Rückschlüsse auf die Nährstoffversorgung der Tiere ziehen zu wollen. Tabelle 43 zeigt die geschätzte maximale Aufnahme an Trockensubstanz aus Grundfutter bei unterschiedlichen Grundfutterqualitäten.

Als **Faustregel** gilt: In den ersten 4–5 Monaten nach der Kalbung soll die Trockenmasseaufnahme aus dem Grundfutter bei Kühen 2,5%, danach 2% der Lebendmasse der Tiere betragen.

• Strukturbedarf

Sowohl für eine wiederkäuergerechte Ration (optimale Pansenfunktion) als auch für das Erzielen guter Milchfettgehalte müssen Futterrationen für Milchvieh ausreichende Mengen an strukturierter Rohfaser enthalten.

Tab. 43 Maximale Trockensubstanzaufnahme aus Grundfutter bei unterschiedlichen Grundfutterqualitäten (kg) und Lebendmassen von 550–600 kg (DLG, 1991)

Grundfutter	Qualität gering	 mittel	 sehr gut
Weidegras	11	14	17
Heu	7	11	14
Grassilage (16–26% TM)	6	8	10
Grassilage (mehr als 35% TM)	7	10	13
Stroh	3	5	6
Stroh, alkalisch aufgeschlossen oder mit 20% Melasse versetzt	4	7	9
Gras- und Maissilage (2:1, bezogen auf TM)	8	11	13
Gras- und Maissilage (1:2, bezogen auf TM)	9	12	14
Maissilage und Heu (max. 5 kg Heu)	9	11	14
Grassilage und Heu	7	11	14

Tab. 44 Strukturwerte verschiedener Grundfuttermittel (nach Heller und Potthast, 1985, modifiziert)

Rauhfutter	Trockenmasse (%)	Strukturwert (%)
Stroh	85–90	100
Heu	85–90	100
Grassilage	> 50	100
Grassilage	35–50	80–90
Grassilage	25–35	60–70
Grassilage	15–25	40–50
Maissilage	20–25	40–50
Maissilage	25–30	50–60
Maissilage	30–35	60–70

Genaue Bedarfsnormen gibt es nicht, da die Strukturwerte von Grundfuttermitteln (Tab. 44) stark variieren und der Strukturbedarf einer Kuh durch die Art und Qualität des Rauhfutters, die Häcksellänge, die Futterzuteilung (vor allem Kraftfutter), die Zusammensetzung und die physikalische Form des Kraftfutters (Schrot, Pellets), das Fütterungsniveau und durch die Anwesenheit von Puffersubstanzen mit Wirkung auf den Panseninhalt beeinflußt wird. Auch scheint die Empfindlichkeit der Tiere gegenüber Strukturmangel individuell sehr unterschiedlich zu sein. Die im folgenden gegebenen Empfehlungen sind daher nur Richtwerte.

Empfehlungen für eine gute Strukturversorgung

a) Gewinnung von guten Grassilagen (Rohfasergehalt 25–28% in der Trockenmasse [TM]).

b) Mindestens 18% Rohfaser in der TM der Ration, davon mindestens 50%, besser 2/3 strukturiert (= 12% in der TM); Besonderheiten bei „Totaler Mischration", s. dort.
c) Verteilung der Kraftfutterration bei mehr als 8 kg Tagesration auf 3–4 Einzelgaben.
d) Minimale Häcksellänge des Rauhfutters für ausreichende Strukturwirkung: 8–10 mm. (Die optimale Häcksellänge liegt dicht bei der minimalen, da die Aufnahmekapazität bei großen Häcksellängen beeinträchtigt wird.)

• **Wasserbedarf**
Es wird angenommen, daß eine Kuh im Mittel 4–5 Liter Wasser pro kg aufgenommener Futtertrockenmasse säuft. Das in der ursprünglichen Substanz des Futters enthaltene Wasser ist darin bereits – geschätzt – enthalten. Ein großer Teil der Wasseraufnahme findet in den ersten 1–2 Stunden nach dem Melken statt (ca. 30% der Tagesaufnahme). Es ist daher eine gute Maßnahme, den Tieren eine Wasseraufnahmemöglichkeit zu bieten, gleich nachdem sie gemolken worden sind. Tränken müssen gut zugänglich (1 m Trogtränke für max. 30 Tiere) und so angebracht sein, daß sie nicht leicht verschmutzen (d.h. etwas erhöht). Die Erhöhung darf aber auch nicht podestartig sein, weil sich dann v.a. ranghohe Tiere quer vor die Tränken stellen. Bei hohen Umgebungstemperaturen steigt der Wasserbedarf erheblich an. Auch daran muß bei der Planung von Tränken gedacht werden. Gegebenenfalls müssen Zusatztränken eingerichtet werden.

• **Mineralstoffe, Spurenelemente und Vitamine**
Die meisten Grundfuttermittel weisen mehr oder weniger Mängel hinsichtlich des Gehalts an Mineralstoffen (MST), Spurenelementen (SPE) und Vitaminen (VT) auf. Diese Mängel werden in der Regel durch die Zugabe von mineralisiertem Kraftfutter oder durch zusätzliches Mineralstoffutter ausgeglichen. Es wird heute davon ausgegangen, daß Tiere, die eine höhere Kraftfutterration bekommen, kein zusätzliches Mineralstoffutter benötigen. Vielmehr sind bei Tieren mit niedrigeren Leistungen und im Falle geteilter Kraftfutterrationen (Zugabe von Sojaschrot o.ä.) gegebenfalls Mineralstoffergänzungen erforderlich, die dann an die entsprechende Basisration angepaßt sein müssen. Aufgrund neuerer Erkenntnisse erfolgten im Jahre 1993 einige Veränderungen der aus dem Jahre 1986 stammenden Empfehlungen zur Calcium- und Phosphorversorgung von Rindern des Ausschuß' für Bedarfsnormen der Gesellschaft für Ernährungsphysiologie (Tab. 42). Dabei ergab sich eine Senkung der Richtwerte, die vor allem niedrigleistende Tiere betrifft. Die Beurteilung der Mengenelementversorgung ist nur auf der Basis entsprechender Grundfutteranalysen möglich, da die Gehalte in den verschiedenen Grundfuttermitteln (vor allem Grassilage, Maissilage) erheblichen Schwankungen unterworfen sind. Auch die zu berücksichtigende Zusammensetzung der Milchleistungsfuttermittel ist nicht einheitlich.

Seit einigen Jahren wird bei der Mineralstoffversorgung im Zusammenhang mit der Vermeidung des Auftretens von hypokalzämischer Gebär-

Tab. 45 Umrechnungshilfe für das DCAB-Konzept in Anlehnung an Kamphues (1996)

Kationen	Anionen
Natrium: 1 g Na = 43,5 meq	53,5 g NH_4Cl = 1 Eq = 1000 meq
Kalium: 1 g K = 25,6 meq	66,1 g $(NH_4)_2SO_4$ = 1 Eq = 1000 meq
Chlor: 1 g Cl = 28,2 meq	123,3 g $MgSO_4$ x 7 H_20 = 1 Eq = 1000 meq
Schwefel: 1 g S = 62,5 meq	73,5 g $CaCl_2$ x 2 H_20 = 1 Eq = 1000 meq

Es werden 2–3 Anionen-Äquivalente pro Tier und Tag für 2–3 Wochen vor dem Abkalben eingesetzt
Ziel: DCAB = –100 bis –150 meq/kg TM
(nur vor der Kalbung !)

parese nicht nur die Calciumversorgung und das Ca/P-Verhältnis berücksichtigt, sondern das aus den USA stammende „DCAB-Konzept" angewendet. DCAB steht für „**d**ietary **c**ation-**a**nion **b**alance".

DCAB (meq/kg TM) = (meq Na + meq K) – (meq Cl + meq S)

In epidemiologischen Studien wurde festgestellt, daß mit zunehmendem DCAB-Wert in der Futterration die Frequenz des Auftretens von hypokalzämischer Gebärparese deutlich anstieg und bei Reduktion des DCAB-Wertes ein entsprechender Abfall der Erkrankungsrate zu verzeichnen war. Bei der praktischen Umsetzung des DCAB-Konzepts werden vor allem Ammoniumchlorid und -sulfat (z.T. auch die entsprechenden Ca- und Mg-Salze) zur Reduktion des DCAB-Wertes in den letzten 3 Wochen der Trächtigkeit eingesetzt (Tab. 45).

Schrittweises Vorgehen beim DCAB-Konzept (nach Oetzel, 1993):

a) Untersuchung aller Futtermittel für trockenstehende Kühe auf Na, K, Cl, S,
b) Auswahl des Grundfutters mit geringstem DCAB-Wert (niedriger K-Gehalt),
c) Zusatz von $MgSO_4$ x 7 H_20 bis zum Wert von 4 g Mg/kg TM,
d) Zusatz von Schwefel bis zum Wert von 4 g S/kg TM (über $CaSO_4$ x 2 H_2O),
e) Zusatz von $CaCl_2$ x 2 H_2O und/oder NH_4Cl bis zum DCAB von –100 bis –150 meq/kg TM,
f) bei NPN > 0,5% der TM oder Proteinabbaubarkeit im Pansen > 70% ist der Anteil an Ammoniumsalzen zu reduzieren!
g) Zusatz von Calcium bis auf 150 g/Tier und Tag (d.h. ein Vielfaches des Bedarfs !).

Bei der Vorgehensweise nach Oetzel (1993) fällt auf, daß die Verabreichung sehr hoher Calciummengen an trockenstehende Tiere den bisherigen Ansichten einer knappen Ca-Versorgung während dieser Zeit und der Einhaltung eines kleinen Ca-/P-Verhältnisses ($\leq$ 1:1) entgegensteht. Die Empfehlung ist daher auch nicht unumstritten.

Hauptproblem des DCAB-Konzeptes ist die geringe Schmackhaftigkeit der anionischen Verbindungen. Es sind entsprechende Fütterungstechniken nötig, um die Aufnahme der erforderlichen Mengen zu gewährleisten. Am

Tab. 46 Spurenelementgehalte (mg/kg TM) von Milchleistungsfutter, Gras- und Maissilage

		Cu	Zn	Fe	Mn	Se
Milchleistungs-futter n=40[1]	Median	22,6	104	975	96	0,31
	unteres Quartil	14,1	86	575	80	0,26
	oberes Quartil	30,2	124	1046	115	0,40
Grassilage n=2478[2]	Median	8,28	41,7	417	136	0,06[1]
	unteres Quartil	6,42	35,5	251	101	–
	oberes Quartil	10,3	48,9	723	182	–
Maissilage n=602[2]	Median	4,19	31,5	134	28,6	0,02[1]
	unteres Quartil	3,09	23,6	103	22,1	–
	oberes Quartil	4,36	41,0	189	39,7	–

[1] Institut für Tierernährung der Tierärztlichen Hochschule Hannover
[2] LUFA Hameln

leichtesten ist dies über „totale Mischrationen" (TMR) zu realisieren. Ein weiteres Problem bei der praktischen Umsetzung stellen die zusätzlich erforderlichen Futteranalysen dar.

Während die Versorgung mit Mengenelementen in der Regel kein größeres Problem aufwirft, liegt die **Versorgung mit Spurenelementen und Vitaminen** häufiger im argen. Die Spurenelementversorgung variiert erheblich. Die Gehalte in Maissilagen liegen, außer für Eisen, z.T. deutlich unterhalb empfohlener Richtwerte. Spurenelementversorgungslücken im Grundfutter werden jedoch im allgemeinen durch Zufütterung von Milchleistungsfutter mehr als kompensiert. Bei ungünstigen Verhältnissen können Mängel vor allem hinsichtlich der Versorgung mit Kupfer, Selen, Zink und Mangan entstehen. Tabelle 46 zeigt die Spurenelementgehalte in Milchleistungsfutter, Gras- und Maissilage.

Die Vitaminversorgung ist schwer einzuschätzen. Man kann davon ausgehen, daß B-Vitamine und Vitamin K in ausreichenden Mengen von den Pansenmikroben synthetisiert werden. Grünfutter und blattreiche Silagen enthalten reichlich β-Carotin und Vitamin E. Niedrige, aber in der Regel dennoch ausreichende β-Carotinversorgung findet man vermehrt ab Ende Januar bis zur Zeit des Weideaustriebs. Bei Weidegang wird von einer ausreichenden Vitamin-D_3-Versorgung ausgegangen. Die Vitaminzulagen in Rinderfuttermitteln sind in den letzten Jahren gestiegen; dies vor allem vor dem Hintergrund steigender Milchleistungen und der Kenntnis von Zusammenhängen zwischen der Tiergesundheit, -leistungsfähigkeit und -fruchtbarkeit einerseits und der Vitaminversorgung andererseits (Niacin: Ketoseprophylaxe; Vitamin E: Eutergesundheit, Produktqualität; β-Carotin: Fruchtbarkeit; β-Carotin, Vitamin E, Vitamin C: Minderung der Belastung des Stoffwechsels mit freien Radikalen [antioxidative Vitamine]). Außerdem werden Vitamine gezielt bei bekannten Problemen eingesetzt (Vitamin D_3: Gebärparese-Prophylaxe; Niacin: Ketoseprophylaxe).

3.3.2.4 Rationsberechnung

• Allgemeines

Die Rationsberechnung für Milchkühe muß die jeweilige Leistung der Tiere sowie das Laktations- und Trächtigkeitsstadium berücksichtigen. Nicht in allen Phasen des Reproduktionszyklus ist eine rechnerisch optimale Ration praktisch zu realisieren. So kann bei den z.T. hohen Einsatzleistungen der Tiere zu Beginn der Laktation der Nährstoffbedarf nicht vollständig über die Futterration abgedeckt werden. In dieser Phase negativer Energiebilanz (NEB) müssen die Tiere körpereigene Reserven mobilisieren. Das können nur Tiere, die in guter Kondition zur Kalbung kommen (s. 3.3.2.5). Zu magere Tiere haben keine entsprechenden Reserven, zu fette Tiere bauen zu viel Körperfett ab, nehmen zu wenig Futter auf, bekommen eine subklinische oder klinische Ketose (Lipomobilisationssyndrom). Überkonditionierung hat ihre Ursachen meist in einer Überfütterung während der Spätlaktation, z.T. auch während des Trockenstehens, was in zweifacher Weise unsinning ist, da hierdurch auch eine unnötige Erhöhung der Futterkosten verursacht wird.

Sofern die Möglichkeit besteht, verschiedene Grundfutterarten miteinander zu kombinieren, sollte ein Grundfutter mit einem Rohproteinüberschuß mit einem weniger proteinhaltigen ergänzt werden, um Rationen mit einem Energie-Eiweiß-Ungleichgewicht zu vermeiden (Tab. 47).

Das schrittweise Vorgehen bei der Berechnung von Futterrationen für Milchvieh ist in Tabelle 48 dargestellt. Tabelle 49 zeigt Beispiele für erforderliche Ausgleichsfuttermengen.

• Fütterung während des Trockenstehens und im peripartalen Zeitraum

Kommen Tiere mit „schlechter" Kondition zur Kalbung, werden dadurch die Gesundheit der Tiere und die Milchleistung in verschiedener Weise negativ beeinflußt. Sowohl Über- als auch Unterkondition sind dabei als „schlecht" einzustufen. Die Grundlage für die Abkalbung in „guter" Kondition wird allerdings nicht während der Trockenstehzeit, sondern bereits in der Spätlaktation gelegt. Hier muß besonders darauf geachtet werden, daß die Tiere nicht zu wenig, aber auch und vor allem nicht zu viel an Körpermasse zunehmen. Während der Trockenstehzeit soll sich dann die Kondition nicht mehr wesentlich verändern.

Tab. 47 Beispiele für Grundfutterkombinationen (nach Heller und Potthast, 1985)

Basis	Passende Ergänzung
Weidegras	Maissilage, Heu, Stroh
Grassilage	Maissilage, Heu, Futterrüben
Heu	Maissilage, Futterrüben
Maissilage	Grassilage, Heu
Rübenblattsilage	Heu, Grassilage, (Maissilage)
Zwischenfrüchte	Heu, Stroh

Tab. 48 Schritte der Rationsberechnung

1. Bedarf errechnen	Berechnung von Erhaltungs- und Leistungsbedarf (Bedarfszahlen s.o.); am wichtigsten sind Energie- und Rohproteinversorgung. Der Erhaltungsbedarf ist vor allem von der Lebendmasse der Tiere abhängig; bei größeren Unterschieden zwischen den Tieren (> 50 kg) muß für mehrere Gruppen gerechnet werden.
2. Grundfuttermengen festlegen	Grundfutter (GF)-Mengen der Tagesration müssen festgelegt werden. Sie sind abhängig von der vorhandenen Futtermenge (Futterverteilungsplan; Mengenschätzung s. u.), den möglichen Verzehrsmengen, Höchstmengenbegrenzungen und den Anforderungen der Ration an Ausgewogenheit und Struktur (s.o.). Die aufgrund der Energiekonzentration des Grundfutters mögliche Futteraufnahme muß möglichst ausgeschöpft werden.
3. Versorgung aus dem Grundfutter errechnen	Berechnung für jede einzelne Kuh ist kaum möglich, außer evtl. mit Computerunterstützung; deshalb wird für die ganze Herde oder für einige Gruppen gerechnet. Man geht davon aus, daß eine schwerere Kuh den Mehrbedarf durch entsprechend höhere Futteraufnahme kompensiert. Schwerere Kühe geben mehr Milch aus dem GF als weniger schwere. Erstlaktierende Tiere geben etwa 2 kg weniger Milch aus dem GF (Tiere wachsen noch; Vormägen sind noch nicht voll ausgebildet). *Für eine Berechnung müssen bekannt sein:* Lebendmasse der Tiere; Aufnahmemenge der verwendeten Futtermittel (großes Problem, da die Basis im wesentlichen Schätzungen sind; für einige wichtige Grundfutterarten gibt es entsprechende Schätzformeln); Nährstoffgehalte der verwendeten Futtermittel (FM) (grundsätzlich sind GF-Analysen als Grundlage der Rationsberechnungen zu empfehlen; bei FM mit geringen Nährstoffschwankungen kann mit Tabellenwerten gerechnet werden, bei solchen mit größeren Schwankungen [vor allem Grünlandprodukte] sollten auf jeden Fall Analysen vorgenommen werden). Berechnung: Die Versorgung aus dem GF wird errechnet, indem für jedes GF-Mittel der Ration die Inhaltsstoffe je kg Futter mit der entsprechenden Menge multipliziert und die Ergebnisse aller GF-Mittel addiert werden. Die Berechnungen können auf Basis der Frisch- oder der Trockensubstanz erfolgen. Von der errechneten Versorgung aus Energie und Rohprotein wird der Erhaltungsbedarf abgezogen; die verbleibende Menge an Energie und Rohprotein wird durch den Bedarf je kg Milch dividiert.
4. Errechnen des Bedarfs an Ausgleichsfutter	Grundsätzlich wird empfohlen, eine hinsichtlich der Energie- und Eiweißversorgung unausgeglichene GF-Ration durch entsprechende Ausgleichsfuttermittel zu ergänzen. Ein leichter Rohproteinüberschuß (für 1–2 kg Milch) wirkt sich erfahrungsgemäß nicht negativ und auf die Milchmengenleistung sogar positiv aus. Andererseits kann ein relativer Energieüberschuß vor allem bei Tieren in der Spätlaktation zu vermehrtem Fettansatz führen. Tabelle 49 zeigt verschiedene Ausgleichsfuttermengen.

Tab. 48 Fortsetzung

5. Errechnen des Mineralfutterbedarfs	Nach neueren Erkenntnissen geht man im Regelfall davon aus, daß die Mengenelementversorgung von Milchkühen ausreichend ist (s. auch 3.3.2.3). Da die Mengen- und Spurenelementgehalte in den verschiedenen Futtermitteln erheblichen Schwankungen unterworfen sind, sind Berechnungen nur auf der Basis von GF-Analysen sinnvoll. Die Mengen- und Spurenelementversorgung aus dem GF wird errechnet und ggf. durch ein passendes Mineralfutter ergänzt.
6. Auswahl des geeigneten Kraftfuttertyps	Kraftfutter (KF) der Energiestufen 2 (6,4 MJ NEL / kg) und 3 (6,9 MJ NEL / kg) sind am gebräuchlichsten. Der Energiegehalt von 1 kg KF der Energiestufe 2 reicht für die Produktion von 2 kg Milch. Der Proteingehalt muß bei ausgeglichener GF-Ration also 2 x 85 g = 170 g = 17% betragen. 1 kg KF der Energiestufe 3 reicht für 2,2 kg Milch.
7. Errechnen der erforderlichen Kraftfuttermengen	KF (MLF) sollte erst oberhalb der aus dem GF (ggf. inkl. Ausgleichsfutter) möglichen Milchleistung zugeteilt werden. Die Höhe der Zuteilung richtet sich nach dem Energiegehalt des KF und nach einer möglichen Verdrängung von GF durch das KF (Tab. 50). Eine nennenswerte Verdrängung beginnt erst bei KF-Gaben von mehr als 4 kg pro Tag. Sie variiert in Abhängigkeit von der Verteilung der KF-Ration auf mehrere Einzelgaben. Da die GF-Verdrängung mit steigenden KF-Gaben größer wird, müssen die zusätzlichen KF-Gaben pro kg Milch ebenfalls größer werden (Tab. 51). In „Totalen Mischrationen" (TMR) ist die GF-Verdrängung sehr gering.

Tab. 49 Erforderliche Ausgleichsfuttermengen (kg) je kg Milch für je 1 kg Überhang an Rohprotein oder Energie (nach Heller und Potthast, 1985)

Überhang an Rohprotein		Überhang an Energie	
Maniok	0,46	Sojaextraktionsschrot	0,34
Gerste	0,82	Erdnußextraktionsschrot	0,27
Weizen	0,93	Rapsextraktionsschrot	0,43
Melasseschnitzel	1,10	Leinsamenschrot	0,47
Hafer	1,59	Malzkeime	0,69
Milchleistungsfutter (MLF) I (14/3)[1]	1,89	MLF IV (33/2)	0,54

[1] 14/3 = 14 % Rohprotein, Energiestufe 3 (6,9 MJ NEL/kg)

Tab. 50 Geschätzte Rauhfutteraufnahme in kg Trockenmasse (TM) je Tier und Tag in Abhängigkeit von der Energiekonzentration (MJ NEL/kg T) des Rauhfutters und der Kraftfuttermenge (K) je Kuh (ab 10. Laktationswoche) (nach Heller und Potthast, 1985, modifiziert)

	Energiekonzentraton des Rauhfutters (MJ NEL/kg TM)																							
K	4,8			5,0			5,2			5,4			5,6			5,8			6,0			6,2		
	1*	2*	3*	1	2	3	1	2	3	1	2	3	1	2	3	1	2	3	1	2	3	1	2	3
3	7,3	9,3	10,8	7,8	9,8	11,3	8,3	10,3	11,8	8,9	10,9	12,4	9,5	11,5	13,0	10,1	12,1	13,6	10,7	12,7	14,2	11,4	13,4	14,9
4	7,2	9,2	10,7	7,7	9,7	11,2	8,2	10,2	11,7	8,8	10,8	12,3	9,4	11,4	12,9	10,0	12,0	13,5	10,6	12,6	14,1	11,3	13,3	14,8
5	7,1	9,1	10,6	7,6	9,6	11,1	8,1	10,1	11,6	8,7	10,7	12,2	9,3	11,3	12,8	9,9	11,9	13,4	10,5	12,5	14,0	11,2	13,2	14,7
6	6,9	9,0	10,5	7,4	9,5	11,0	7,9	10,0	11,5	8,5	10,6	12,1	9,1	11,2	12,7	9,7	11,8	13,3	10,3	12,4	13,9	11,0	13,1	14,6
7	6,7	8,8	10,4	7,2	9,3	10,9	7,7	9,8	11,4	8,3	10,4	12,0	8,9	11,0	12,6	9,5	11,6	13,2	10,1	12,2	13,8	10,8	12,9	14,5
8	6,5	8,6	10,2	7,0	9,1	10,7	7,5	9,6	11,2	8,1	10,2	11,8	8,7	10,8	12,4	9,3	11,4	13,0	9,9	12,0	13,6	10,6	12,7	14,3
9	6,2	8,3	10,0	6,7	8,8	10,5	7,2	9,3	11,0	7,8	9,9	11,6	8,4	10,5	12,2	9,0	11,1	12,8	9,6	11,7	13,4	10,3	12,4	14,1
10	5,8	8,0	9,7	6,3	8,5	10,2	6,8	9,0	10,7	7,4	9,6	11,3	8,0	10,2	11,9	8,6	10,8	12,5	9,2	11,4	13,1	9,9	12,1	13,8
11	5,4	7,7	9,4	5,9	8,2	9,9	6,4	8,7	10,4	7,0	9,3	11,0	7,6	9,9	11,6	8,2	10,5	12,2	8,8	11,1	12,8	9,5	11,8	13,5
12	5,0	7,3	9,1	5,5	7,8	9,6	6,0	8,3	10,1	6,6	8,9	10,7	7,2	9,5	11,3	7,8	10,1	11,9	8,4	10,7	12,5	9,1	11,4	13,2

1* = Färsen (1. Laktation), 2* = Kühe ab der 2. Laktation, 3* = besonders rahmige Hochleistungskühe

Tab. 51 Leistungsgerechte Zuteilung von Kraftfutter an Milchkühe bei freier Grundfutteraufnahme bis zur Sättigung (Grundfutterqualität: gut bis sehr gut) (nach Heller und Potthast, 1985, modifiziert)

	Energiekonzentration des Rauhfutters (MJ NEL/kg TM)											
kg Milch je		5,6			5,8			6,0			6,2	
Kuh + Tag	1*	2*	3*	1	2	3	1	2	3	1	2	3
46												(15,8)
44									(15,6)			(13,9)
42						(15,5)			(13,9)		(14,6)	12,2
40			(15,2)			(13,8)		(14,4)	12,2		12,5	10,5
38			(13,5)		(14,1)	12,2		12,4	10,5		10,7	9,0
36		(13,7)	11,9		12,2	10,6		10,6	9,1		9,0	7,6
34		11,9	10,4		10,5	9,1		9,1	7,7	10,1	7,6	6,4
32		10,3	8,9		9,0	7,7	10,0	7,6	6,5	8,5	6,2	5,2
30	(11,1)	8,8	7,6	9,8	7,5	6,5	8,4	6,3	5,3	6,9	5,0	4,1
28	9,4	7,4	6,4	8,2	6,2	5,3	6,9	5,0	4,2	5,6	3,8	3,0
26	7,9	6,1	5,2	6,7	5,0	4,2	5,6	3,8	3,1	4,3	2,6	1,9
24	6,5	4,9	4,1	5,4	3,8	3,1	4,3	2,7	2,0	3,1	1,5	0,8
22	5,2	3,7	3,0	4,2	2,7	2,0	3,1	1,6	0,9	2,0	0,5	
20	4,0	2,6	1,9	3,0	1,6	0,9	2,0	0,6		0,9		
18	2,8	1,5	0,8	1,9	0,6		0,9					
16	1,7	0,5		0,8								
14	0,6											

Der Trockenmasseverzehr/Kuh liegt in Abhängigkeit von der Energiekonzentration im Mittel zwischen 10 kg (bei 4,8 MJ NEL/kg TM) und 17 kg (bei 6,2 MJ NEL/kg TM). Zu Beginn der Laktation werden diese Werte in der Regel nicht erreicht. Daher ist auch bei hoher Milchleistung eine geringere Kraftfuttermenge als in der Tabelle vorgesehen zu verfüttern (s. 3.3.2.3).*1,2,3: s. Tab. 50

Tiere, die überkonditioniert zur Abkalbung kommen, neigen zur Zeit der Abkalbung und danach vermehrt zu Stoffwechselstörungen („Milchfieber", „atypisches Milchfieber" [Hypophosphatämie], „Ketose"). Übermäßiger Körperfettabbau führt bei diesen Tieren zu höhergradigen Ketosen (3–14 Tage p.p.), wodurch die Futteraufnahme weiter gehemmt wird (Appetitverlust). Die herabgesetzte Futteraufnahme verstärkt die in dieser Phase ohnehin negative Energiebilanz und fördert den weiteren Fettabbau, wodurch es innerhalb kurzer Zeit zu einem sehr starken Konditionsverlust kommt. Dieser Vorgang führt zu einem deutlichen Absinken der Milchleistung, zu einer starken Belastung des Stoffwechsels und damit vor allem der Leber als das zentrale Stoffwechselorgan. Es kommt zu Fetteinlagerungen und degenerativen Veränderungen. Ein hohes Fütterungsniveau in der Zeit vor der Kalbung begünstigt außerdem das Auftreten von Uterusatonie, Nachgeburtsverhaltung (oft in Kombination mit „Milchfieber"), puerperaler Endometritis, Euterödem (in diesem Zusammenhang auch von Zitzenverletzungen), Klauen- und Gliedmaßenerkrankungen (z.B. vermehrtes Auftreten sog. „Liegebeulen") und Mastitis. Negative Auswirkungen auf das Fruchtbarkeitsgeschehen durch Beeinträchtigung der Entwicklung und der späteren Qualität von Follikeln sind ebenfalls bekannt.

Ein hohes Fütterungsniveau während des Trockenstehens wird vor allem dann erreicht, wenn vermehrt Kraftfutter gegeben wird. Gerade in dieser Zeit verdrängt jedoch das Kraftfutter in zunehmendem Maße das Grundfutter (Verdrängung von bis zu 0,8 kg TM aus Grundfutter durch 1 kg Kraftfutter). Da die Trockenmasseaufnahme ohnehin in den letzten Wochen der Trächtigkeit am geringsten ist, wird durch das Verfüttern von mehr Kraftfutter nicht wesentlich mehr Energie aufgenommen. Wird zu wenig Strukturfutter aufgenommen, steigt die Gefahr von Magen-Darm-Erkrankungen nach der Kalbung (Labmagenverlagerung u.a.).

Für die Futterrationen während der Trockenstehzeit wird empfohlen, den Bedarf der Tiere für die Erhaltung plus 5–7 kg Milchleistung zugrunde zu legen. Ist es möglich, mit zwei Tiergruppen zu arbeiten, ist die Empfehlung für den 1. Monat der Trockenstehzeit Erhaltung plus 3–5 kg Milchleistung, für den 2. Monat der Trockenstehzeit Erhaltung plus 8 kg Milchleistung.

Etwa 14–10 Tage vor der Kalbung sollte mit einer Vorbereitungsfütterung begonnen werden. Bei diesem „Anfüttern" wird den Tieren bereits das Kraftfutter gegeben, das sie auch während der Laktation erhalten sollen (Empfehlung: Mit 0,5 kg beginnen, in 0,5-kg-Schritten steigern bis maximal 3 kg). Nach der Kalbung wird die Kraftfuttermenge vorsichtig weiter gesteigert, so daß nach etwa 20 Tagen eine dem Energiebedarf entsprechende Kraftfutterration gefüttert wird (Steigerung bis etwa 9 kg Kraftfutter bei Erstkalbinnen, 12–13 kg bei Hochleistungskühen). Die Steigerung muß sehr vorsichtig erfolgen, da die Grundfutteraufnahme nicht beeinträchtigt werden darf. Die Vorbereitungsfütterung stellt die Pansenflora auf das neue Futter ein. Es kommt in dieser Zeit außerdem zu einer deutlichen Vergrößerung der Pansenzotten, und damit zu einer Oberflächenvergrößerung. Das Resultat ist eine bessere Futteraufnahme zu Beginn der Laktation. Nach der

Kalbung darf keine Futterumstellung erfolgen. Außerdem muß in dieser Zeit bestes Grundfutter verfüttert werden (hochverdauliche Silagesorten; früher Schnitt; einwandfreie hygienische Qualität).

Werden trockenstehende Kühe auf der Weide gehalten, muß besonders darauf geachtet werden, daß diese nicht zu stark an Kondition gewinnen. Die Futteraufnahme ist auf der Weide kaum kontrollierbar. Um einer Überversorgung dennoch entgegenzuwirken, ist es oft nötig, die Trockensteher auf „magere" Weiden zu stellen, sie gemeinsam mit Jungvieh weiden zu lassen und/oder die Futteraufnahme durch Steuerung der Besatzdichte oder durch zeitliche Beschränkung des Weidegangs zu beeinflussen. Geht man von einem Bedarf für die Erhaltung plus etwa 8 kg Milchleistung aus, sollten die Kühe während der Trockenstehzeit nicht mehr als etwa 9 kg Trockenmasse aus Gras aufnehmen können. Es gibt Kühe mit einer Trockenmasseaufnahme von 15 kg während des letzten Trächtigkeitsmonats.

Weiteres zur Fütterung der Trockensteher (Mineralstoffbedarf, DCAB-Konzept) s. auch Abschnitt 3.3.2.3.

Für die Berechnung von Futterrationen gibt es mittlerweile eine Vielzahl von Computerprogrammen, die man mit Hilfe portabler Rechner auch mobil einsetzen kann. Steht keine entsprechende Möglichkeit zur Verfügung, ist ein Arbeitsblatt (ABL 9) ein brauchbares Hilfsmittel.

• **Total Mixed Ration**

Bei dem „Total-Mixed-Ration"-Verfahren (Totale Mischration; TMR) werden alle Komponenten einer Futterration in einer Mischung angeboten. Die Vorlage erfolgt dreimal pro Tag, die Aufnahme ad libitum.

Vorteile der TMR-Fütterung: Durch das kontinuierliche Angebot einer konstant zusammengesetzten Ration werden Umstellungsphasen, die die Verdauung immer vorübergehend beeinträchtigen, vermieden. Durch zeitgleiche Aufnahme von Struktur- und Kraftfutter kommt es kaum zu pH-Wert-Schwankungen im Pansen und damit zu einer dauerhaften Stabilisierung der Milieubedingungen. Energie- und Proteinstoffwechsel im Pansen können bestmöglich koordiniert werden. Diese Vorteile bringen weitere mit sich. Es kommt zu einer Maximierung der Trockenmasse-Aufnahme (> 20 kg TM/Tag) und Optimierung der Energieversorgung mit positivem Einfluß auf die Milchleistung (Menge und Inhaltsstoffe). Durch die Stabilität des Pansen-pH-Wertes ergibt sich eine bessere Verträglichkeit hoher Kraftfuttermengen, so daß das Verhältnis Grundfutter-TM : Kraftfutter-TM, falls nötig, bis auf 40 : 60 verkleinert werden kann. Eine Grundfutterverdrängung findet beim TMR-Verfahren nur in geringerem Maße statt, und die Anpassung des Kraftfutters an das Grundfutter ist besser möglich, da entsprechend mehr Komponenten eingesetzt werden können. Die Vorbereitungsfütterung vor der Abkalbung ist beim TMR-Verfahren einfacher. Weiterhin können Futtermittel mit geringer Schmackhaftigkeit oder besonderen Struktureigenschaften ohne Nachteil für die Futteraufnahme eingesetzt werden (z.B. beim DCAB-Konzept). Das gleiche gilt für den Einsatz unkonventioneller, sonst

ABL 9

Betrieb: Musterknabe

Futtermittel; Gehalte kg							Futter kg	T kg	MJ NEL	Rohprotein g	Rohfaser g	Ca g	P g	Na g
T kg	MJ NEL	Roh-prot.g	Rohf. g	Cag	P g	Na g								
Grassilage mittel														
0,45	2,52	68	126	2,7	1,6	0,5	20	9,0	50,4	1360	2520	54	32	10
Maissilage teigreif														
0,31	2,05	26	59	0,8	0,8	0,1	10	3,1	20,5	260	590	8	8	1
Zwischensumme Grundfutter							30	12,1	70,9	1620	3110	62	40	11
abzüglich Erhaltung 650 kg LG									37,7	500				
Zwischensumme									33,2	1120				
reicht für Milch kg									10,5	13,2				
Ausgleichsfutter														
Gerste														
0,87	7,22	105	60	1	3	1	2	1.7	14,4	206	120	2	6	2
Zwischensumme							32	13,8	47,6	1326		64	46	13
reicht für Milch kg									15,0	15,6	Soll:	76	53	18
Mineralfutter										es fehlen:		12	7	5
Ca 12 %		P 7 %		Na 5 %			100 g					12	7	5
Endsumme												76	53	18
reicht für Milch kg (rund)									15	15	23,4 % i.T.	15	15	15

Kraftfutterzuteilung

bei ………… kg Milchleistung	17	19	21	23	25	27	29	31	33	35	37	39
………… kg Kraftfutter (17/2)	1,0	2,2	3,4	4,6	6,0	7,5	9,2	11,0	- kritisch		—	

schwer verwendbarer Futtermittel (Melasse, Backabfälle). Schließlich bietet das TMR-Verfahren auch arbeitswirtschaftliche Vorteile.

Nachteile und Schwierigkeiten des TMR-Verfahrens: Zu nasses oder zu trockenes Grundfutter kann sich nachteilig auf den Mischvorgang und die Futteraufnahme auswirken, wenn es zu inhomogenen Mischungen kommt. Im Falle labiler, nachgärender Grundfutterkonserven kann es zu einer forcierten mikrobiellen Aktivität in der TMR kommen, was ebenfalls eine abnehmende Futteraufnahme zur Folge hat. Auch stellenweise verdorbenes Grundfutter (Schimmelnester) stellt ein gewisses Problem dar, da eine Selektion beim Beladen nur bedingt möglich ist, und die Tiere lokal verdorbenes Futter aufgrund der Durchmischung ebenfalls nicht selektieren können. Nachteile für den Pansenstoffwechsel und die Futteraufnahme sind zu befürchten.

Soll leistungsabhängig mit mehreren Rationen gearbeitet werden, müssen Leistungsgruppen gebildet werden. Dabei muß für eine Tiergruppe eine Referenzleistung festgelegt werden. Hier darf man nicht einfach die mittlere Leistung der Gruppe zugrundelegen, da sich dann für Tiere mit höheren Leistungen Mangelsituationen ergeben. Eine Möglichkeit ist das Arbeiten mit der Standardabweichung (COENEN, 1995):

(Ø Leistung + Standardabweichung) ÷ Ø Leistung = x
Referenzleistung = Ø Leistung · x

Die Standardabweichung (s) ist ein Maß für die Streuung der Leistungseinzelwerte um den Leistungsmittelwert einer Tiergruppe. Sie ist am besten mit Hilfe eines Taschenrechners, der über einfache statistische Funktionen verfügt, zu ermitteln. Die Berechnungsformel lautet:

$$s = \sqrt{\Sigma\,(x-\bar{x})^2 \div (n-1)}.$$

Wird nicht mit mehreren Leistungsgruppen gearbeitet, oder ergeben sich inhomogene Leistungsniveaus innerhalb einer Gruppe, z.B. bei geringen Tierzahlen und verteilten Abkalbungen oder bei noch wenig durchgezüchteten Herden, besteht die Gefahr der Überfütterung und damit der Verfettung in fortgeschrittener Laktation und während der Trockenstehzeit.

In vielen Fällen wird versucht, der Inhomogenität der Gruppen mit dem sog. „Top Dressing“ zu begegnen. Hierbei wird das TMR-Verfahren nicht in letzter Konsequenz durchgeführt („Fast-TMR“), und Tiere mit sehr hohen Leistungen bekommen zusätzlich zur „Fast-TMR“ etwas Kraftfutter über – noch – vorhandene Abrufautomaten. Der Nachteil besteht darin, daß auch bei Zufütterung kleiner Kraftfuttermengen das Pansenmilieu bereits wieder beeinflußt wird, d.h. die pH-Wert-Schwankungen im Pansen wieder zunehmen.

Für das TMR-Verfahren ist eine entsprechende Mischvorrichtung, in der Regel ein Futtermischwagen, erforderlich. Das bedeutet für den Betrieb einen entsprechenden Investitionsaufwand, für den bestimmte Voraussetzungen gegeben sein müssen (Herdengröße, Liquidität etc.).

Die hohe Technikabhängigkeit (Mischwagen) birgt gewisse Nachteile in sich. So ist diese im Falle des TMR-Verfahrens schwer aufzufangen, so daß ein Schaden an der Mischtechnik immer einen „eiligen Notfall" darstellt. Je nach Mischerfabrikat und -funktionsprinzip sowie Beschaffenheit der Futtermittel ist eine ausreichende Vermischung insbesondere von „Minorkomponenten" mitunter fraglich. Infolge einer nicht angemessenen Schneidwirkung beim Mischen kann es zu einem zu geringen Zerkleinerungsgrad kommen. Außerdem können sich Defekte der Wägetechnik/-elektronik negativ auswirken.

Die bisherigen Erfahrungen mit dem TMR-Verfahren sprechen dafür, daß die Vorteile weitaus überwiegen. Man sollte sich aber der möglichen Schwierigkeiten bewußt sein und das „Produkt", die gemischte Ration, immer kritisch betrachten und vor allem den Mischungsgrad grobsinnlich beurteilen (Klumpenbildung etc.). Die fortlaufende Konditionsbeurteilung bei den Tieren (sog. Body Condition Scoring) sollte fester Bestandteil der TMR-Fütterung sein, insbesondere um negative Auswirkungen durch Verfettung der Tiere zu vermeiden.

3.3.2.5 Kontrolle und Überwachung der Futterrationen

• Allgemeines

Für den bestandsbetreuenden Tierarzt sind die Kontrolle bereits bestehender Futterrationen und die produktionsbegleitende Überwachung von besonderer Bedeutung. Dabei ist es zwar wichtig, Rationen zu berechnen, es ist aber ebenso wichtig, wenn nicht wichtiger, die Futterzuteilung zu kontrollieren. Am wichtigsten ist es, die „Antwort" der Tiere auf die jeweilige Fütterung zu kontrollieren. Dazu muß man sich vor Augen halten, daß es bei Milchkühen 4 Futterrationen zu unterscheiden gilt: die berechnete, die zugeteilte, die aufgenommene und die verdaute, d.h. die umgesetzte Ration. Letztendlich ist nur die letzte, nämlich die von den Tieren verwertete Ration von Interesse. Während in früheren Jahren vornehmlich Blut- und Speichel-/Harnproben von einer repräsentativen Stichprobe der Herde für die Erstellung sog. *Stoffwechselprofile* genutzt wurden, um mit Hilfe stoffwechselrelevanter Parameter die Fütterungssituation zu kontrollieren, bedient man sich heute vorwiegend verschiedener Parameter in der Milch, die zum Teil bei den routinemäßigen Milchkontrollen automatisch, d.h. ohne zusätzlichen Kostenaufwand anfallen, und lediglich für eine entsprechende Auswertung aufbereitet werden müssen. Außerdem hat sich die fortlaufende Konditionskontrolle, das sog. *„Body Condition Scoring"* (BCS), bei dem der Ernährungszustand der Tiere nach einem Indexsystem wiederholt während eines Reproduktionszyklus bestimmt wird, als einfaches und kostengünstiges Instrument der Fütterungsüberwachung ebenfalls bewährt. Für die Durchführung beider Verfahren stehen heute auch einfach anwendbare Computerprogramme zur Verfügung, was bei größeren Herden von Vorteil ist. Auswertung der monatlichen MLP-Daten und Body Condition Scoring ermöglichen in Kombination mit regelmäßigen Beratungsgesprächen über die Fütterung und gelegentlichen Kontrollen im Stall eine unter Praxisbedingungen ausreichende Kontrolle der Fütterung. Nur in Ausnahmefällen, z.B. bei Verdacht auf erhebliche Leberbelastungen, müssen für weitergehende Informationen zusätzliche Proben von den Tieren gewonnen werden.

• Zusammenhänge zwischen Fütterung und Milchinhaltsstoffen

Milchfettgehalt: Das Milchfett wird aus verschiedenen Stoffwechselquellen gebildet:

1. Acetat (C2) und β-Hydroxybutyrat (C4) aus der Cellulosefermentation im Pansen liefern vor allem kurzkettige Fettsäuren (C4-C16) für die Butter.
2. Aus dem körpereigenen Depotfett durch Lipolyse abgebaute Triglyceride liefern vor allem langkettige Fettsäuren (C16-C18).
3. Futterfette haben nur einen geringen Anteil am Milchfett, da sie in der Regel nicht pansenstabil sind. Hohe Futterfettanteile beeinträchtigen außerdem die Pansenfermentation. Pansenstabile, sog. „geschützte" Fette bilden eine Ausnahme.
4. In beschränktem Umfang liefert das mikrobielle Fett vor allem ungerade (C15, C17) und verzweigte Fettsäuren (nur in Wiederkäuermilch vorhanden).

Der Fettgehalt der Milch ist negativ mit der Milchmenge korreliert. Er soll zu Beginn der Laktation abfallen mit einem Tiefpunkt zwischen dem 60. und dem 80. Tag der Laktation und dann bis zum Trockenstellen langsam wieder ansteigen. Ein zu hohes Fütterungsniveau in den letzten Wochen vor dem Abkalben senkt den Fettgehalt zu Beginn der Laktation. Eine zu schnelle Steigerung und ein zu hohes Niveau der Kraftfutterration bedingen eine zu geringe Rauhfutteraufnahme. Der Rohfasermangel führt zu einem Absinken des Milchfettgehalts. Niedrige Milchfettgehalte weisen also auf Mängel in der Rohfaserversorgung und subklinische Pansenazidosen hin. Plötzliche Veränderungen der Grundfutterarten können ebenfalls zu einem Abfall des Milchfettgehalts führen.

Durch starkes Abmagern von Tieren zu Laktationsbeginn infolge eines zu geringen Futterangebots steigt der Milchfettgehalt durch vermehrte Lipomobilisation. Dies ist auch festzustellen bei Tieren, die bei der Kalbung stark verfettet sind, und die zu Beginn der Laktation trotz vorhandenen Angebots nicht genügend Futter aufnehmen. Durch den starken Abbau körpereigenen Fettes bei gleichzeitig einsetzender Milchleistung kommt es bei diesen Tieren gewissermaßen zu einem Ungleichgewicht im Citratzyklus und in der Folge zu einem vermehrten Anfall von Ketonkörpern im Blut. Diese belasten die Leber und bewirken einen weiteren Appetitverlust (Abb. 17). Hohe Milchfettgehalte zu Beginn der Laktation weisen demnach auf das vermehrte Vorliegen subklinischer Ketosen hin.

Eine zu hohe Propionsäurebildung (C3) im Pansen, durch die das Verhältnis Essigsäure/Propionsäure kleiner wird, wirkt hemmend auf die Milchfettbildung. Das ist z.B. der Fall bei Rationen mit relativ wenig Rohfaser und/oder vielen leicht fermentierbaren Kohlenhydraten, z.B. Rationen mit hohem Rüben-, Kartoffel- oder KF-Anteil oder mit jungem Gras. Auch zu fein

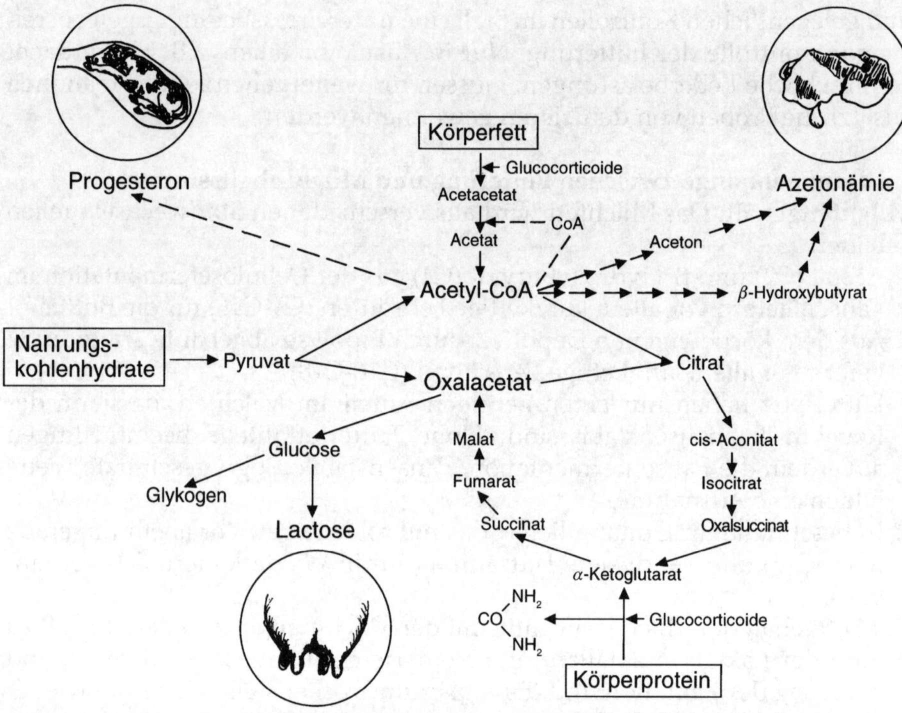

Abb. 17 Wege des Energiestoffwechsels bei der Milchkuh (nach Farries, 1980).

gehäckseltes Rauhfutter kann hierbei eine Rolle spielen. Allerdings wird in diesem Fall die negative Auswirkung auf den Milchfettgehalt z.T. durch die Mehraufnahme von Futter kompensiert. Futterfett wirkt sich auf den Milchfettgehalt nur dann erhöhend aus, wenn es ungehindert den Pansen passieren kann. Das ist nur der Fall, wenn es vollständig in Grundstoffe eingeschlossen oder durch vorherige Bearbeitung geschützt ist. Soweit Fettsäuren (FS) im Pansen freigesetzt werden (vor allem unverzweigte FS aus jungem Gras, dem Kraftfutter zugesetzte Fette), beeinträchtigen diese die Cellulosefermentation und senken die Essigsäureproduktion. Es wird von der Verwendung von KF mit mehr als 5% Fettgehalt abgeraten. Das Hinzufügen einer Puffersubstanz (Hydrogencarbonat) kann theoretisch dem Abfallen des Milchfettgehalts vorbeugen, indem durch ein Verhindern des zu starken Absinkens des Pansen-pH-Wertes die zellulolytische Aktivität der Pansenflora erhalten bleibt. Tatsächlich können dadurch nur extreme Abfälle des Milchfettgehalts vermieden werden. Ein Verteilen der Tageskraftfutterrationen auf mehrere Einzelgaben wirkt sich günstig auf den Milchfettgehalt aus (pH-Wert-Schwankungen im Pansen geringer).

Milcheiweißgehalt: Der größte Teil des Milcheiweißes ist von der Pansenflora gebildetes, bakterielles Eiweiß. Ein kleiner Teil wird von pansenstabilem Futtereiweiß geliefert, nur ein sehr kleiner Teil durch Mobilisation aus

Körperreserven. Jegliche Störung der Aktivität der Pansenflora wirkt sich daher negativ auf den Milcheiweißgehalt aus. Das bedeutet, daß ein hohes Energieniveau der Fütterung, ein ausreichender Eiweißgehalt und aufeinander abgestimmte Abbaubarkeiten im Pansen die Voraussetzung/Gewähr für einen hohen Milcheiweißgehalt sind. Ein spontaner Abfall des Eiweißgehalts nach der Kalbung mit einem Tiefpunkt im 3. Laktationsmonat ist die Regel. Insgesamt ist festzustellen, daß der Milcheiweißgehalt wesentlich mehr durch die Energiezufuhr über das Futter als durch die Eiweißzufuhr (auch pansenstabiles Eiweiß) beeinflußt wird. Eine Verbesserung der Futteraufnahme (Quantität) wirkt sich außerdem im allgemeinen stärker aus als eine qualitative Verbesserung der Futterration (Zusammensetzung).

• **Auswertung der Milchinhaltsstoffe zur Fütterungsüberwachung**
Als Kontrollparameter dienen die Milchmenge, Fett- und Eiweißgehalte sowie, falls vorhanden, der Milchharnstoffgehalt. Für die Auswertung dieser Parameter hat sich die Anwendung eines einfachen graphischen Auswertungsprogramms unter Praxisbedingungen bestens bewährt. Ein solches Programm sollte nach Spohr und Wiesner (1991) folgende Bedingungen erfüllen:

a) Die Daten sollen herdenbezogene Einflüsse (Fütterung) und gleichzeitig tierindividuelle Abweichungen vom Herdendurchschnitt (Färsen, Kühe) erkennen lassen.
b) Entwicklungen müssen in Form von Monatsvergleichen darstellbar sein. Dabei muß der Einfluß des sich ständig ändernden Herdenstatus (Tierzahl, Laktationsstand und -nummer) soweit wie möglich ausgeschlossen oder beachtet werden.

Die im folgenden beschriebenen Verfahren werden von den Autoren seit mehreren Jahren unter Praxisbedingungen angewandt und haben sich bestens bewährt.

Milchmenge/Milcheiweißgehalt: Die Gegenüberstellung von Milchmenge und Milcheiweißgehalt (Abb. 18) ermöglicht eine Beurteilung der **energetischen Leistungsfähigkeit der Fütterung.** Die Regressionsgerade durch den Punkteschwarm ergibt eine herden- oder tiergruppenspezifische Kennlinie. Der Schnittpunkt dieser Kennlinie mit der willkürlich festgelegten Hilfslinie (3,2%-Milcheiweißgehalt) ergibt die energetische Leistungsfähigkeit der z.Z. gefütterten Ration. Das bedeutet in Abbildung 18, daß die Ration etwa bis 44 kg Tagesmilchleistung ausreichend ist. Der Wert ist von verschiedenen Faktoren abhängig. Verschiebungen des Schnittpunkts zwischen zwei Kontrollen deuten auf Veränderungen in der Fütterung hin. Es hat sich in der Praxis gezeigt, daß auch geringe Futterveränderungen (z.B. durch Öffnen eines neuen Silos, auch bei vergleichbarer Qualität, Wegfall einer kleinen Rationskomponente und Erhöhung der Menge einer anderen, etc.) bereits zu deutlich sichtbaren Veränderungen einer solchen Punktegraphik führen. Sehr niedrige Eiweißgehalte (< 3,0%) sind ein deutlicher Hinweis auf eine energetische Unterversorgung. Wenn es möglich ist, d.h. in den Fällen, in denen die Herde groß genug ist, und die erforderlichen Stammdaten der

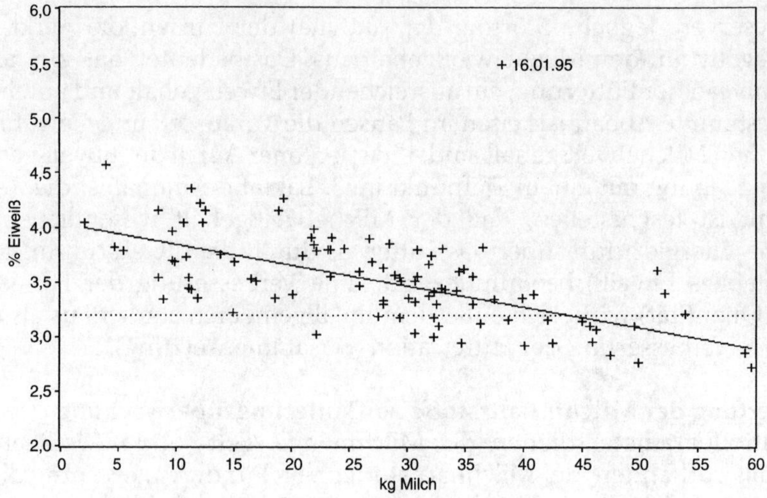

Abb. 18 Beurteilung der energetischen Leistungsfähigkeit der Fütterung durch Gegenüberstellung von Milchmenge und prozentualem Milcheiweißgehalt. Hoher Schnittpunkt der Regressionsgeraden mit der 3,2%-Hilfslinie (44 kg) bei geringer Streuung der Werte spricht für eine gute Energieversorgung.

Tiere bekannt sind, sollte diese Auswertung für Erstkalbinnen und mehrkalbige Kühe getrennt durchgeführt werden. Der Schnittpunkt der Kennlinie mit der Hilfslinie liegt für Erstkalbinnen in der Regel niedriger. Außerdem können bei getrennter Betrachtung häufig schon bei dieser Auswertung erkennbare Mängel der einen oder anderen Gruppe zugeordnet werden. Die Streuung der Meßwerte soll möglichst gering sein. Größere Streuungen (niedrige Eiweißgehalte vermehrt auch bei Tieren mit relativ geringer Mengenleistung) bei im übrigen vergleichbaren Tiergruppen oder in Gruppen, die Streuungen solcher Art bei vorangegangenen Auswertungen nicht zeigten, treten bei Beeinträchtigungen der Futteraufnahme (Rationsänderungen, Qualitätsänderungen, Verschlechterung der Futterzuteilung, Weideaustrieb etc.) auf. Bei bewußt herbeigeführten Veränderungen kann, vorausgesetzt die Abweichungen sind nicht zu stark, in der Regel eine Milchkontrolle abgewartet werden, um zu sehen, ob die Tiere sich auf die Veränderung eingestellt haben. Bei Abweichungen ohne bekannte Ursache muß diese sofort gesucht und abgestellt werden. Auffällig niedrige Milcheiweißgehalte zu Beginn der Laktation weisen auf das vermehrte Vorkommen von subklinischen Ketosen hin.

Laktationsstadium/Milchmenge/Milchfettgehalt: Die Beurteilung des Milchfettgehalts (s.o.) hängt von der Rasse und innerhalb dieser wesentlich vom jeweiligen Laktationsstadium ab. Sehr niedrige Fettgehalte (< 3%) sind ein Hinweis auf deutliche Mängel in der **Rohfaserversorgung** (Abb. 19). Bei HF-Tieren soll der Fettgehalt zu Beginn der Laktation nicht wesentlich über 5% steigen. Kommen bei einem erheblichen Teil der Tiere in diesem Stadium erhöhte Fettgehalte vor, spricht das für das Auftreten (subklinischer) Ketosen.

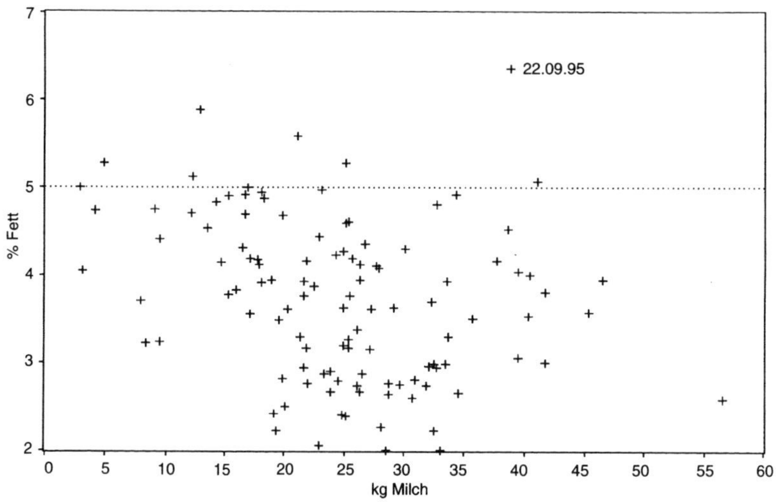

Abb. 19 Beurteilung von Stoffwechselgesundheit und Rohfaserversorgung durch Gegenüberstellung von Milchmenge und prozentualem Milchfettgehalt. Beispiel mit sehr niedrigen Fettgehalten, z.T. auch bei relativ geringer Milchmengenleistung, infolge eines deutlichen Rohfasermangels.

Ist bei der Auswertung das Laktationsstadium der Tiere nicht bekannt, kann man zunächst die Milchmengenleistung als Anhaltspunkt dafür nehmen, welche Tiere in der Früh- oder Hochlaktation sind. Bei der Bewertung muß beachtet werden, daß die Punktegraphik in dieser Form immer nur das Spiegelbild einer Milchkontrolle ist. Um die Bedeutung des Auftretens subklinischer Stoffwechselstörungen zu Beginn der Laktation in einem Bestand sicher erfassen zu können, müssen solche Auswertungen über einen längeren Zeitraum durchgeführt werden.

Milchmenge/Fett-Eiweiß-Quotient (FDE-Wert): Die alleinige Bewertung des Milchfettgehalts birgt die Gefahr, daß lipomobilisationsbedingter Fettanstieg und rohfasermangelbedingter Fettabfall sich gegenseitig aufheben können. Der Fett-Eiweiß-Quotient (sog. FDE-Wert) ist daher zur **Erkennung ketosegefährdeter Kühe** besser geeignet.

Außer der Bedeutung für die Ketosediagnostik hat der FDE-Wert auch Auswirkungen auf den Milchauszahlungspreis. Da Milchmenge und -eiweißgehalt den Auszahlungspreis vorrangig bestimmen, zu hohe Fettgehalte außerdem zu einer Kürzung der Milchquote führen können, wird empfohlen, einen FDE-Wert von 1,2 in der Anlieferungsmilch anzustreben. Hohe Mengenleistungen bei gleichzeitig hohen Eiweißgehalten werden daher häufiger durch eine Gratwanderung zuungunsten der Rohfaserversorgung erkauft. Gratwanderungen solcher Art sind auch unter strengster Kontrolle nicht ungefährlich. Es gibt Hinweise darauf, daß es in Betrieben, die in dieser Art füttern, vermehrt zum Auftreten von Labmagenverlagerungen kommen kann. Außerdem sind negative Auswirkungen auf die Oberfläche der Pansenschleimhaut mit möglichen akuten Krankheitsfällen oder subklinisch

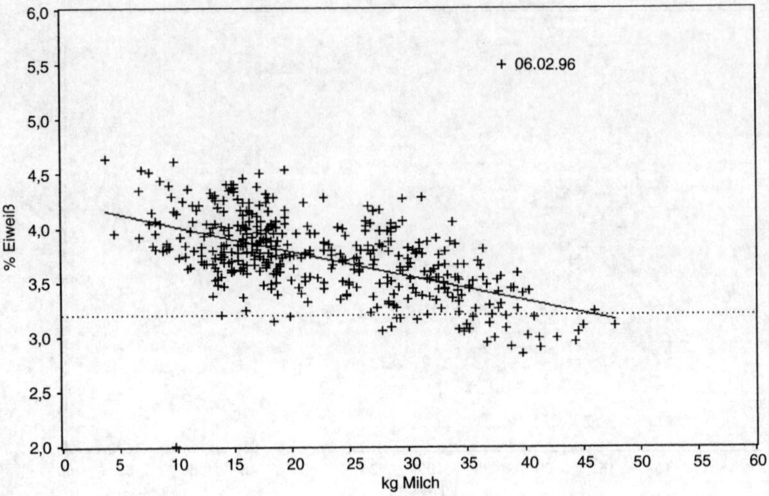

Abb. 20 Beurteilung der energetischen Leistungsfähigkeit der Fütterung durch Gegenüberstellung von Milchmenge und prozentualem Milcheiweißgehalt. Beispiel aus einer großen Milchviehherde mit nahezu optimaler Verteilung der Einzelwerte.

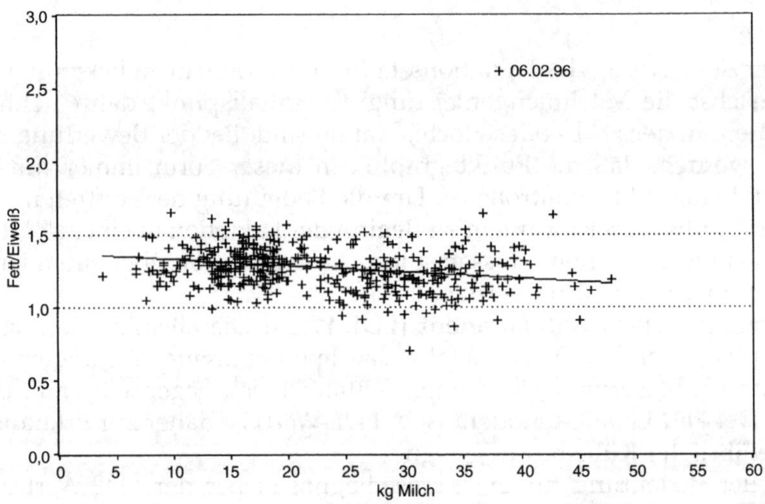

Abb. 21 Beurteilung der Energie- und Rohfaserversorgung durch Gegenüberstellung von Milchmenge und Fett-Eiweiß-Quotient („FDE-Wert"). Beispiel aus einer großen Milchviehherde mit nahezu optimaler Verteilung der Einzelwerte.

entstehenden Spätfolgen nicht auszuschließen. Die Abbildungen 20 und 21 zeigen die Punktegraphiken für Milcheiweißgehalt und Fett-Eiweiß-Quotient nahezu in den anzustrebenden Formen.

Milchharnstoffgehalt/Milcheiweißgehalt: Der Milchharnstoffgehalt dient als Maß für das Nährstoffverhältnis (Energie-Eiweiß) im aufgenommenen Futter. Ein relativer Eiweißüberschuß führt zu steigenden, ein relativer Energieüberschuß zu sinkenden Milchharnstoffgehalten. Um auch die abso-

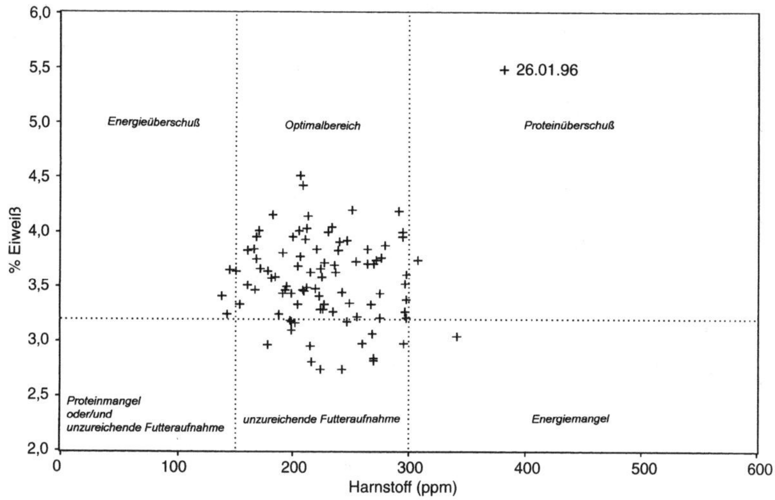

Abb. 22 6-Felder-Tafel zur Darstellung der absoluten Energie- und Eiweißversorgungssituation durch Gegenüberstellung von Eiweiß- und Harnstoffgehalt. Beispiel mit einer vermehrten Anzahl von Tieren mit suboptimaler Futteraufnahme. Das Nährstoffverhältnis bleibt dabei unverändert (s. auch Abb. 23). Eine Belastung des Stoffwechsels und entsprechend negative Auswirkungen auf die Leistungen dieser Tiere sind zu erwarten.

lute Nährstoffversorgung beurteilen zu können, wird der Milcheiweißgehalt in die Auswertung miteinbezogen. Mit Hilfe eines Parameters für die Energieversorgung (Milcheiweißgehalt) und eines weiteren für die Proteinversorgung (Milchharnstoffgehalt) läßt sich die Energie-Eiweiß-Versorgungssituation in Form einer 6-Felder-Tafel darstellen und beurteilen (Abb. 22).

Milchmenge/Milchharnstoffgehalt: Die Gegenüberstellung von Milchmenge und Milchharnstoffgehalt dient der Erkennung von Fütterungsfehlern in einzelnen Leistungsgruppen (Abb. 23). Starke Schwankungen des Harnstoffgehalts innerhalb einer Leistungsgruppe (> 150 ppm) weisen häufig auf Ungenauigkeiten in der Kraftfutterzuteilung oder auf individuell erheblich variierende Trockensubstanzaufnahmen hin (individuelle Eigenschaft, subklinische Erkrankungen, Futterzuteilung etc.).

Deutlich erniedrigte Harnstoffwerte bei Weidegang deuten auf subklinische/klinische Erkrankungen der betreffenden Tiere und dadurch verringerte Futteraufnahme hin. Tabelle 52 faßt die Milchparameter zur Fütterungsbewertung zusammen.

• Body Condition Scoring

Body Condition Scoring (BCS) ist eine subjektive Methode zur Beurteilung der Fettreserven von Rindern anhand der Ausprägung der Fettpolster an bestimmten Lokalisationen in der Unterhaut (Abb. 24). Die Bewertung erfolgt durch Adspektion und Palpation. Es wird dafür ein **Indexsystem** mit einer Bewertung von 1 bis 5, untergliedert in Halb- oder Viertelschritte, genutzt (Abb. 25). Durch wiederholtes BCS während des Reproduktionszyklus einer

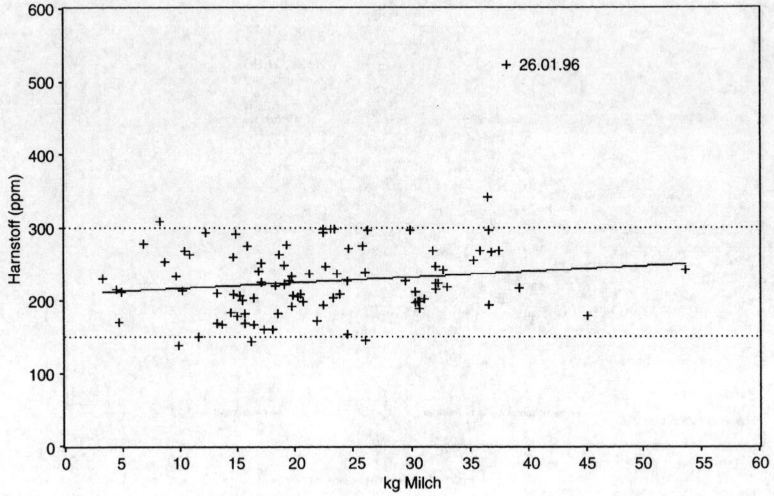

Abb. 23 Beurteilung des Energie-Eiweiß-Verhältnisses in der aufgenommenen Futterration nach Leistungsgruppen durch Gegenüberstellung von Milchmenge und Milchharnstoffgehalt. Beispiel mit nahezu optimaler Verteilung der Einzelwerte.

Tab. 52 Nutzung von Milchinhaltsstoffen zur Beurteilung der Fütterung

Milchinhaltsstoff	Beurteilung von	Sollwerte (HF-Tiere)
Fettgehalt	Rohfaserversorgung	> 3,5%
	Auftreten subklinischer Ketosen zu Beginn der Laktation	< 5,0%
Eiweißgehalt	Energieversorgung Futteraufnahme	> 3,2% (Einzeltier) Schnittpunkt der Regressionsgeraden mit der 3,2%-Eiweißlinie > 30 kg bei möglichst geringer Streuung[1]
Fett-Eiweiß-Quotient	Auftreten subklinischer Ketosen	1,0–1,5 Anteil der Tiere innerhalb dieser Grenzen ≥ 90%[1]
Harnstoff	Nährstoffverhältnis	150–300 ppm (mg/kg Milch)

[1)] Erfahrungswerte in HF-Herden mit überwiegend mittlerer Leistung und Größen von 50–800 Kühen.

Kuh werden die Kondition zu verschiedenen Zeitpunkten und die Konditionsschwankungen aufgezeichnet. Dabei können sowohl die Konditionsbeurteilung zu bestimmten Zeitpunkten (Kalbung, 1 Monat nach der Kalbung, Belegung, Spätlaktation, Trockenstellen etc.), die monatliche Beurteilung aller Tiere einer Herde oder, in großen Herden, das Gruppen-BCS sinnvoll angewandt werden. Zur Durchführung des BCS dient ein entsprechender Erhebungsbogen als Arbeitsmittel (ABL 10). Die Auswertung erfolgt in einer graphischen Darstellung von Hand oder mit Computer (Abb. 26).

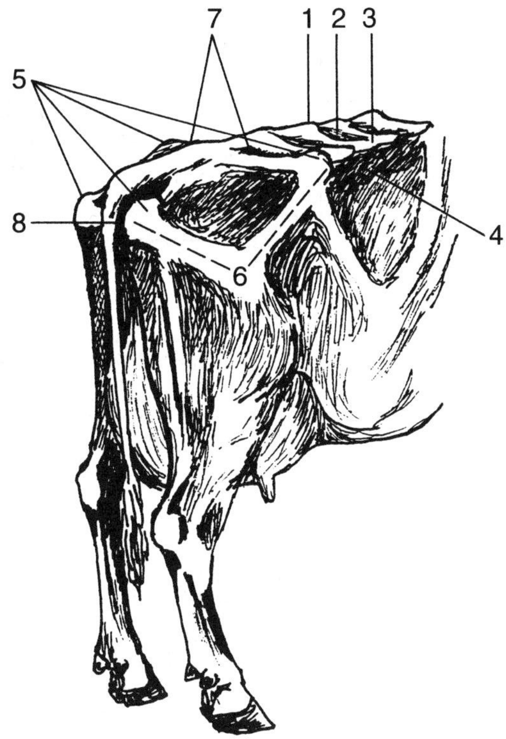

Abb. 24 Für die Konditionsbeurteilung wichtige Körperbereiche (nach Heuwieser und Bergmann, 1996; Zeichnung: Steffen).

1. Dornfortsätze der Lendenwirbel
2. Verbindungslinie zwischen Dorn- und Querfortsätzen der Lendenwirbel
3. Enden der Querfortsätze („kurze Rippen")
4. Übergang von den Querfortsätzen zur Hungergrube auf der rechten Seite
5. Hüfthöcker und Sitzbeinhöcker
6. Bereich zwischen Hüfthöcker und Sitzbeinhöcker
7. Bereich zwischen den beiden Hüfthöckern
8. Beckenausgangsgrube

Dabei ist zu berücksichtigen, daß eine Herdenauswertung vorliegt, in die die Einzeltiere je nach BCS-Frequenz während eines Reproduktionszyklus wiederholt einbezogen werden. Das BCS ist eine gute, preiswerte Möglichkeit, die Entwicklung des Ernährungszustands und damit die Energiebilanz von Tieren im Verlaufe eines Reproduktionszyklus zu verfolgen. Die Kondition eines Einzeltiers sollte in der Regel um nicht mehr als 1 Indexpunkt schwanken.

Das Body Condition Scoring und die Auswertung der MLP-Daten ermöglichen Rückschlüsse und korrigierende Reaktionen auf eventuelle Fütterungsmängel. Tabelle 53 zeigt die erwünschten Konditionen in verschiedenen Laktationsstadien bei HF-Tieren.

3.3.2.6 Ratschläge für die Praxis

- **Grundsätzliche Ziele, die angestrebt werden sollten**
  - Zusammenstellen einer Grundfutterration, die mindestens für Erhaltungsbedarf plus 14 kg Milchproduktion ausreicht.
  - In der Weidesaison sollte die Milchproduktion aus Grundfutter bei ausgewachsenen Kühen in den ersten Weidewochen 20 kg betragen, anschließend bis zum Ende der Weidesaison bis auf nicht weniger als 12 kg abfallen.

	Score	Dornfortsätze (DF) (individuelle Unterschiede!)	Verbindungslinie zwischen Quer- und Dornfortsätzen	Querfortsätze (QF)	überstehender Teil der LW-Querfortsätze (Pansenfüllung!)
hochgradig unterkonditioniert (abgemagert)	1,00	einzelne Dornfortsätze treten deutlich hervor, "sägezahnähnlich"	tief eingesenkt	deutlich hervortretende >1/2 sichtbar	deutlicher Sims, hager
	1,25				
	1,50				
	1,75			1/2 sichtbar	
Knochenvorsprünge gut sichtbar	2,00	einzelne Fortsätze zu erkennen	deutlich eingesenkt		vorstehender Sims
	2,25			1/2-1/3 sichtbar	
	2,50	deutlich hervorstehende Rückenlinie		1/3-1/4 sichtbar	leicht vorstehend
	2,75				kaum vorstehend
ausgeglichene Nährstoffbilanz (Ausbildung von Skelettvorsprüngen und übrigem Gewebe im Gleichgewicht)	3,00		leicht konkave Linie	<1/4 sichtbar	
	3,25			weich QF angedeutet	
	3,50	weiche Rückenlinie, DF treten nicht hervor	leicht geneigt	leichte Konturbildung, keine einzelnen QF erkennbar	
	3,75				
Knochenvorsprünge undeutlich erkennbar	4,00	flache Rückenlinie, DF nicht erkennbar	fast waagerecht	weiche, runde Enden	nicht vorstehend
	4,25				
	4,50			Enden kaum erkennbar	
	4,75				
hochgradig überkonditioniert	5,00	DF von Fettauflage verdeckt	abgerundet konvex	im Fett verschwunden	abgerundet

Abb. 25 Konditionsindex-Bestimmungstafel (in Anlehnung an Edmondson et al., 1989; übersetzt von M. Wältermann, modifiziert von R. Mansfeld).

	Score	Hüfthöcker und Sitzbeinhöcker	Bereich zwischen Hüft- und Sitzbeinhöcker	Bereich zwischen den Hüfthöckern	Schwanzwurzel und Sitzbeinhöcker
hochgradig unterkonditioniert (abgemagert)	1,00	extrem scharf, kein Fettgewebe	völliger Fleischverlust	sehr stark eingesunken 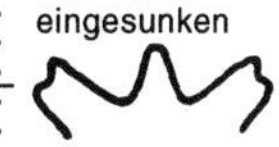	Knochen deutlich hervortretend, tiefe V-förmige Beckenausgangsgrube
	1,25	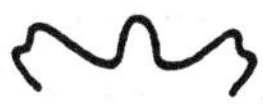			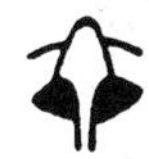
	1,50				
	1,75		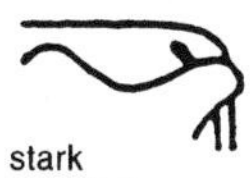		
Knochenvorsprünge gut sichtbar	2,00	vorstehend	stark eingefallen	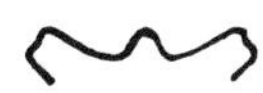	Knochen hervortretend, U-förmige Beckenausgangsgrube
	2,25				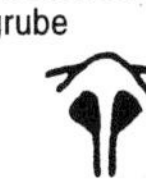
	2,50		dünne Fleischauflage	deutlich eingesunken 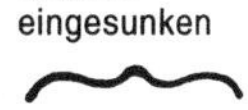	erste Anzeichen von Fett
	2,75		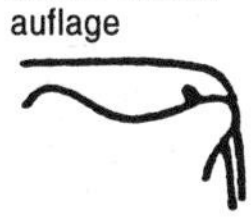		
ausgeglichene Nährstoffbilanz (Ausbildung von Skelettvorsprüngen und übrigem Gewebe im Gleichgewicht)	3,00	weich	eingesunken	leicht eingesunken	Knochen weich abgehoben, Fettauflage, Beckenausgangsgrube flach
	3,25				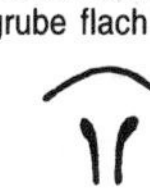
	3,50	abgedeckt	leicht eingesunken	wenig eingesunken	
	3,75		wenig eingesunken		
Knochenvorsprünge undeutlich erkennbar	4,00	mit Fettgewebe bedeckt, abgerundet	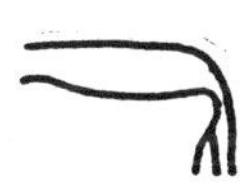	flach, eben 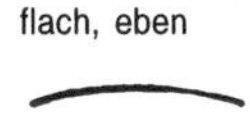	Knochen von Fett umgeben, abgerundet, Beckenausgangsgrube angedeutet
	4,25		flach, eben		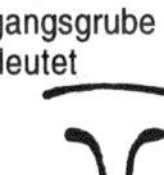
	4,50	im Fett verschwunden			Knochen im Fett verschwunden, Beckenausgangsgrube mit Fett angefüllt, Fettgewebefalten
	4,75	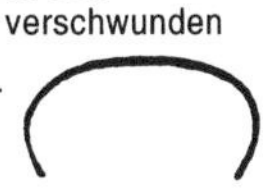			
hochgradig überkonditioniert	5,00		abgerundet	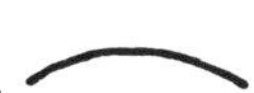 abgerundet	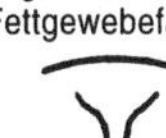

ABL 10

BCS - Erhebungsbogen

Betrieb: **Datum:**

Tier - ID	LN**	Tage p.p.*	BCS	Befunde
112	6	-31	3.75	
121	6	-25	3.75	
235	5	37	3.25	
244	5	61	3.25	
245	5	59	3.00	
250	5	159	3.25	
261	4	258	3.75	
262	4	301	4.25	
264	4	29	3.00	
269	4	32	2.75	vo. li. mgr. Lahmheit
275	4	92	2.50	
312	3	154	3.00	
354	3	130	3.00	
355	3	231	3.50	
359	3	219	3.25	
360	3	91	2.75	
371	3	124	2.50	hatte Labmagenverlagerung
372	3	-31	4.50	
375	2	31	3.25	
381	2	39	3.00	bds. Liegebeulen
382	2	125	3.00	
501	1	289	3.25	
505	1	189	3.25	
506	1	305	3.75	
508	1	110	2.75	
509	1	84	2.50	
510	1	62	2.50	
512	1	311	4.00	
513	1	62	3.00	
521	1	50	2.75	
522	1	125	3.25	
524	1	61	3.00	

*** Bei trockenstehenden Tieren: Tage a.p. durch Minuszeichen kennzeichnen**

****Laktationsnummer**

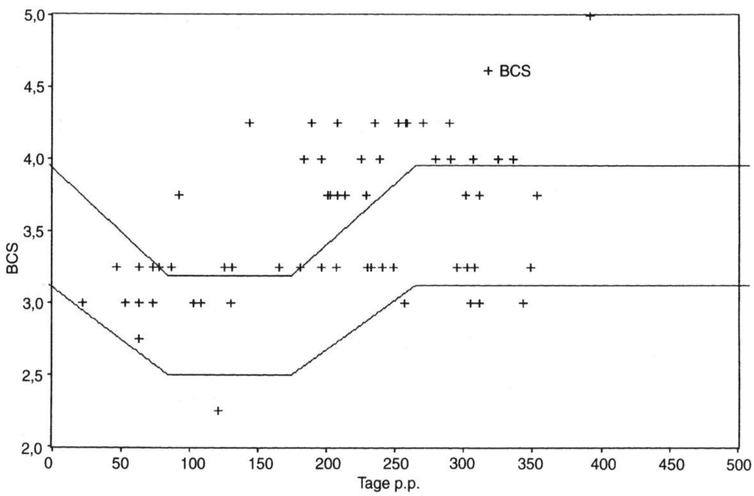

Abb. 26 Graphische Auswertung der Konditionsbeurteilung mit Hilfe eines Herdencomputerprogramms durch Gegenüberstellung von Konditionsindex und Laktationstag. Beispiel einer „Momentaufnahme" einer Herde mit gehäuft überkonditionierten Tieren in fortgeschrittener Laktation.

Tab. 53 „Normalwerte" der Körperkondition (nach Heuwieser und Mansfeld, 1992)

Leistungsgruppe / Laktationsstadium	„Idealer Wert"	„Normalbereich" Viertelpunktskala	„Normalbereich" +/– - Skala
Kühe			
frisch abgekalbt	3,50	3,25–3,75	3+ bis 4–
frühe Laktation	3,00	2,50–3,25	3– bis 3
mittlere Laktation	3,25	2,75–3,25	3
späte Laktation	3,50	3,00–3,50	3
trockenstehend	3,50	3,25–3,75	3+ bis 4–
Färsen			
zur Zeit der Besamung	3,00	2,75–3,25	3– bis 3+
zur Zeit der Abkalbung	3,50	3,25–3,75	3+ bis 4–

- Bei Zweinutzungsrassen sollten mindestens 3000 kg, beim reinen Milchtyp 4000 kg Milch pro Jahr aus dem Grundfutter produziert werden.
- Als Faustregel gilt: Der Kraftfutterverbrauch pro 100 kg Milch sollte nicht mehr als 25 kg betragen.
  Beispiel: abgelieferte Milchmenge an einem Tag: 2200 kg
  verbrauchte KF-Menge: 520 kg
  520 : 22 = 23,64 kg = KF-Verbrauch pro 100 kg Milch.
- Die Tiere sollten mindestens 13 kg Trockenmasse pro Tag aus dem Grundfutter aufnehmen (gute Qualität und Schmackhaftigkeit erforderlich [s. 3.3.2.2]).

– Hochproduzierende Kühe müssen Grundfutter ad libitum aufnehmen können (keine leeren Krippen; häufiger frisches Futter vorlegen [Empfehlung: 3–4x/Tag]).
– Es sollte kein deutlicher Leistungsunterschied (Menge und Inhaltsstoffe) infolge des Übergangs von der Stall- zur Weidehaltung oder umgekehrt erkennbar sein.

• **Was ist weiterhin zu beachten?**
– Ist die Grundfutterration hinsichtlich der Energie- und Eiweißversorgung nicht ausgeglichen, muß ein entsprechendes Ausgleichsfutter eingesetzt werden.
– Die Tiere sollten gutes Heu zur freien Aufnahme haben. So können sie einen eventuell auftretenden Rohfasermangel z.T. selbst ausgleichen (s. 3.3.2.4).
– Die Grundfutterration muß für höhere Leistungen mit 1 kg Kraftfutter mit mindestens 6,4 MJ NEL und 18% Rohprotein pro 2 kg Milchleistung ergänzt werden (s. 3.3.2.4).
– Zu Beginn der Stallsaison muß ein Futterverteilungsplan erstellt werden, so daß die vorhandenen Futtermittel so rationell wie möglich eingesetzt werden können. Am Ende der Stallsaison muß ein Rauhfutter-/Grundfutterproduktionsplan erstellt werden.
– Im Spätsommer nach der Futterernte kann der Futtervorrat für den folgenden Winter festgestellt werden. Gegebenenfalls können dann Futtermittel zu einem günstigen Zeitpunkt zugekauft werden.
– Im Herbst sollten Grundfutteranalysen durchgeführt werden (inkl. Mineralstoffe, ggf. auch wichtige Spurenelemente oder/und Kationen und Anionen).
– Auch wenn die Rationen sehr exakt berechnet werden, ist der Unterschied zwischen der berechneten und der von den Tieren umgesetzten Ration oft sehr groß. Schon die individuell unterschiedliche Trockenmasseaufnahme trägt erheblich dazu bei. Folgende Faktoren müssen beachtet werden:
  – Verläßliche Grundfutteranalysen als Grundlage für die Rationsberechnung.
  – Verfolgung der Futterverzehrsmengen (Grundfutter und Kraftfutter; bei Grundfutter ggf. Blockwägung oder Volumenbestimmung [Tab. 54]).
  – Monatliche Auswertung der Milchleistungsdaten (s. 3.3.2.5).
  – Bei Weidegang auf jungem, eiweißreichem Gras sollte magnesiumhaltiges Kraftfutter gefüttert werden (2,5% MgO im Kraftfutter; 2 kg des Futters reichen aus, um das Auftreten von Weidetetanie zu vermeiden).

• **Ursachen für mangelhafte Milchleistung (Menge, Inhaltsstoffe)**
1. Es wird zu wenig Grundfutter oder Grundfutter von mangelhafter Qualität verfüttert.
2. Es wird zu wenig Kraftfutter oder Kraftfutter von mangelhafter Qualität verfüttert.

Tab. 54 „Gewichte" verschiedener Grundfuttermittel pro m³

Grundfutterart	Futtermasse (kg/m³)	Trockenmasse (kg/m³)
Stroh	120	100
Heu (kleine Ballen)		
mittlere Qualität	95	80
junges Heu	110	95
Grassilage Flachsilo – gehäckselt		
frisch einsiliert	675–750	140–180
angewelkt	400–525	170–210
Grassilage Hochsilo – gehäckselt	Werte etwa 15% höher als beim Flachsilo (abhängig von der Silohöhe)	Werte etwa 15% höher als beim Flachsilo (abhängig von der Silohöhe)
Grassilage nicht gehäckselt	Werte jeweils 10–15% geringer	Werte jeweils 10–15% geringer
Maissilage (Teigreife) Flachsilo		
< 30% TM	620–720	175–195
> 30% TM	570–670	195–215
Maissilage (Teigreife) Hochsilo	Werte etwa 15% höher als beim Flachsilo (abhängig von der Silohöhe)	Werte etwa 15% höher als beim Flachsilo (abhängig von der Silohöhe)
Erbsenstroh	650	230
Rübenblatt mit Köpfen	850	150
Einsilierte nasse Pülpe	900	130
Einsilierte vorgepreßte Pülpe	820	175
Rapssilage	940	150
Futterrüben (im Haufen)	700	90
Kartoffeln	650	150

3. Herabgesetzte Futteraufnahme
   a) infolge Pansenfunktionsstörungen.
   Mögliche Ursachen:
   - Mangel an strukturierter Rohfaser oder starke pH-Wert-Schwankungen im Pansen infolge Verabreichung zu großer Kraftfuttermengen pro Mahlzeit.
   - Mangel oder Überschuß an verdaulichem Eiweiß.
   - Erhöhter Fettgehalt (bei bis 5% ungeschütztem Fett im Kraftfutter sind keine Nachteile zu befürchten).
   - Überschuß an leichtverdaulichen Kohlenhydraten.
   - Abrupte Rationsveränderungen.
   - Umstellungsphase nach Rationsumstellung oder neuer Kraft- oder Grundfuttercharge.

   b) infolge von Wassermangel oder Wasserqualitätsmangel,

c) infolge von Qualitätsmängeln bei den Grundfuttermitteln (Verschmutzung von Silagen, Schimmel, alte Futterreste in den Krippen [Krippen wenigstens 1x/Tag säubern]),
d) infolge von Qualitätsmängeln bei den Kraftfuttermitteln (schlecht pelletiert, zu hoher Fettgehalt, zu hoher Mg-Gehalt),
e) infolge von Haltungsmängeln.
Beispiele:
- schlechte Liegeplatzqualität → Liegezeiten ↓ → Wiederkauzeiten ↓ → Futteraufnahme ↓ → Leistung ↓,
- zu wenige Freßplätze,
- ungünstige Positionierung von Kraftfutterabrufautomaten.

f) infolge von Krankheiten.

4. Zu geringer Eiweißgehalt der Ration.
Selektives Fressen (es gibt Kühe, die bevorzugt Maissilage fressen, andere bevorzugt Grassilage, wenn die Möglichkeit besteht, selektiv Futter aufzunehmen → Ungleichgewichte hinsichtlich Energie-, Eiweiß- und Rohfaserversorgung möglich).
5. Infektions- und Invasionskrankheiten (Fasziolose, Leptospirose etc.).

• **Vorgehen bei zu niedriger Milchleistung**

1. *Anamnese*
   a) Überprüfen, ob tatsächlich ein Leistungsmangel besteht.
      - Zustände im letzten und vorletzten Jahr,
      - Ergebnisse der Milchleistungsprüfung mit Tankmilchlisten vergleichen,
      - Feststellung der Zeiten der Milchprobenentnahmen.
   b) Bei welchen Tieren bestehen Leistungsmängel?
      - Frischmelkende,
      - Altmelkende,
      - Kühe (mehrkalbige Tiere),
      - Färsen (Erstkalbinnen).
   c) Krankheiten oder Abweichungen bei betroffenen Tieren:
      - Mastitiden (klinisch, subklinisch),
      - Lahmheiten,
      - Stoffwechselstörungen,
      - verlängerte Zwischenkalbezeit.
2. *Beurteilung der Kühe und des Fütterungsregimes*
   a) Beurteilung der Leistung einzelner Kühe unter Zuhilfenahme von:
      - Prüfprotokollen (die Milchleistung jeder einzelnen Kuh steht auf dem Prüfprotokolldurchschlag, der vom Milchkontrolleur im Betrieb gelassen wird [s. 3.3.1.3]),
      - Ergebnissen der Milchleistungsprüfung (s. 3.3.1.3),
      - individuellen Laktationswerten (s. 3.3.1.3),
      - Standardkuhleistungen (falls verfügbar),
      - 100-Tageleistungen der Erstkalbinnen,
      - Laktationsstadien.

b) Beurteilung der Futtermittel und der Futterrationen:
- Was wird gefüttert?
  Grassilage, Maissilage, Heu, Ausgleichsfutter, Milchleistungsfutter, sonstige Futtermittel.
- Wie sind die Analysen der gegenwärtig verfütterten Grundfuttermittel? Vorzugsweise sollte mit Nährstoffgehalten pro kg Trockenmasse gerechnet werden. Es werden vor allem die Gehalte an Trockensubstanz, Energie (MJ NEL), Rohprotein sowie das Energie-Eiweiß-Verhältnis beurteilt.
- Wie sind die Zusammensetzung und die Schmackhaftigkeit des Milchleistungsfutters?
- Wieviel wird gefüttert?
  Bei ständiger Verfügbarkeit von Grundfutter guter Qualität, optimierter Zuteilung von Milchleistungsfutter und ausreichendem Rohfasergehalt der Ration (s. 3.3.2.1 ff.) kann von einer maximalen Trockenmasseaufnahme von etwa 24 kg ausgegangen werden.
- Wann wird gefüttert?
  Strukturarme, leichtverdauliche Futtermittel (Milchleistungsfutter) müssen über den Tag verteilt, in kleinen Teilrationen gegeben werden. Es ist z. B. ungünstig, wenn kurz vor dem Melken eine Kraftfutterzuteilung erfolgte, im Melkstand erneut Kraftfutter vorzulegen.
- Wie wird gefüttert?
  Welche Produktions-/Fütterungsgruppen gibt es?
  Es ist günstig, wenigstens frischmelkende, altmelkende und trockenstehende Tiere in Gruppen einzuteilen.
  Wird den Tieren am Freßgitter zusätzlich Kraftfutter gegeben (bei Abruffütterungsanlagen)?
  Was bekommen die trockenstehenden Tiere (Rauhfutter, Kraftfutter)?
  Wie wird um die Kalbezeit gefüttert?
  Wie schnell wird der Kraftfutteranteil der Ration nach der Kalbung erhöht (s. 3.3.2.4)?
  Wieviel Kraftfutter wird maximal gegeben?
- Wann ist die letzte Charge Milchleistungsfutter geliefert worden?
- Wie ist die Tränkwasserversorgung (Qualität, Quantität)?
- Sind die Kraftfutterabrufautomaten funktionstüchtig (Auswurfmengen); sind sie gut positioniert (Zugänglichkeit)?
- Wie ist die Kraftfutterverteilung über den Tag während der Weide- und der Stallsaison?
- Stimmt die berechnete Kraftfuttermenge mit der tatsächlich vorgelegten/ausgeworfenen überein (Feststellung des Verbrauchs an Kraftfutter pro Tag und Kuh)?

c) Beurteilung der Kühe und des Managements:
- Beurteilung der Produktions-/Fütterungsgruppen,
- Konditionsbeurteilung in Relation zum Laktationsstadium (s. 3.3.2.5),
- Belegungsdichte (kann sich durch Mängel an Stalleinrichtungen oder falsch aufgestellte Abrufautomaten rechnerisch drastisch erhöhen),

- Kotbeurteilung (Konsistenz, Bestandteile, Verdauungsgrad),
- Futteraufnahmeverhalten (kommen die Tiere zügig zum Freßgitter, können alle gleichzeitig fressen etc.),
- Grobsinnliche Beurteilung der Futterqualitäten (Silagen: Trockenheit/Wassergehalt, Geruch, Zerkleinerungsgrad, Schimmelpilze; Mais: Zerkleinerungsgrad, Körner etc.),
- Beurteilung des Fütterungsregimes:
  Gruppeneinteilung,
  Freßgitter (Zustand),
  Freßplätze,
  Kraftfutterzuteilung im Melkstand,
  Hygiene.
  Wer melkt und wer füttert?
  Während der Weidesaison: Beurteilung des Weidezustands, Graslänge, botanische Zusammensetzung, Düngung, Mähzeitpunkte, Art der Weidenutzung.

d) Beurteilung der Haltungsbedingungen.

3.3.2.7 Beispiele häufig vorkommender Fütterungsfehler

• Überversorgung spätlaktierender Tiere

Eine Überversorgung der spätlaktierenden Tiere mit Nährstoffen an sich ruft noch keine Beschwerden hervor, wodurch dieser gravierende Fütterungsfehler häufig der Aufmerksamkeit des Betriebspersonals entgeht. Die Folge ist, daß die Tiere deutlich überkonditioniert trockengestellt werden. Solche Tiere neigen vermehrt zu peripartalen Störungen (s. 3.3.3).

Gegebenenfalls muß die Futterration der spätlaktierenden Kühe überprüft werden. Dabei werden zunächst Arten und Mengen der Grundfuttermittel und danach Arten und Mengen der Kraftfuttermittel kontrolliert. Referenzwert: Aus Anwelksilage und Maissilage (jeweils 50% Anteil an der TM) können bei guter Futteraufnahme etwa 12–15 kg Milch produziert werden. Tiere mit einer geringeren Milchleistung benötigen demnach kein Kraftfutter. Es muß gegebenenfalls eine entsprechende Gruppeneinteilung vorgenommen werden.

• Überversorgung während der Trockenstehzeit

Tiere, die während des Trockenstehens mit Nährstoffen überversorgt werden, neigen deutlich zum Verfetten. Bei diesen Tieren kommt es um den Kalbezeitpunkt herum vermehrt zu Problemen. Hierzu gehören ein vermehrtes Auftreten von Stoffwechselstörungen, vor allem Hypokalzämische Gebärparese („Milchfieber"), auch atypische Verlaufsformen (mit gleichzeitiger Hypophosphatämie oder/und Ketose), subklinische und klinische Ketosen infolge herabgesetzter Futteraufnahme und übermäßigen Abbaus von körpereigenem Fettgewebe („Lipomobilisations-Syndrom"), ein höheres Risiko für die Entstehung von Nachgeburtsverhaltungen, Labmagenverlagerungen, Mastitis, Klauen- und Gliedmaßenerkrankungen.

Die Futterrationen zu Beginn und am Ende des Trockenstehens, in den letzten Tagen vor der Kalbung und am Tag der Kalbung müssen überprüft werden (Arten und Mengen von Grund- und Kraftfuttermitteln [s. 3.3.2.4]).

Die Unterbringung der Tiere spielt ebenfalls eine Rolle. Im Hinblick auf die Fütterung ist z. B. das aus anderen Gründen sinnvolle Umstellen der Tiere vor der Kalbung in einen Abkalbestall eher von nachteiligem Einfluß. Diese Auswirkungen sind besonders stark, wenn während der Weidesaison plötzlich der Weidegang fehlt und kein Frischfutter gegeben wird. Aber auch allein die Tatsache, daß der Platz, an dem Grundfutter gefüttert wird, ein anderer ist, führt meistens zu einer vorübergehenden verminderten Futteraufnahme. Die Futteraufnahme und damit auch die Calciumaufnahme sollte am Tag der Kalbung mindestens ebenso gut sein wie an den vorangegangenen Tagen.

• Zu schnelle Erhöhung der Kraftfutterration nach dem Abkalben

Wird die Kraftfutterration nach der Kalbung zu schnell erhöht, kann es zu einer deutlichen Beeinträchtigung der Grundfutteraufnahme kommen. Dabei kann die GF-Aufnahme bis unter das erforderliche Minimum abfallen, was infolge von Azidosen zu Pansenfunktionsstörungen führt. Folgen sind Appetitmangel und herabgesetzte Futteraufnahme. In Extremfällen entstehen Ketosen, die in diesem Zusammenhang vor allem um den 10. Tag post partum auftreten. Bei der Rationsüberprüfung muß also besonders auf die Geschwindigkeit, mit der die Kraftfutterration nach der Kalbung erhöht wird, geachtet werden. Plötzliche Veränderungen der Grundfutterrationen um den Kalbezeitpunkt erhöhen das Risiko. Treten in dieser Phase Fütterungsfehler dieser Art auf, finden sich vermehrt Kühe mit etwas „aufgezogen" wirkendem Bauch, die mager aussehen. In Extremfällen magern die Tiere tatsächlich stark ab. Als Richtlinie gilt, daß die Kraftfutterration in günstigen Fällen (gute GF-Qualitäten) etwa nach 20 Tagen leistungsgerecht sein soll. Dabei sollte die tägliche Erhöhung der Kraftfutterration 0,5 kg nicht wesentlich überschreiten.

• Zu wenig strukturierte Rohfaser in der Ration

Ursachen für einen Mangel an strukturierter Rohfaser in der Ration können ein zu hoher Kraftfutteranteil, fehlerhafte Kraft- oder/und Grundfutterzuteilung oder Fehleinschätzungen der Strukturwerte der Grundfuttermittel sein. Ein Mangel an strukturierter Rohfaser führt zu einem Absinken des Milchfettgehalts (s. 3.3.2.5). In Extremfällen kommt es zu einer Beeinträchtigung der Freßlust. Infolge der herabgesetzten Futteraufnahme kommt es dann zu einem Abfall der Milchproduktion, und die Tiere sind deutlich unterkonditioniert.

Bei der Rationsüberprüfung müssen die Grundfutterarten, -mengen und qualitäten sowie die Kraftfuttermengen besonders beachtet werden. Richtwert: Mindestens 1/3 der Trockenmasse der Gesamtration muß strukturgebende Eigenschaften haben.

• Zu wenig Kraftfutter nach der Kalbung

Wird das Kraftfutter von den Tieren nicht im erwünschten Maße aufgenommen, ist die Ursache häufig ebenfalls in einer zu schnellen Erhöhung der KF-Ration und einem Mangel an strukturierter Rohfaser zu suchen (s.o.). Wird andererseits zu wenig Kraftfuttter gefüttert, wird die nach der Kalbung ohnehin bestehende negative Energiebilanz verstärkt, und die Tiere magern sichtlich ab. In diesem Fall ist ein Abfall der Milcheiweißgehalte zu beobachten. In der Folge entstehen Ketosen, die in diesem Zusammenhang vor allem etwa 3 Wochen nach der Kalbung auftreten. Meistens fällt in solchen Fällen die Milchleistung zu schnell ab.

Bei der Rationsüberprüfung müssen Grundfutterarten, -mengen und -qualitäten sowie die Kraftfuttermengen beachtet werden.

Richtwerte: Bei Ad-libitum-Verfütterung von Grundfutter guter Qualität ist bei Kühen (mehrkalbige) mit einer Milchleistung > 38 kg/Tag etwa 12 kg Kraftfutter erforderlich; bei Färsen (Erstkalbinnen) mit einer Milchleistung von mehr als 27 kg/Tag etwa 9 kg.

• Zu wenig Eiweiß in der Ration

Ein Eiweißmangel in der Futterration führt zu einem Abfall der Milchleistung (Menge), wobei die Kondition der Tiere gut bleibt oder sogar zunimmt, – auch bei frischmelkenden Tieren. Eine fortlaufende Konditionsbeurteilung (s. 3.3.2.5), vor allem auch mit dem Zweck der Überwachung während der Weidesaison, kann bei bestehenden Leistungsmängeln Hinweise darauf geben, ob ein Energie- oder ein Eiweißmangel vorliegt. Ist das Grundfutter Ursache für die Eiweißarmut der Ration, tritt der Mangel bei den Tieren in fortgeschrittener Laktation vermehrt in Erscheinung; er kann aber auch in anderen Laktationsstadien erkennbar sein. Ist eiweißarmes Kraftfutter die Ursache, treten Mangelerscheinungen vor allem bei frisch- und hochlaktierenden Tieren auf.

• Keine Vorbereitungsfütterung

Da hochtragende Färsen und trockenstehende Kühe häufig in getrennten Stallabteilen gehalten werden, stellt eine Vorbereitungsfütterung vor der Abkalbung einen besonderen Aufwand dar. Nicht selten unterbleibt die Vorbereitungsfütterung ganz mit erheblichen Nachteilen für die Futteraufnahme nach der Kalbung und mit entsprechenden Folgen (s. 3.3.2.4).

Literatur

Auswertungs- und Informationsdienst für Ernährung, Landwirtschaft und Forsten (AID) e. V. (1987): Besseres Grundfutter für das Rindvieh. AID, Schrift Nr. 1176.

Auswertungs- und Informationsdienst für Ernährung, Landwirtschaft und Forsten (AID) e. V. (1991): Qualitätsmilch liefern. AID-Heft Nr. 1122.

Deutsche Landwirtschafts-Gesellschaft (1991): DLG-Futterwerttabellen für Wiederkäuer. 6. Aufl., DLG-Verlag, Frankfurt/M.

Edmondson, A.J., I.J. Lean, L.D. Weaver, T. Farver and G. Webster (1989): A body condition scoring chart for Holstein dairy cows. J. Dairy Sci. 72, 68–78.
Farries, E. (1980): Leistung-Gesundheit-Fruchtbarkeit bei Hochleistungskühen. Prakt. Tierarzt 61, Colleg. Vet. X, 26–33.
Heller, D., und V. Potthast (1985): Erfolgreiche Milchviehfütterung. DLG-Verlag, München.
Heuwieser, W. (1991): Die Beurteilung der Körperkondition bei Milchkühen. Ein praktisches Hilfsmittel für ein erfolgreiches Herdenmanagement. Milchpraxis 29, 130–133.
Heuwieser, W., und J. Bergmann (1996): Body condition scoring. Kühe nach Noten füttern. top agrar, Nr. 3, R8–R11.
Heuwieser, W., und R. Mansfeld (1992): Beurteilung der Körperkondition bei Milchkühen, Teil 2. Milchpraxis 30, 10–14.
Kamphues, J. (1993): Neue Entwicklungen im Bereich der Rinderfütterung. Wien. Tierärztl. Mschr. 80, 15–21.
Kamphues, J. (1996): Das DCAB-Konzept in der Gebärpareseprophylaxe. Übers. Tierernähr. 24, 129–135.
Metzner, M., W. Heuwieser und W. Klee (1993): Die Beurteilung der Körperkondition (body condition scoring) im Herdenmanagement. Prakt. Tierarzt 74, 991–998.
Meyer, H. (1991): Anforderungen an die Fütterung und Perspektiven der Fütterungsberatung in Rinderbeständen. Prakt. Tierarzt 72, 213–220.
Meyer, H., K. Bronsch und J. Leibetseder (1993): Supplemente zu Vorlesungen und Übungen in der Tierernährung. 8. Aufl., Dobler-Druck, Alfeld.
Oetzel, G.R. (1993): Use of anionic salts for prevention of milk fever in dairy cattle. Comp. Cont. Educ. Pract. Vet. 15, 1138–1147.
Spohr, M., und H.-U. Wiesner (1991): Kontrolle der Herdengesundheit und Milchproduktion mit Hilfe der erweiterten Milchleistungsprüfung. Milchpraxis 29, 231–236.
Spohr, M., J. Beening und H. Scholz (1992): Informationen aus der Milch des Rindes zur Überprüfung von Fütterung und Gesundheit. Prakt. Tierarzt 73, Colleg. Vet. XXIII, 52–56.
Van Horn, H. H., and C. J. Wilcox (Eds.) (1992): Large Dairy Herd Management. American Dairy Science Association, 301 West Clark St., Champaign, IL 61820.

3.3.3 Stoffwechselkrankheiten

Aufgrund der hohen Leistungen heutiger Milchkühe treten stoffwechselbedingte Probleme mehr und mehr in den Vordergrund. Dem Auftreten von Stoffwechselstörungen muß im Rahmen der tierärztlichen Bestandsbetreuung entgegengewirkt werden. Dazu ist es erforderlich, die Ursachen der Entstehung zu kennen und zu beeinflussen sowie Möglichkeiten der Überwachung zu schaffen. Im folgenden werden für den Bestandsbetreuer wichtige Aspekte der Hypokalzämischen Gebärparese („Milchfieber"), der Hypomagnesämie („Weidetetanie"), der Ketose/Azetonämie und des Fettlebersyndroms besprochen.

3.3.3.1 Hypokalzämische Gebärparese („Milchfieber")

Die Hypokalzämische Gebärparese entsteht infolge eines starken Abfalls des Blutcalciumspiegels. Vor allem um den Kalbezeitpunkt ist es aus verschiedenen Gründen für den Organismus der Kuh schwierig, den Blutcalciumspiegel aufrechtzuerhalten.

• **Ursachen und Prophylaxe**

Übermäßige Calciumaufnahme: Übermäßige Calciumaufnahme vor der Kalbung wird als wesentliche Ursache für die Enstehung der Gebärparese betrachtet. „Übermäßig" bedeutet in diesem Zusammenhang, daß die hochtragende Kuh täglich mehr als 20–25 g Ca mit der Futterration aufnimmt. Umgerechnet auf den Futter-Ca-Gehalt bedeutet das etwa 2 g Ca pro kg Trockenmasse (TM). In der Praxis läßt sich nahezu keine Ration zusammenstellen, die nicht mehr als 2 g pro kg TM Ca enthält und gleichzeitig die übrigen Anforderungen an derartige Rationen erfüllt. Eine in der Praxis üblicherweise verwendete Ration für hochtragende Kühe auf der Basis von Rauhfutter enthält leicht 3–6 g Ca pro kg TM. Da dieser Gehalt viel höher ist als der Bedarf der Tiere, brauchen diese während des Trockenstehens niemals Calcium aus körpereigenen Reserven zu mobilisieren. Die Kühe regeln die Ca-Versorgung während dieser Zeit hauptsächlich über die Resorption aus dem Darm, wobei grundsätzlich nicht mehr Calcium resorbiert als gebraucht wird. Besteht das Grundfutter aus Grassilage, beträgt die Ca-Aufnahme pro Tag ungefähr 65 g, wovon etwa 25% resorbiert werden. Steigt der Calciumbedarf zur Zeit der Abkalbung als Folge der plötzlich vermehrten Abgabe von Calcium mit dem Kolostrum stark an, kommt es leicht zu einem Abfall des Blutcalciumspiegels.

Es wird empfohlen, einer übermäßigen Calciumaufnahme während des Trockenstehens durch Einhaltung eines kleinen Ca-/P-Verhältnisses (< 1:1) in der Futterration entgegenzuwirken.

Ungünstiges Kationen-Anionen-Verhältnis: Mit größer werdendem Kationen-Anionen-Verhältnis in der Futterration während der letzten 3 Wochen vor der Kalbung steigt das Auftreten von Hypokalzämischer Gebärparese.

Als prophylaktische Maßnahme wird das Anwenden des DCAB-Konzepts empfohlen (s. 3.3.2.3).

Überversorgung mit Nährstoffen während des Trockenstehens: Ein zu hohes Fütterungsniveau während des Trockenstehens, das mit einer entsprechenden Zunahme der Körpermasse einhergeht, erhöht das Risiko für die Entstehung von Hypokalzämischer Gebärparese. Es kommt zu einer herabgesetzten Futteraufnahme um den Kalbezeitpunkt, wobei die Herabsetzung stärker ist als die vorangegangene Erhöhung während des Trockenstehens. Die Herabsetzung der Futteraufnahme und dementsprechend auch der Calciumaufnahme beginnt 1–2 Tage vor der Abkalbung, also genau zur Zeit eines stark steigenden Nährstoffbedarfs. Tiere, die stark überkonditioniert zur Kalbung kommen, weisen zu dieser Zeit oft auch einen deutlich herabgesetzten Blutphosphorspiegel auf.

Zur Verminderung des Risikos muß auf eine bedarfsgerechte Fütterung während der Spätlaktation und während des Trockenstehens geachtet werden (s. 3.3.2.3, 3.3.2.4).

Unzureichende Magnesiumversorgung: Eine unzureichende Magnesiumversorgung kann die Entstehung von Hypokalzämischer Gebärparese begünstigen. Mg-Mangel kann Folge eines niedrigen Mg-Gehalts im Grundfutter sein, der seinerseits infolge eines Mg-Mangels im Boden entsteht. Viel häufiger ist die Mg-Versorgung jedoch eine Frage der Mg-Verfügbarkeit für die Tiere. Die Mg-Verfügbarkeit im Grundfutter wird durch hohe Gehalte an Kalium und Rohprotein stark negativ beeinflußt. Junges, schnellwachsendes Gras hat außer einem hohen Eiweißgehalt auch einen hohen Kaliumgehalt. Unzureichendes Kaliumangebot hemmt das Graswachstum stark. Bei erhöhtem Kaliumangebot nimmt der Kaliumgehalt im Gras deutlich zu (bei Mais nicht so stark). Damit steigt das Risiko für die Entstehung eines Mg-Mangels bei den Tieren. Es wird von einem erhöhten Kaliumangebot im Futter ausgegangen, wenn der Kaliumgehalt im Boden stark erhöht oder wenn größere Mengen Gülle auf einmal auf die Flächen gebracht werden.

Ausgehend von einem ausreichenden Kaliumgehalt des Bodens wird durch das Aufbringen von 10–15 m^3 Gülle/ha auf Flächen, die nur beweidet werden, eine für die gesamte Vegetationsperiode ausreichende Kaliumversorgung erreicht. Werden Flächen mehr als einmal gemäht, müssen pro Schnitt 10–15 m^3 Gülle/ha aufgebracht werden, um den Kaliumgehalt des Bodens aufrechtzuerhalten. Wird Gülle oberirdisch aufgebracht, werden in der Regel nicht mehr als 10–15 m^3/ha auf einmal verteilt. Beim Einbringen in die Oberfläche wird wenig Ammoniak freigesetzt, und die Risiken für das Verbrennen von Gras und Geschmacksbeeinträchtigungen sind nur gering. Bei derartigen Verfahren werden in der Regel Mengen von etwa 25 m^3/ha verarbeitet. Bei Güllemengen dieser Größenordnung entsteht ein übermäßiges Kaliumangebot für das in der Folgezeit auf diesen Flächen wachsende Gras. Das ist auch der Fall, wenn die gleichen Mengen oberirdisch aufgebracht werden. Man kann also nicht schlußfolgern, daß das Einbringen von Gülle in den Boden gut für das Gras und schlecht für die Kühe ist. Sind die Mengen auf den Bedarf des Grases abgestimmt, ergibt sich auch für die Kühe kein zusätzlicher Nachteil.

Die Mg-Versorgung für die Tiere ist bei jungem Gras schon aufgrund der Kalium- und der Rohproteingehalte immer zweifelhaft. Das Aufbringen größerer Mengen von Gülle auf die Futterflächen begünstigt zusätzlich die Enstehung eines Mg-Mangels. Geht die Mangelsituation bereits mit erniedrigten Blut-Mg-Gehalten einher, kann sich das negativ auf die Futteraufnahme und damit auf die Ca-Aufnahme auswirken. Außerdem wird die Wirksamkeit von Parathormon beeinträchtigt, wodurch ein für den Calciumhaushalt wichtiger Regulationsmechanismus gestört wird.

Die Magnesiumversorgung kann sichergestellt werden, wenn während der letzten Wochen der Trockenstehphase täglich etwa 50 g Magnesiumoxid (MgO) zugefüttert werden.

Futterumstellung kurz vor der Abkalbung: Eine Herabsetzung der Futteraufnahme kommt auch dadurch zustande, daß die Kühe kurz vor der Abkalbung von der Weide geholt und mehr oder weniger isoliert werden. Die aus anderen Gründen (Überwachungsmöglichkeit, Hygiene bei der Abkalbung etc.) sinnvolle Nutzung eines Abkalbestalls mit für das Tier ungewohnter Umgebung und neuen Bedingungen für die Futteraufnahme wirkt sich auf letztere negativ aus. Hat eine Kuh während des Trockenstehens sehr viel Grassilage von Flächen mit einem übermäßigen Kaliumangebot aufgenommen und wird sie zur Abkalbung bei Umstellung der Fütterung vollständig isoliert, entsteht ein zusätzlicher negativer Effekt, und es ist mit erheblichen Schwierigkeiten bei der Aufrechterhaltung des Blut-Ca-Spiegels im peripartalen Zeitraum zu rechnen.

Werden die Tiere um den Kalbezeitpunkt soviel wie möglich in Kontakt mit Artgenossen gehalten, kann eine Beeinträchtigung der Futteraufnahme und damit der Ca-Versorgung verhindert werden.

• Überwachungsmaßnahmen

Als Überwachungsmaßnahmen im Hinblick auf eine Vermeidung von Hypokalzämischer Gebärparese eignen sich vor allem die Überwachung der Fütterung mit Bestimmung des Kationen-Anionen-Verhältnisses sowie die fortlaufende Konditionsbeurteilung. Das Bestimmen von Blutcalciumwerten ist wegen der strengen Homöostase für Ca keine geeignete Überwachungsmethode.

3.3.3.2 Hypomagnesämie – „Weidetetanie"

• Ursachen und Prophylaxe

Die Weidetetanie ist eine Stoffwechselerkrankung, bei der infolge einer verminderten Aufnahme von Magnesium aus dem Magen-Darm-Kanal eine Hypomagnesämie mit klinischen Symptomen bis hin zum Festliegen entsteht. Sie wird vor allem bei älteren und hochleistenden Tieren beobachtet. Bei Verdacht auf Mg-Mangel kann die Diagnose durch Bestimmung des Urin-Mg-Gehalts abgesichert werden (Grenzwert: > 1 mmol/l).

Für prophylaktische Maßnahmen im Rahmen der Bestandsbetreuung gelten folgende Regeln:

- Anpassen von Rationen aus jungem Gras oder junger Anwelksilage mit Hilfe strukturgebender Rauhfuttermittel oder Mais.
- Zufütterung von 75 g MgO pro Tier und Tag (Mg-Acetat und -Propionat finden ebenfalls Verwendung).
- Verringerung der Weidedüngung.
- Zugabe von magnesiumhaltigem Mineraldünger in passender Menge auf Sandböden.
- Grundfutteranalysen mit Berücksichtigung der Mg- und K-Gehalte.

3.3.3.3 Azetonämie (Ketose)

• Ursachen

Die Azetonämie oder Ketose ist eine Stoffwechselstörung, die mit niedrigen Blutglukosegehalten und einem erhöhten Gehalt an Ketonkörpern im Blut einhergeht. Eine geringe subklinische Ketose zur Zeit der höchsten Milchproduktion wird als „physiologisch" betrachtet. Klinische Azetonämien sind unter normalen Umständen vermeidbar. Sie kommen vor allem in Anbindeställen vor, da der Bewegungsmangel die Entstehung begünstigt. Der Schaden durch klinische Azetonämie ist gering, jener durch subklinische

Ketosen schwer zu schätzen und in betroffenen Betrieben vermutlich erheblich. Es kommt zu einer erheblichen Beeinträchtigung von Milch- und Reproduktionsleistung. Ketosen entstehen primär infolge von Fütterungsfehlern, sekundär infolge anderer Erkrankungen oder alimentär durch Umsetzung von Buttersäure. Zu klinischen Azetonämien kommt es primär durch eine erhebliche negative Energiebilanz oder sekundär infolge schwerer Erkrankungen, z.B. im Zusammenhang mit dem Auftreten von Labmagenverlagerung und Lahmheiten.

- **Diagnostik auf Bestandsebene**

Anamnese und Analyse der Betriebsgegebenheiten: Durch Auswertung der vorhandenen Dokumentation kann die Häufigkeit klinischer Fälle festgestellt werden. Die Auswertung von Milchkontrolldaten erlaubt die Ermittlung von ketoseverdächtigen Tieren (s. 3.3.2.5). Dabei sind Tiere, die zu Beginn der Laktation einen hohen Milchfettgehalt (> 5%) und einen niedrigen Milcheiweißgehalt (< 3,2%) mit einem dementsprechend nach oben abweichenden Fett-Eiweiß-Quotienten aufweisen, als verdächtig einzustufen. Für bestandsbezogene Beurteilungen müssen Zeitraumanalysen (Zusammenfassung mehrerer Milchkontrollergebnisse) durchgeführt werden, um möglichst viele Tiere in verschiedenen Laktationsstadien beurteilen und Beurteilungsproblemen bei saisonaler Abkalbung begegnen zu können. Durch diese Auswertungen kann ein Überblick über das Ketose-/Azetonämie-Vorkommen im Bestand gewonnen werden. Anschließend sollte die Fütterung überprüft werden (s. ABL 1 [2.2] u. 6 [2.4]).

Bei Einzeltieren kann der Verdacht einer Ketose durch Bestimmung des Ketonkörpergehalts in der Milch (Harn) abgeklärt werden.

Vorberichtlich kann festgestellt werden:

- wie gefüttert wird (s. 2.2, ABL 1),
- wie die Vorbereitungsfütterung durchgeführt und wie die Kraftfutterration nach der Kalbung erhöht wird,
- welche Energiekonzentration die Futterrationen vor und nach der Kalbung aufweisen,
- ob die „Freßlust“ der Kühe zu Beginn der Laktation gut ist und später so bleibt,
- ob Veränderungen der Futterzusammensetzung (neue Komponenten, neues Silo), der Futterration oder der Durchführung der Fütterung (Personalwechsel etc.) stattgefunden haben.

Betriebsinspektion: Bei der Betriebsinspektion wird besonders geachtet auf:

- Tiere mit klinischen Erscheinungen,
- Beurteilung von Bauchumfang und Pansenfüllungsgrad bei frischlaktierenden Tieren,
- Konditionsbeurteilung bei Tieren in verschiedenen Laktationsstadien (s. 3.3.2.5),
- Beurteilung der Kotkonsistenz,
- Vorkommen von Erkrankungen/Störungen, die die Futteraufnahme beeinträchtigen können (Lahmheiten etc.),
- Beobachtung und Beurteilung der Fütterung und des Fütterungsregimes.

• Prophylaxe und Überwachung

Die wichtigste prophylaktische Maßnahme zur Vermeidung von Ketose/ Azetonämie ist die bedarfsgerechte Fütterung der Tiere in allen Stadien der Laktation und während des Trockenstehens. Dafür müssen Grundfuttermittel von guter Qualität vorhanden sein, und die Rationen mit Hilfe von Grundfutteranalysen berechnet werden (s. 3.3.2). In den Bereich der Prophylaxe gehört außerdem die Schaffung weitgehend optimierter Fütterungsbedingungen (Fütterungsrhythmus, Fütterungstechnik, Freßplätze etc.) und Haltungsbedingungen (Liegeplatzqualität etc.).

Die Überwachung geschieht am einfachsten durch regelmäßige Auswertung der Milchleistungsdaten und fortlaufende Konditionskontrolle (s. 3.3.2.5).

3.3.3.4 Fettlebersyndrom

• Ursachen und Prophylaxe

Es ist sehr wichtig, Kühe durch eine bedarfsgerechte Fütterung auf die folgende Laktation vorzubereiten. Dabei müssen die Tiere in Zeiten positiver Energiebilanz angemessene Körperreserven an Fett, Eiweiß und Mineralstoffen aufbauen. Infolge von Fütterungsfehlern in der Spätlaktation und während des Trockenstehens kommen viele Kühe deutlich überkonditioniert, d.h. „zu fett" zur Abkalbung. Zu Beginn der Laktation kommt es aufgrund des stark ansteigenden Nährstoffbedarfs zu einer erheblichen Veränderung der Stoffwechselvorgänge. Im Falle einer negativen Energiebilanz kommt es bei den überkonditionierten Tieren zu einem übermäßigen Fettabbau aus den körpereigenen Depots, vor allem in Form von freien Fettsäuren (s. 3.3.2.7); das führt zu einer Anflutung in der Leber und zu einer vermehrten Einlagerung von Fett in die Hepatozyten. Dabei werden die Leberzellen in ihren physiologischen Funktionen gestört. Folge sind eine herabgesetzte Eiweißsynthese, herabgesetzte Aktivität des MPS (Mononukleäres Phagozytosesystem), herabgesetztes Entgiftungsvermögen, darunter auch eine verminderte Umsetzung von Ammoniak zu Harnstoff. Bei allen hochleistenden Kühen kommt es nach der Kalbung bis zu einem gewissen Grad zu einer Leberverfettung, wobei in der 2.–3. Woche p.p. das Maximum der Fetteinlagerung erreicht wird und anschließend eine langsame Normalisierung einsetzt. Der Grad der Fetteinlagerung in die Hepatozyten nimmt bei sehr stark überkonditionierten Tieren überproportional zu.

Das Fettlebersyndrom wird als Bestandsproblem in der Regel unterschätzt, da es als solches nicht erkannt wird. Im Allgemeinbefinden gestörte, „stumpfsinnig" wirkende, infektionsanfällige Tiere, auch plötzliche Todesfälle, vor allem in der Hochlaktation, können hier ihre Ursache haben. Zur Überwachung und Prophylaxe sind dieselben Maßnahmen wie bei Ketose/Azetonämie erforderlich.

3.4 Gliedmaßengesundheit

3.4.1 Allgemeines

Bei jedem Betriebsbesuch muß auch die Gliedmaßengesundheit in Augenschein genommen werden. Treten vermehrt Klauen- und Gliedmaßenerkrankungen auf, müssen umgehend Maßnahmen getroffen werden, um den Zustand zu verbessern. Lahme Kühe nehmen weniger Futter auf, wodurch die Milchproduktion verringert wird und der Milcheiweißgehalt ebenfalls abfällt. Außerdem magern die Tiere mehr oder weniger stark ab, und es kommt zu einer negativen Beeinträchtigung des Fruchtbarkeitsgeschehens. Durch Schwierigkeiten beim Aufstehen und Hinlegen kommt es bei lahmen Kühen auch vermehrt zu Zitzenverletzungen.

Die Ursachen für das vermehrte Auftreten von Lahmheiten sind vielfältig und betreffen vor allem das Stallsystem (Aufstallungsart, Stalleinrichtung, Stallhygiene), die Klauenpflege und die Fütterung. Um von der Haltungsform ausgehende negative Einflüsse erkennbar zu machen, kann das Bedarfsdeckungs- und Schadensvermeidungskonzept nach Tschanz (1985) genutzt werden. Das besagt: Tiere nutzen ihre Umwelt für Selbstaufbau und Selbsterhalt und gehen schädlichen Einflüssen aus dem Weg. Werden Schäden oder veränderte Verhaltensmerkmale, die der Bedarfsdeckung dienen, bei den Tieren erkennbar, so sind negative Einflüsse des Haltungssystems sehr wahrscheinlich.

3.4.2 Kennzahlen

Als Indikatoren für die Gliedmaßengesundheit auf Bestandsebene und für den Pflegezustand der Klauen können einfache Kennzahlen auf Grundlage einer exakten Dokumentation oder einer entsprechenden Untersuchung ermittelt und genutzt werden (Tab. 55).

Tab. 55 Kennzahlen der Gliedmaßengesundheit auf Bestandsebene

Kennzahl	Sollwert
Anteil lahmer Kühe während des letzten Monats	≤ 4%
Abgänge aufgrund von Gliedmaßenerkrankungen während des letzten Jahres	≤ 2%
Anteil von Kühen mit Dorsalwandlänge der Außenklauen hinten > 10 cm[1)]	≤ 10%
Anteil von Kühen mit Trachtenhöhe der Außenklauen hinten < 3 cm[1)]	≤ 10%

[1)]Abmessungen werden geschätzt und gemittelt (Quelle: Klee et al., 1992).

3.4.3 Ursachen für Abweichungen von den Sollwerten

Unmittelbare Ursachen für das vermehrte Auftreten von Lahmheiten und damit für Veränderungen der genannten Kennzahlen zur Beurteilung der Gliedmaßengesundheit sind im wesentlichen eine Reihe spezifischer Erkrankungen:
- Dermatitis interdigitalis (verursacht auch Limax),
- Ballenhornfäule, Ballenphlegmone, Phlegmona digitalis (verursacht auch Hornspalten, Sohlengeschwüre und Limax),
- Dermatitis digitalis (Mortellaro-Krankheit),
- Klauenrehe (verursacht Sohlengeschwüre, Veränderungen im Bereich der weißen Linie und doppelte Sohlen),
- Peritarsitis (sog. „Liegebeulen"), evtl. mit Arthritis.

3.4.4 Vorgehensweise bei Lahmheitsproblemen

Treten vermehrt Lahmheitsprobleme auf, muß der Bestand systematisch untersucht werden. Dazu wird zunächst ein spezieller Vorbericht erhoben.

- **Vorbericht**
- Rasse,
- Betriebsführung und Dokumentation,
- Hauptprobleme,
- Alter und Laktationsstadium der lahmen Tiere,
- Klauenpflege (regelmäßig, wie oft, durch wen?),
- Klauenbäder (Größe, eingesetzte Mittel, Konzentrationen, Pflege des Bades, Häufigkeit und Regelmäßigkeit der Anwendung).

- **Adspektion der betroffenen Kühe und einfache Dokumentation der festgestellten Abweichungen**

- **Inspektion des Stalles**
- Stalldurchgang auf den Wegen und „mit den Augen" der Kühe (Abmessungen, Beschaffenheit der Wege [auch zur Weide], Belegungsdichte etc.),
- Beurteilung der Liegeboxen oder Stände (Abmessungen, Einstellungen von Sperriegel und Nackenholm oder Anbindung [Vermessen; Beurteilung des Abliegens und des Aufstehens], Einstreu, Rosten),
- Klauenbad (Abmessungen, Zustand, Benutzung),
- Hygiene,
- Futter.

- **Nähere Untersuchung der Klauen und Gliedmaßen zur Erstellung einer sicheren Bestandsdiagnose (ABL 11)**

ABL 11 Dokumentationsbogen Bewegungsapparat

ABL 11

Dokumentationsbogen Bewegungsapparat

Tier-ID: .... Stall: .... **Datum**: ....

Geburtsdatum: .... Kalbedatum: .... BCS: ....

Anlaß der Kontrolle:

Trockenstellen O vor Weideaustrieb O nach Weideabtrieb O Klauenpflege O
vor Umstallung O nach Umstallung O Lahmheitsbehandlung O Nachbehandlg. O

Lahmheit

vorhanden O nicht vorhanden O

Ort(e): .... Art: ....

Grad: geringgradig O mittelgradig O hochgradig O

Dekubitalstellen

vorhanden O nicht vorhanden O

Ort(e): Becken O Fersenhöcker O Sprunggelenk O Karpalgelenk O
Grad: geringgradig O mittelgradig O hochgradig O

Klauendeformationen

vorhanden O nicht vorhanden O

Ort(e): ....

Art: Stallklauen O Pantoffelklauen O Scherenklauen O Schnabelschuhklauen O
Rollklauen O Spreizklauen O zu kleine Klauen O sonstiges: O

Grad: geringgradig O mittelgradig O hochgradig O

Dorsalwandlänge: .... cm Trachtenhöhe: .... cm (Durchschnitt Außenklauen hinten)

Klauenpflegenote: ....
(sehr gut = 1; sehr schlecht = 6)

sonstige Veränderungen und Erkrankungen:

ABL 11 Dokumentationsbogen Bewegungsapparat

Hornqualität:

auffällig O unauffällig O

Veränderung(en): zu weich..O bröckelig O besonders hart O

Ort(e): ....

Grad: geringgradig O mittelgradig O hochgradig O

Oberflächlicher Defekt: •••• Tiefer Defekt: ▬

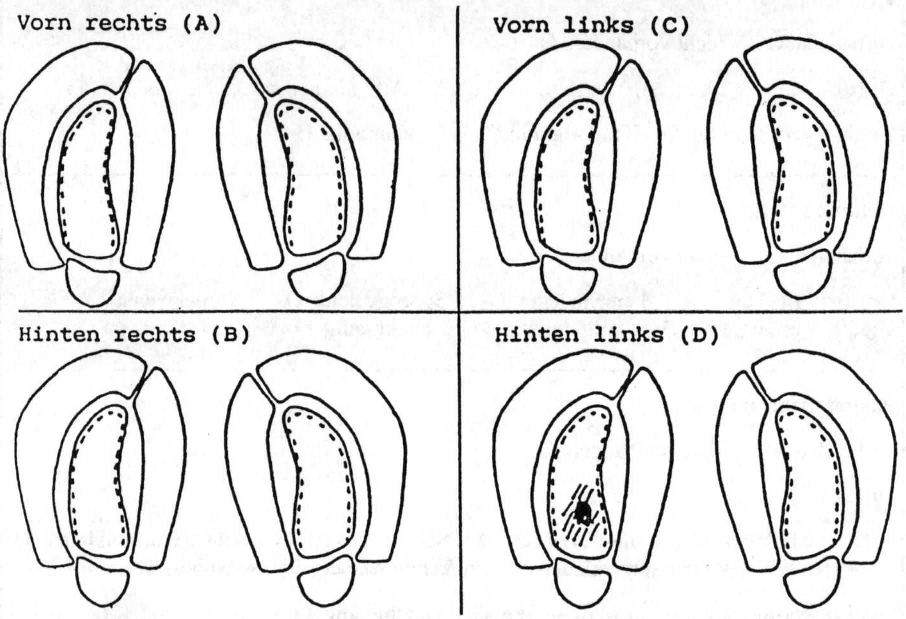

Diagnose(n)	Ort	Grad	Behandlung	Erfolg	Prognose

Behandlung durch: Betriebsleiter O Klauenpfleger O Tierarzt O sonst. O

Nachbehandlung erforderlich ja O nein O Datum: ....

Kosten: ....

3.4.5 Prophylaktische und bestandstherapeutische Maßnahmen

3.4.5.1 Prophylaktische Maßnahmen

• Klauenpflege

In den meisten Betrieben ist eine einmalige Klauenpflege pro Jahr bei den Kühen ausreichend. Rassenabhängig können zwei, in Problembetrieben auch 3 oder 4 Klauenschnitte erforderlich werden. Ist letzteres der Fall, muß den betriebsspezifischen Ursachen für die bestehenden Klauenprobleme (Klauenbadbenutzung, Fütterung, Stallbedingungen etc.) nachgegangen werden. Nur bei lahmen Tieren die Klauen zu schneiden, ist eine unvollständige Maßnahme. Präventives Klauenschneiden vor dem Auftreten etwaiger Lahmheiten vermindert Sohlenschäden. Es müssen zwar nicht bei allen Tieren die Klauen geschnitten, aber alle Tiere auf die Notwendigkeit hin überprüft werden. Tierhaltern, die das Klauenschneiden selbst durchführen, kann geraten werden, dieses mit dem Trockenstellen der Tiere zu verbinden. Das paßt in das vorhandene Arbeitsschema, und die Klauen werden zum richtigen Zeitpunkt geschnitten. Die Klauen der Kühe sollen nicht kurz vor der Umstellung in einen neuen Stall mit rauher Betonoberfläche geschnitten werden, da der Abrieb dann größer sein kann als das Hornwachstum und die Sohlen durchscheuern.

• Klauenbad

Grundsätzlich gelten Klauenbäder als gute prophylaktische und metaphylaktische Maßnahme gegen die verschiedenen Klauenerkrankungen. Da die dabei wirksamen Stoffe jedoch zum überwiegenden Teil umwelt- und für den Menschen gesundheitsbedenklich sind, sowie ihre Anwendung zum Teil sogar in Deutschland verboten ist, können entsprechende Empfehlungen nicht gegeben werden. Aufgrund der Verbreitung außerhalb Deutschlands soll an dieser Stelle auf deren Darstellung dennoch nicht ganz verzichtet werden. Einsetzbare Alternativen bringen oft nicht den gewünschten Erfolg.

Es wird zwischen Stand- und Durchlaufbädern unterschieden (Tab. 56). Ein Durchlaufbad wird am besten in der Nähe des Vor- oder besser eines Nachwartehofs eingerichtet. Die Klauen bleiben dann einige Zeit sauber, so daß eine ausreichend lange Einwirkdauer erreicht wird.

Zur allgemeinen Prävention wird in der Literatur der Einsatz einer 3–4%igen Formalinlösung **(Anwendung in Deutschland nicht erlaubt!)** in einem Durchlaufbad empfohlen. Die Anwendung soll einmal pro Monat an 4–5 aufeinanderfolgenden Tagen erfolgen, wobei die Formalinlösung nach 2 Tagen aufzufrischen ist. Die erforderliche Einwirkdauer beträgt 20 Minuten. Für den Fall, daß dieses Vorgehen nicht die erwünschten Resultate bringt, werden eine 14tägige Wiederholung der Anwendung und eine Erhöhung der Konzentration des Formalins auf 5% empfohlen. Eine dreimalige Anwendung in Abständen von 2–3 Wochen bringt gute Erfolge bei der Bekämpfung der Ballenhornfäule. Es kann auch ein Standbad eingerichtet werden. Dabei ist darauf zu achten, daß das Saufen der Badelösung wie auch das Inhalieren vermieden werden müssen. Es ist auch zu empfehlen, vor dem Bad die Zitzen einzufetten, um sie vor etwaigen Hautläsionen zu schützen.

Tab. 56 Erforderliche Maße für Stand- und Durchlaufklauenbäder für Milchvieh (Wannenmaße)

Art des Bades	Länge	Breite	Tiefe
Standbad für 8 ausgewachsene Rinder	5 m	1,80 m	15 cm[1)]
Durchlaufbad	3 m	1,50 m	15 cm[1)]

[1)] erforderliche Tiefe der Tauchlösung: 10 cm

Tab. 57 Empfohlene Liegeboxenmaße für Holstein-Friesian-Kühe

Lage der Box	Länge	Breite	Höhe des Nackenholms
Innenbox	2,20 m	1,20 m	1,05 m
Wandbox	2,40 m	1,20 m	1,05 m

Beispiel: Bei einer Widerristhöhe von 1,35 m wird der Nackenholm etwa 1,60 m entfernt von der Boxenhinterkante in einer Höhe von 1,05 m angebracht.

Im Winter und bei Stallfütterung im Sommer sind nahezu immer Tiere mit Phlegmona digitalis in der Herde, während in der Weidesaison, im Gegensatz zur Mortellaro-Krankheit, meistens eine komplette Genesung stattfindet, so daß in dieser Zeit auf Klauenbäder verzichtet werden kann. Die Temperatur eines Klauenbads ist ohne Bedeutung, da der jeweilige Wirkstoff schnell die Hautoberflächentemperatur annimmt und somit die Wirksamkeit sichergestellt ist. Außer Formalin werden auch Klauenbäder mit Zinksulfat (10%ig) und Kupfersulfat (5%ig) empfohlen. Letzteres ist hinsichtlich der Wirksamkeit anfällig gegenüber Verschmutzungen, korrosiv und umweltbelastend. Es sollte für Klauenbäder bei Rindvieh nicht eingesetzt werden.

• **Gute Haltungsbedingungen**

Harte Liegeboxenoberflächen wie auch Boxen mit ungeeigneten Maßen oder fehlerhaft eingestellten Sperriegeln oder Nackenholmen begünstigen die Entstehung von Gliedmaßenschäden und Zitzenverletzungen. Es kann vermehrt zu Periarthritiden und anderen Schäden kommen. Derartige Schäden können auch entstehen, wenn die Tiere aus anderen Gründen vermehrt liegen oder/und Schwierigkeiten beim Aufstehen haben. Unhygienische Zustände der Liegeboxen können die Entstehung von Ballenhornfäule begünstigen. Für Holstein-Friesian-Kühe werden die in Tabelle 57 dargestellten Boxenmaße empfohlen.

Häufige Mängel sind: Zu kurze Boxen, fehlerhaft angebrachte oder defekte Sperriegel oder Nackenholme, zu geringer Abstand zwischen Sperriegel und Nackenholm → Tiere werden beim Abliegen und beim Aufstehen behindert (Abb. 27), Nichtbeachtung der Maße als „lichte" Maße.

Schlechte Beschaffenheit von Laufwegen (z.B. Kiesel, lose Steine, schlechte Betonqualität) sind in der Regel nicht die primäre Ursache für das vermehrte Auftreten von Klauenerkrankungen, stellen aber eine zusätzliche Belastung dar und erschweren die Heilung.

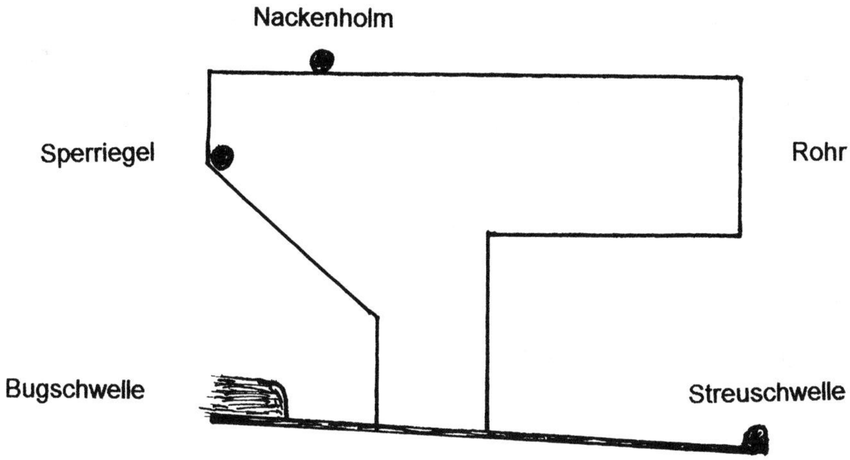

Abb. 27 Gängige Bezeichnungen verschiedener Bauteile von Liegeboxen (schematisch).

Werden die Klauen zu stark beschnitten, oder laufen Kühe ungewohnterweise auf harten, rauhen Oberflächen, können die Sohlen zu dünn werden. Das Hornwachstum paßt sich in einem Zeitraum von etwa 5 Wochen an den Abrieb an. Dieser kann stark varriieren, von 3 mm pro Monat in einem Anbindestall bis etwa 7 mm pro Monat in einem Laufstall.

Der Höhenunterschied zwischen Laufgangfläche und Futtertisch dient unter anderem zum Schutz der Vorderinnenklauen vor Verformungen. Ist der Niveauunterschied groß genug (> 5 cm), drängen die Tiere erheblich weniger gegen das Freßgitter, um an das Futter zu gelangen.

• **Fütterung**

Hinsichtlich der Fütterung müssen im Zusammenhang mit der Gliedmaßengesundheit folgende drei Punkte besonders beachtet werden:

- Schaffung eines energetischen Gleichgewichts während der Trockenstehphase. Eine Verfettung beginnt oft schon während der Spätlaktation und muß vermieden werden.
- Rationsänderungen nicht erst zur Zeit des Abkalbens vornehmen. Im Rahmen einer Vorbereitungsfütterung soll das Rauhfutter gegebenenfalls durch Silage und Heu ersetzt werden, in den letzten 10–14 Tagen vor der Kalbung erfolgt außerdem eine Zufütterung desselben Kraftfutters, das auch während der Laktation gefüttert werden soll (s. auch 3.3.2).
- Ausreichende Versorgung mit strukturierter Rohfaser, vor allem während der Hochlaktation, beugt dem Auftreten von Klauenrehe vor. Ein Drittel der gesamten Trockenmasseaufnahme muß aus strukturgebendem Rauhfutter kommen. Dabei ist zu beachten, daß die verschiedenen Rauhfuttersorten und -qualitäten unterschiedliche Strukturwerte aufweisen, die berücksichtigt werden müssen. Maissilage hat in der Regel Strukturwerte von 0,6–0,7, während Grassilage in Abhängigkeit vom Schnittzeitpunkt

und Anwelken von 0,5 (wie Gras) bis 1,0 variieren kann (s. auch 3.3.2). Es ist in diesem Zusammenhang zu beachten, daß 14 Tage nach der Kalbung erst etwa 80% der maximalen Trockenmasseaufnahme erreicht werden.

Tabelle 58 gibt eine Übersicht über mögliche spezielle prophylaktische Maßnahmen.

Tab. 58 Spezielle prophylaktische Maßnahmen bei Gliedmaßenerkrankungen[1)]

Erkrankung	Maßnahmen
• Dermatitis interdigitalis	Durchlauf-Klauenbad (Formalin 3–4%[2)])
• Ballenhornfäule • Phlegmona digitalis	Durchlauf-Klauenbad (Formalin 3–4%[2)], im Winter 1x/ Monat an 4–5 aufeinanderfolgenden Tagen), bei Stallfütterung auch im Sommer. Stand-Klauenbad (Formalin 3–4%[2)]), Anwendungsdauer: 1 Std., Anwendungen im September und zur Zeit des Aufstallens
• Dermatitis digitalis (Mortellaro Krankheit)	Kontrolle von neu in die Herde kommenden Tieren, schnelle Behandlung befallener Tiere, Klauenbäder (Formalin 3–4%[2)])
• Klauenrehe (Faktorenkrankheit, für deren Entstehung die Kalbung, die Fütterung, Mastitis, gastrointestinale Störungen, Ketose, verschimmeltes Futter, andere ungünstige Belastungen oder Kombinationen der genannten Faktoren eine Rolle spielen können)	Keine Überkondition zur Zeit des Trockenstellens, die Fütterung während des Trockenstehens wie für Erhaltung plus 5 kg, im letzten Trächtigkeitsmonat maximal 8 kg Milchleistung bemessen, spätestens 1 Woche vor der Kalbung sollen die Trockensteher die gleiche Rauhfutterration bekommen wie die laktierenden Kühe, plötzliche Rationsveränderungen vermeiden, die Kraftfutterzuteilung nach der Kalbung nicht zu schnell steigern (Maximum nach 3 Wochen erreichen), zu jeder Zeit mindestens die Hälfte der Gesamttrockenmasseaufnahme aus Rauhfutter, guten Strukturwert des Rauhfutters beachten, kein schimmeliges Futter verwenden, akute Erkrankungen wie Mastitis, Lochiometra etc. vermeiden oder ggf. möglichst schnell behandeln.
• Periarthritis (entsteht in der Regel sekundär nach Quetschungen oder Durchliegen meist infolge von verlängerten Liegezeiten – (Aufstehschwierigkeiten [z.B. bei Mängeln in den Boxenmaßen] oder zu harten Liegeflächen)	Weiche Liegeflächen (Strohhäcksel, Strohmehl, Sägemehl, Matratzen), besonders für Tiere, die das Liegen auf harten Flächen nicht gewohnt sind (Erstkalbinnen sind besonders anfällig, wenn sie stark an Lebendmasse verlieren); Querbalken am hinteren Boxenende etc. Nicht gepolsterte Kunststoff-/Gummioberflächen im Liegebereich müssen in diesem Zusammenhang als „harte“ Flächen betrachtet werden.

1) zusätzlich zu allgemeinen prophylaktischen Maßnahmen, wie Optimierung von Haltungs- und Fütterungsbedingungen, regelmäßige Klauenpflege etc.

2) Anwendung in Deutschland nicht erlaubt

3.4.5.2 Bestandstherapeutische Maßnahmen

Zusätzlich zu der Behandlung betroffener Einzeltiere (s. entsprechende Literatur) wird die Einrichtung von Klauenbädern (Stand- oder Durchlaufbäder) empfohlen.

Im Falle von **Dermatitis digitalis (Mortellaro-Krankheit)** vergehen zwischen der Infektion und dem Auftreten erster Lahmheitserscheinungen 2–3 Wochen. Das hat eine schnelle Verbreitung der Infektion innerhalb einer Haltungsgruppe zur Folge, bevor erste Behandlungsmaßnahmen eingeleitet werden. Es ist daher erforderlich, vor allem bei großen Herden und hohen Prävalenzen, zusätzlich zur Einzeltierbehandlung eine Behandlung aller gemeinsam im Freilauf gehaltenen Tiere durchzuführen. Als geeignete Klauenbäder werden hier Oxytetracyclin (3–6 g/Liter) oder Lincomycin (150–300 mg/Liter) empfohlen. Auf die erforderliche Zulassung der angewandten Arzneimittel und auf die Einhaltung von Wartezeiten ist zu achten. Der Durchtrieb erfolgt zweimal täglich 2 (hohe Konzentration) bis 4 (niedrige Konzentration) Tage lang und vorzugsweise nach dem Melken, um jegliche Antibiotikakontamination der Milch zu vermeiden. Bei Herden mit mehr als 50 Tieren wird empfohlen, das Klauenbad in der Mitte der Anwendungszeit einmal zu erneuern. Da die Dermatitis digitalis im Jahresverlauf wellenförmig in Erscheinung tritt (Januar-März und Juni-August), sind Behandlungsmaßnahmen jeweils zu Beginn der erwarteten Welle zu intensivieren (Metzner et al., 1995).

Da aus ökologischen Gründen sowie Gründen der Resistenzentwicklungen und wegen der im allgemeinen langen Wartezeiten auf den Antibiotikaeinsatz in Klauenbädern möglichst verzichtet werden sollte, werden derzeit große Hoffnungen auf den Einsatz stallspezifischer Vakzinen gesetzt. Der endgültige Beweis ihrer Wirksamkeit steht jedoch noch aus.

Besondere Hinweise im Zusammenhang mit Dermatitis digitalis:

- Klauenbad am besten hinter dem Melkstand einrichten (→ vermeidet Kontamination der Milch mit Antibiotika).
- Die Klauen müssen sauber sein; können ggf. zuvor im Melkstand abgespritzt werden.
- Die Wanne muß so groß bemessen sein, daß jede Klaue zweimal abgesetzt wird (Tab. 56).
- Die Wanne muß so tief sein, daß die Klauen bis zu den Afterklauen eintauchen (mind. 15 cm).
- Die Tiere müssen nach dem Klauenbad auf eine saubere, harte Oberfläche gelangen.
- Die Badelösung muß nicht täglich erneuert, aber nachgefüllt werden.
- Die antibakterielle Wirkung von Oxytetracyclin bleibt auch in Gegenwart von Kot und Harn über einen Zeitraum von 5 Tagen weitgehend erhalten; die einmalige Erneuerung der Lösung ergibt zusätzliche Sicherheit.
- Es wird von verschiedenen Autoren empfohlen, nach 10 Tagen zusätzlich ein Formalinbad (4%ig) einzurichten (→ in Deutschland nicht erlaubt).
- Neu auftretende Krankheitsfälle müssen sofort individuell behandelt werden.

- Der Antibiotikagebrauch in Klauenbädern kann bei vielen Bakterienarten Resistenzbildungen begünstigen.
- Es besteht die Gefahr der Verunreinigung der Milch mit Antibiotika.
- Das bakterielle Milieu in der Gülle/im Mist kann gestört werden.
- Es muß verhindert werden, daß die Tiere vom Klauenbad saufen oder das Rauhfutter kontaminiert wird (im Zusammenhang mit der oralen Aufnahme von Lincomycin sind Todesfälle beschrieben worden).
- Ein antibiotikahaltiges Klauenbad sollte nie als prophylaktische Maßnahme eingesetzt werden.
- Lokalen Behandlungen mit antibiotikahaltigem Spray (Chlortetracyclin-Spray, 2x im Abstand von 30 sec.) nach vorheriger Reinigung und Abtrocknung der betroffenen Bereiche ist nach Möglichkleit der Vorzug zu geben.
- Für hartnäckige Fälle ist ein Klauenverband angezeigt.

3.4.6 Beispiele aus der Betreuungspraxis:

• **Bestand 1**

200 Kühe; ganzjährige Anbindehaltung; Kurzstand mit etwas Stroheinstreu und Mistkante;

Symptome: Tiere zeigen vermehrt „Liegebeulen“ außen im Bereich der Sprunggelenke (Peritarsitis lat.). Auftreten im Zusammenhang mit starker Überkonditionierung zur Zeit der Abkalbung (festgestellt mit Hilfe des Body Condition Scoring; s. 3.3.2.5) und Neigung zu größtenteils subklinischen Stoffwechselstörungen (festgestellt durch Auswertung der Milchleistungsprüfungsdaten; s. 3.3.2.5). Brunstäußerungen nach Auskunft des Betriebsleiters stark herabgesetzt.

Interpretation: Tiere hatten Aufsteh- und Standschwierigkeiten → erhöhte Liegezeiten; Qualität und Quantität der Einstreu waren nicht ausreichend → Entstehung von erkennbaren Schäden an den Tieren, die keine Möglichkeit hatten, die schädlichen Einflüsse zu meiden → schädlicher Einfluß durch das Haltungssystem, im vorliegenden Fall in Kombination mit dem Fütterungssystem. Da die Tiere nicht in der Lage sind, sich den schädlichen Einflüssen zu entziehen, gelingt weder die Schadensvermeidung noch in vollem Umfang die Bedarfsdeckung, so daß sich Veränderungen von Verhaltensmerkmalen (hier: Brunstverhalten, Abliege-, Liege- und Aufstehverhalten) einstellen.

• **Bestand 2**

600 Kühe; Liegeboxen-Laufstall; Boxen: Beton ohne Einstreu, nicht wärmegedämmt.

Symptome: Tiere stehen vermehrt in den Gängen oder ganz oder halb in den Boxen; vermehrt Laufgangliegen; vermehrt Lahmheiten (verschiedene Arten); Eutergesundheitsprobleme; Brunstäußerungen stark herabgesetzt; Probleme vor allem im Winter.

Interpretation: verkürzte Liegezeiten infolge harter Oberflächen und starker Wärmeableitung, vor allem auch über das Euter → übermäßige Stehzeiten (→ Lahmheiten ↑, Wiederkauzeiten ↓, → Futteraufnahme ↓, → Leistung ↓, Brunstverhalten ↓, Fruchtbarkeitsleistung ↓).

Verhaltensmerkmale, die der Bedarfsdeckung dienen (Futteraufnahmeverhalten, Wiederkauverhalten, Ruhe-, Bewegungs- und Komfortverhalten; Brunstverhalten etc.) werden durch das Haltungssystem negativ beeinflußt und verändert, d.h. die Tiere sind haltungsbedingt nicht in der Lage, sich ihrem Bedarf entsprechend zu verhalten. Auch hier sind bereits Schäden an den Tieren erkennbar (Lahmheiten, Eutergesundheitsstörungen), da die Tiere den schädlichen Einflüssen nicht aus dem Weg gehen können.

Literatur

Dirksen, G. (1978): Krankheiten des Bewegungsapparates. In: G. Rosenberger (Hrsg.): Krankheiten des Rindes. 2. Aufl., Paul Parey, Berlin, Hamburg, S. 430–628.

Dirksen, G. (1996): Stallbau- und Haltungsfehler als Ursache von Klauen- und Gliedmaßenerkrankungen in Rinderbeständen. I. Fehlerhafter Umbau eines Anbindestalles in einen Laufstall mit Spaltenboden und Liegeboxen. Prakt. Tierarzt 77, 924–932.

Dirksen, G. (1996): Stallbau- und Haltungsfehler als Ursache von Klauen- und Gliedmaßenerkrankungen in Rinderbeständen. II. Fehlerhafte Konstruktion der Gitterroste in einem Milchkuhbetrieb. Prakt. Tierarzt 77, 1017–1019.

Dirksen, G. (1996): Stallbau- und Haltungsfehler als Ursache von Klauen- und Gliedmaßenerkrankungen in Rinderbeständen. III. Ein überalterter Stall für Kühe in Anbindehaltung. Prakt. Tierarzt 77, 1101–1104.

Klee, W., C. H. Clemente, O. Distl, K. Doll und J. Hartung (1992): Modul „Bewegungsapparat". In: Arbeitsgruppe Rinderbestandsbetreuung/Mansfeld, R. (Hrsg.): Pflichtenheft für EDV-Systeme zur Unterstützung der tierärztlichen Betreuung von Rinderbeständen, Schriftenreihe der Akademie für tierärztl. Fortbildung (ATF), S. 181–210.

Metzner, M., D. Döpfer, R. Pijl und W. Kehler (1995): Dermatitis digitalis des Rindes: klinisches Bild, Epidemiologie und Maßnahmen. Prakt. Tierarzt 76, Colleg. Vet. XXV, 46–50.

Radostits, O. M., K. E. Leslie and J. Fetrow (1994): Dairy cattle housing and environmental management. In: O. M. Radostits, K. E. Leslie and J. Fetrow (Eds.): Herd Health. Food Animal Production Medicine. 2nd Ed., W.B. Saunders Co., Philadelphia, p. 301–330.

Tschanz, B. (1985): Kriterien für die Beurteilung von Haltungssystemen für landwirtschafliche Nutztiere aus ethologischer Sicht. Tierärztl. Umschau **40**, 730–738.

3.5 Jungviehaufzucht und Färsenmanagement

3.5.1 Allgemeines

Bei der Jungviehaufzucht sind das Management, die Haltungs- und Fütterungsbedingungen sowie prophylaktische Maßnahmen gegen Parasitosen (vor allem Magen-Darm- und Lungenwürmer) und Infektionskrankheiten die bedeutendsten Faktoren, die das Ergebnis – „eine gut entwickelte Färse" – beeinflussen.

Bis zum Zeitpunkt der ersten Abkalbung wird mit Färsen, sofern diese nicht zuvor verkauft werden, kein Einkommen erzielt. Der mit Hilfe eigener

Färsenaufzucht erzielbare Gewinn ist eine Funktion aus Kosten pro Tag der Aufzucht, Erstkalbealter, Milchproduktion, Sterblichkeitsrate von Kälbern aus Färsen und Abgangsrate laktierender Kühe. Das Ziel, daß Holstein-Friesian(HF)-Färsen ein mittleres Erstkalbealter von etwa 24 Monaten haben sollten, kann nur erreicht werden, wenn sie im Alter von 14–15 Monaten tragend werden. Wachstum und Gewichtszunahme im ersten Lebensjahr, Alter bei Erstbelegung und Trächtigkeitsrate sind die wichtigsten Faktoren, die das Erstkalbealter beeinflussen.

3.5.1.1 Erstkalbealter

Färsen sollen in einem bestimmten Alter und bei einer bestimmten Körpergröße kalben, um Geburtsschwierigkeiten zu vermeiden. Mißverhältnisse zwischen der Größe des Muttertiers und der Frucht sind die Hauptursachen von Schwergeburten bei Färsen. Das Geschlecht des Kalbes spielt auch eine nicht unwesentliche Rolle, läßt sich aber nicht beeinflussen. Demgegenüber lassen sich die Körpergröße der Färsen und die Größe der Kälber durch Management und Zuchtauswahl in gewissen Grenzen steuern. Holstein-Friesian(HF)-Färsen sollten bei der ersten Kalbung mindestens 22 Monate alt und 550 kg schwer sein. Es sollten Bullen ausgewählt werden, von denen leichte Kälber erwartet werden können.

- **Erstbelegungsalter**

Das Erstkalbealter wird hauptsächlich durch das Erstbelegungsalter festgelegt. HF-Rinder werden durchschnittlich im Alter von 7–8 Monaten bei einem Körpergewicht von 220–230 kg geschlechtsreif. Der Hauptfaktor, durch den die Geschlechtsreife festgelegt wird, ist das Körpergewicht, nicht das Alter. Das Alter kann also variieren. Geschlechtsreife bedingt noch keine gute Fruchtbarkeit. Rinder müssen wenigstens 2–3 Sexualzyklen durchlaufen, bevor optimale Trächtigkeitsraten zu erzielen sind. Bei der Erstbelegung sollte ein Körpergewicht von mindestens 350 kg erreicht sein. Da die Trächtigkeitsdauer mit 270–290 Tagen vorgegeben ist, müssen die Tiere mit 15 Monaten tragend sein, um ein Erstkalbealter von 24 Monaten zu erreichen. Das bedeutet, daß im Alter von 13–14 Monaten ein Körpergewicht von 340 kg erreicht sein sollte. Bei einem mittleren Geburtsgewicht von etwa 38 kg müssen die Tiere in 13–14 Monaten 300 kg zunehmen; das bedeutet eine mittlere Zunahme von 0,75 kg pro Tag, wenn das Zielgewicht mit 13 Monaten erreicht werden soll. Die Gewichtszunahme im ersten Lebensjahr ist für eine erfolgreiche, gewinnbringende Färsenaufzucht entscheidend. So ist es verständlich, daß gerade diese Tiere möglichst tiergerecht gehalten und mit qualitativ hochwertigen Futtermitteln versorgt werden müssen. Eine strategische Parasitosenbekämpfung und, soweit erforderlich, prophylaktische Maßnahmen gegen Infektionskrankheiten verbessern ebenso den Erfolg, wie ein optimiertes Reproduktionsmanagement (Stichwort „Brunsterkennung") bei dieser Tiergruppe.

Färsen haben den größten Anteil am genetischen Fortschritt der Herde.

Wenigstens 45% der Färsen liefern mit der ersten Abkalbung ein Kalb für die Herde (Kuhkälber). In den Folgelaktationen bis zum Abgang liefern etwa 30% derselben Tiere mit der zweiten Kalbung, 20% mit der dritten und 14% mit der vierten Kalbung ein Kalb für die Herde. Viele Kälber in einem Betrieb werden in jedem Jahr von Erstkalbinnen geboren. Dies ist Grund genug, nur Samen guter Qualität von guten Bullen einzusetzen, die für leichte Kalbungen bekannt sind.

- **Bedeutung der Brunsterkennung**

Die Trächtigkeitsrate bei Färsen ist hoch. In den meisten Fällen liegt sie bei 60% oder höher. Wenn die Trächtigkeitsrate 60% beträgt und die Besamung ab einem Alter von 13 Monaten und einem Körpergewicht von rund 350 kg begonnen wird, hat die Brunstbeobachtung einen großen Einfluß auf das Erstkalbealter (Tab. 59).

Sicher ist der Besamungsbeginn mit 13 Monaten recht früh. Entscheidend ist jedoch die körperliche Entwicklung der Tiere und nicht das Alter. Bei späterem Beginn und anderen Rassen verschieben sich die Zahlen der Tabelle 59 entsprechend nach hinten. Wenn die Brunsterkennungsrate 70% oder mehr beträgt, variiert demnach das Erstkalbealter von fast 80% der Färsen um nicht mehr als 2 Monate. Diese geringe Variation des Erstkalbealters ist das Hauptziel bei der Färsenaufzucht (Abb. 28). Wesentliche Abweichungen hiervon weisen auf eine nicht ausreichende Brunstbeobachtung/Brunsterkennung, eine herabgesetzte Trächtigkeitsrate oder nicht ausreichendes Wachstum im ersten Lebensjahr hin (Abb. 29).

3.5.1.2 Biestmilchversorgung

Der Grundstein für eine erfolgreiche Färsenaufzucht wird mit der richtigen Behandlung neugeborener Kälber und einem guten Gesundheitsprogramm während des ersten Lebensjahrs gelegt. Die meisten für die weitere Entwicklung entscheidenden Krankheiten treten während der ersten 6 Monate auf. Eine der wichtigsten Maßnahmen zur Verhütung ist die zeitgerechte und ausreichende Versorgung mit Biestmilch (Kolostrum). Die neugeborenen Kälber sollen mindestens 5% ihres eigenen Körpergewichts als Kolostrum in den ersten 4 Lebensstunden erhalten. Je besser die Qualität der Biestmilch ist,

Tab. 59 Einfluß der Brunsterkennung auf das Erstkalbealter von Färsen bei einer Trächtigkeitsrate von 60% und einem Alter von 13 Monaten bei der Besamung (Ferguson, 1991)

Brunsterkennungsrate	30%	50%	70%
Erstkalbealtersabschnitte		Prozent Kalbungen	
22–23 Monate	49%	66%	78%
24–25 Monate	25%	22%	17%
26–27 Monate	12%	8%	4%
> 27 Monate	14%	4%	1%

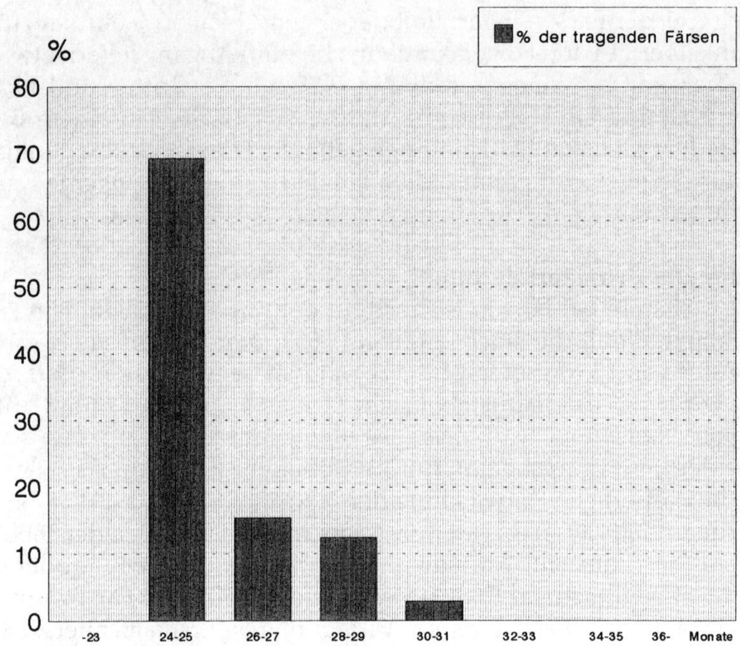

Abb. 28 Beispiel für ein Histogramm des Erstkalbealters in einem Bestand als Hilfsmittel zur Beurteilung des Färsenmanagements (gutes Resultat).

und je mehr das Kalb aufnimmt, um so mehr Antikörper erhält das Kalb vom Muttertier, d.h. um so besser ist es für die ersten Lebensmonate gegen Infektionskrankheiten, vor allem gegen Erkrankungen des Atmungsapparats und des Verdauungstrakts geschützt. Wie lange der Schutz durch die Biestmilch anhält, hängt von der aufgenommenen Menge, der Art der Antikörper, der Gesundheit des Kalbes und von den vorhandenen Krankheitserregern ab. Je besser die Kolostrumverabreichung durchgeführt wird, und je besser der Immunstatus der Muttertiere ist, desto besser und länger anhaltend ist der Schutz für das Kalb. Im allgemeinen liefern ältere Kühe höherwertige Biestmilch als Erstkalbinnen. Bei guter Biestmilchaufnahme rechnet man mit einem Schutz von bis zu 6 Monaten Dauer. Einen über diesen Zeitraum hinaus reichenden Schutz vor Infektionskrankheiten erreicht man durch gezielte Impfprogramme. Hierfür gibt es keine allgemeingültigen Empfehlungen, da die Programme in Abhängigkeit von den jeweiligen örtlichen und betrieblichen Bedingungen stark variieren. Ein allgemeines Problem ist es, den richtigen Zeitpunkt für die Erstimpfungen zu finden. Einerseits entfalten viele Impfstoffe in Gegenwart mütterlicher Antikörper (Biestmilchwirkung) nicht ihre volle Wirkung, andererseits soll der Impfschutz auch nicht zu spät einsetzen. In Abhängigkeit von der Biestmilchaufnahme erscheint es sinnvoll, mit den meisten in Frage kommenden Impfungen im Alter von 3–6 Monaten zu beginnen. Je nach verwendetem Impfstoff können Nachimpfungen erforderlich sein. Bei modifizierten Lebendvakzinen reicht in der Regel eine

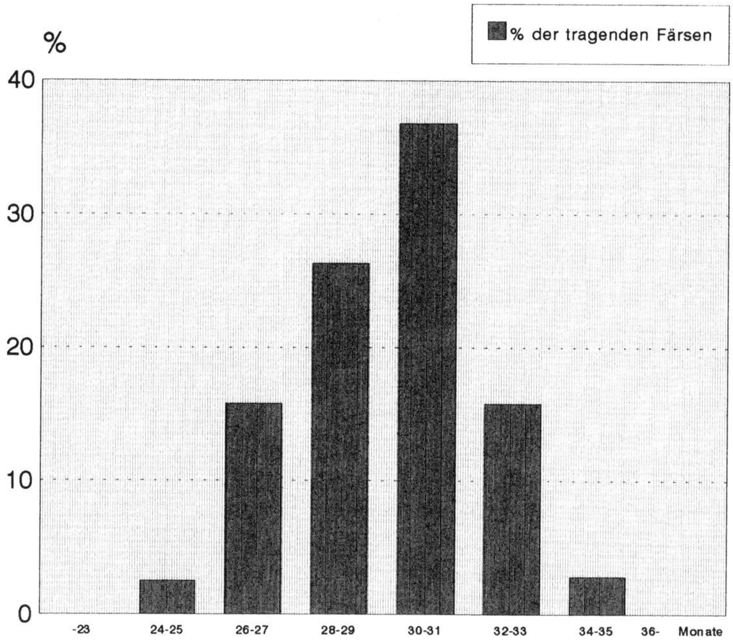

Abb. 29 Beispiel für ein Histogramm des Erstkalbealters in einem Bestand als Hilfsmittel zur Beurteilung des Färsenmanagements (schlechtes Resultat).

Impfung aus. Der Impferfolg hängt wesentlich von der Gesundheit der Kälber und besonders von der fachgerechten Durchführung der Impfung und einer den Anforderungen entsprechenden Aufbewahrung der Impfstoffe ab. Es wird jedoch kein Impfprogramm erfolgreich sein, wenn die Kälberhaltung erhebliche Mängel aufweist.

Auch parasitären Erkrankungen muß vorgebeugt werden. Je nach den betrieblichen Verhältnissen sollten ein effektives Entwurmungsprogramm und ein Fliegenkontrollprogramm durchgeführt werden.

Das gesamte betriebsspezifische Gesundheitsprogramm für die Jungtiere sollte vom bestandsbetreuenden Tierarzt und Betriebsleiter gemeinsam erarbeitet werden.

3.5.2 Kennzahlen in der Jungviehaufzucht

Zur Bestimmung des Status quo und zur kontinuierlichen Überwachung der Jungviehaufzucht können verschiedene Kennzahlen bestimmt und zur Beurteilung herangezogen werden (Tab. 60).

Kennt der betreuende Tierarzt den Jungtierbestand eines Betriebes noch nicht, und/oder liegen keine weitergehenden Informationen vor, ist es für die Beurteilung der Jungviehaufzucht am einfachsten, Kälber, Jungrinder und Färsen in Augenschein zu nehmen und hinsichtlich des Ernährungs-,

Tab. 60 Kennzahlen in der Jungviehaufzucht

Kennzahl	Sollwert
Anteil Erstabkalbungen für die eigene Nachzucht	soll 5% über der Bestandsergänzungsrate liegen
Anteil Jungvieh (0–2 Jahre) bei 25% Bestandsergänzungsrate (bezogen auf die Anzahl vorhandener Kühe)	55–60%
Perinatale Sterblichkeit (innerhalb 24 Std. p.n.)	$\leq$ 5%
Ausfälle während des ersten Lebensmonats	$\leq$ 5%
Ausfälle während der gesamten weiteren Aufzuchtperiode	$\leq$ 5%
Tägliche Zunahme während der Zeit der Milchtränke	$\approx$ 600 g
Tägliche Zunahme während des ersten Jahres	750–800 g
Tägliche Zunahme während der ersten Hälfte des 2. Jahres	$\approx$ 700 g
Tägliche Zunahme während der zweiten Hälfte des 2. Jahres	$\approx$ 650 g
Erstbelegungsalter und -lebendmasse	13–15 Monate, $\geq$ 350 kg
Erstkalbealter	22–26 Monate
Anteil Erstkalbungen innerhalb von 2 Monaten, bezogen auf das Lebensalter	> 75%
Anteil Färsen, die Sommermastitis hatten	0%
Entwicklung des Brustumfangs	s. 3.5.10
Entwicklung der Widerristhöhe	s. 3.5.10

Wachstums- und Pflegezustands zu beurteilen. Prophylaxeprogramme sowie die entsprechenden Haltungs- und Fütterungssysteme sollten ebenfalls beurteilt werden. Das Ergebnis der bisherigen Färsenaufzucht kann beurteilt werden, indem von allen tragenden Färsen Geburts- und Erstbelegungsdatum ermittelt und daraus das zu erwartende Erstkalbealter errechnet wird.

3.5.3 Die Jungviehaufzucht beeinflussende Faktoren

Die Jungviehaufzucht wird durch eine Reihe von Faktoren beeinflußt. Die wichtigsten sind das Färsenmanagement sowie die Haltungs- und Fütterungsbedingungen. Diese sind ihrerseits äußeren Einflüssen ausgesetzt, die nicht in allen Fällen vom Tierhalter „steuerbar" sind. Kommt es zu Beeinträchtigungen der Jungviehaufzucht, verändern sich die spezifischen Kennzahlen. Im folgenden wird ein Überblick über die Hauptursachen für Abweichungen der Kennzahlen in der Jungviehaufzucht von den Sollwerten gegeben.

• **Anteil Erstkalbungen für die Nachzucht zu gering**
Zu viele Bullenkälber geboren: Es kommt immer wieder vor, daß zu viele Bullenkälber geboren werden. Das ist vermutlich zufällig. Über mögliche Ursachen ist nichts mit Sicherheit bekannt.
Zu viele Tiere mit Bullensperma von Fleischrassen besamt:
Sollwerte: in kleineren Betrieben [< 50 Kühe]: max. 10% der Milchkühe; in größeren Betrieben: max. 15% der Milchkühe.
Hoher Anteil perinataler Sterblichkeit (s. 3.5.4).
Totalverluste in der Aufzuchtphase sind zu hoch.

• **Perinatale Sterblichkeit (P.S.) zu hoch** (s. 3.5.4)

• **Ausfälle während des ersten Lebensmonats zu hoch**
Diarrhoe: (s. 3.5.5).
Nabelentzündung: Bestandsweise vermehrtes Auftreten von Nabelentzündungen kann verschiedene Ursachen haben. Dabei stehen Mängel in der Biestmilchversorgung und fehlerhafte Nabeldesinfektion nach der Geburt im Vordergrund. Auch krasse Hygienemängel und das gegenseitige „Ansaugen" des Nabels kommen als Ursachen infrage.
Respiratorische Erkrankungen (s. 3.5.6).
Kälberdiphtheroid: Vor allem im Zusammenhang mit Mängeln in der Tränkehygiene.

• **Ausfälle während der gesamten Aufzuchtperiode zu hoch.**
- **Respiratorische Erkrankungen** (s. 3.5.6)
- **Kokzidiose** (s. 3.5.7)
- **Andere Endoparasitosen** (s. 3.5.8)
- **Sommermastitis:** Dieser Erkrankung kann leicht durch eine gezielte Fliegenbekämpfung bei den Jungrindern auf der Weide vorgebeugt werden (z.B. Ohr-Clips; Achtung: 2 Ohr-Clips pro Tier).

• **Tägliche Lebendmassezunahme zu gering**
Außer den bereits genannten klinischen und subklinischen Erkrankungen und Belastungen während der Aufzuchtperiode führen vor allem Mängel in der Fütterung, der Wasserversorgung und der Haltung zu Einbußen bei der körperlichen Entwicklung der Tiere.

Bezüglich der **Fütterung** kommen vorwiegend Mängel in der Grundfutterkonservierung, der Rationsberechnung, -zubereitung und -zuteilung einerseits sowie eine mangelhafte Futteraufnahme und -verdauung andererseits als Negativfaktoren infrage. Bei letzteren können vor allem schlechte Futterqualitäten als Ursachen eine Rolle spielen (s. 3.5.9).

Der **Wasserbedarf** von Jungtieren wird gelegentlich unterschätzt. Es ist unter anderem auch für eine ausreichende Futteraufnahme wichtig, daß die Tiere jederzeit Tränkwasser guter Qualität aufnehmen können.

Suboptimale **Haltungsbedingungen,** wie bei Überbelegung von Ställen, schlechten Stalluftbedingungen, Ställe ohne geeignete Liegeflächen oder mit starken Hygienemängeln führen ebenso zu Belastungen und in der Folge zu Verzögerungen der körperlichen Entwicklung der Tiere.

- **Erstkalbealter zu hoch** (s. auch 3.5.1.1)

Für ein über dem angestrebten Sollwert liegendes Erstkalbealter gibt es verschiedene Ursachen:

Nicht ausreichende körperliche Entwicklung: Bei Tieren, die innerhalb von 15 Monaten nicht eine Lebendmasse von 350 kg erreichen, muß mit der 1. Belegung gewartet werden.

Brunstlosigkeit: vor allem Managementfehler (mangelhafte, nicht systematische Brunstbeobachtung), Stillbrünstigkeit und inaktive Eierstöcke (seltener) in dunklen Anbindeställen und bei Tieren in schlechter Kondition führen zu einer scheinbaren oder tatsächlichen Brunstlosigkeit.

Konzeptionsmängel: Jungtiere konzipieren in aller Regel gut. Dennoch gibt es bestandsweise gehäuft auftretende Fälle, in denen Tiere auch nach mehrfacher Besamung nicht tragend werden. Häufige Ursachen dafür sind: falscher Besamungszeitpunkt, mangelhafte oder durch falsche Handhabung beeinträchtigte Spermaqualität, mangelhafte Besamungstechnik.

Managementfehler: Sehr häufig führen allein Managementfehler zu Aufzuchtverlusten, die ein erhöhtes Erstkalbealter nach sich ziehen. Zu solchen Fehlern gehören die zu späte oder zu geringe Biestmilchverabreichung, das Fehlen einer ausreichenden systematischen Prophylaxe gegen Infektions- und Invasionskrankheiten, Haltungs- und Fütterungsmängel während der Aufzuchtphase, keine oder mangelhafte systematische Brunstbeobachtung und Belegung, zu späte Trächtigkeitsuntersuchungen etc.

Bewußt herbeigeführte Verzögerungen: Zum Teil liegen einem erhöhten Erstkalbealter auch bewußte Managemententscheidungen zugrunde. Das kommt z.B. vor, wenn ein Landwirt Tiere später belegt, um den Zeitpunkt der höchsten Milchproduktion zu beeinflussen oder auch, wenn die Meinung vorherrscht, daß die Tiere bei der Erstbelegung ein höheres Alter erreicht haben müssen. Dies ist nicht in allen Fällen eine ökonomisch richtige Entscheidung und oft auch aus tiergesundheitlichen Gründen nicht unproblematisch. Tiere, die zu spät belegt werden, verfetten leicht, werden schlechter tragend und neigen später vermehrt zu Kalbe- und Stoffwechselstörungen.

3.5.4 Vermehrte perinatale Sterblichkeit

3.5.4.1 Ursachen

Angeborene Mißbildungen (≈ 6% der perinatalen Sterblichkeit, P.S.): Sie kommen zu allen Zeiten zufällig vor und können Ursache für ein Bestandsproblem werden, vor allem wenn Erblichkeitsfaktoren eine Rolle spielen, deren Einfluß die Lebensfähigkeit der Frucht vermindert. Die bedeutendsten Letalfaktoren sind rezessiv erblich. Umwelteinflüsse (Pflanzentoxine, Manganmangel etc.) und Virusinfektionen können ebenfalls eine Rolle spielen.

Etwa 1% aller Kälber weisen angeborene Mißbildungen auf, von denen etwa 50% letal sind. Beispiele sind Hydrozephalus, Ankylose, Arthrogryposis, Spina bifida, Atresia coli, Cerebellumdefekte.

Perinatale Traumata (5–10% der P.S.): Perinatale Traumata werden meist durch zu starke Zugkraft bei der Geburtshilfe verursacht. Schwere Traumata (z.B. Rückenfrakturen, Rippenfrakturen, Hernia diaphragmatica) führen zum Tod; leichtere Traumata (z.B. Metakarpusfrakturen) können in Abhängigkeit von der postnatalen Versorgung vollständig abheilen.

Asphyxie (50% der P.S.): Häufigste Ursache für P.S. ist die Asphyxie. In HF-Herden und bei Doppellender-Fleischrassen, die mittels Sectio caesarea zur Welt kommen, ist der Anteil von Geburten, bei denen Asphyxien entstehen, relativ gering. Bei anderen Fleisch- und Zweinutzungsrassen kann er bis zu 40% betragen.

Die *Frühasphyxie* (häufigere Form) entsteht infolge verzögerter Geburt, übermäßiger Wehen sowie verstärkter und/oder länger andauernder Zugkraft. Die Kälber werden tot geboren oder lebensschwach mit respiratorisch-metabolischer Azidose und Atmungsstörungen. Zur *Spätasphyxie* kommt es vor allem bei Frühgeburten infolge eines Surfactantmangels.

Asphyktische Kälber bleiben oft lebensschwach und in der Entwicklung zurück sowie infektionsgefährdet, weil sie mehr oder weniger ausgeprägte Organschäden (vor allem Lunge, Herz u. Gehirn) aufweisen, was unter anderem eine starke Verminderung der Kolostrumaufnahme zur Folge hat.

Infektionen (20–30% der P.S.): Infektionen sind auch eine sehr bedeutende Ursache für P.S. und treten oft als Bestandsproblem in Erscheinung. Alle Aborterreger, die das Muttertier im Endstadium der Trächtigkeit infizieren, können Anlaß für P.S. geben. Folgende primäre Erreger können P.S. verursachen: *Brucella abortus, Haemophilus somnus, Salmonella* spp., *Listeria monocytogenes, Leptospira hardjo* und *L. grippotyphosa, Mykoplasmen, Chlamydien, Neospora caninum, BVD-Virus, BHV-1-Virus, Schimmelpilze.* Infizierte Kälber werden oft zu früh geboren und sterben meistens infolge der Infektion oder infolge Surfactantmangels (Spätasphyxie). In etwa 20% der Fälle gelingt ein Erregernachweis, d.h. mindestens 20% der P.S. sind infektionsbedingt. BVD-Virus ist einer der wichtigsten Erreger.

Mangelzustände (sehr geringer Anteil der P.S.): Viele Mangelzustände können zum Auftreten von P.S. oder lebensschwachen Kälbern führen. Sie spielen als Ursachen vor allem bei Milchvieh eine untergeordnete Rolle. Gelegentliches Vorkommen wird in Betrieben mit geringem oder keinem Kraftfuttereinsatz und bei Doppellendern beobachtet.

Spurenelementmangel: Co-, Cu-, Se- und Mn-Mangel können P.S. verursachen. Als Begleiterscheinungen sind Aborte bei Co-Mangel und Gliedmaßenverformungen bei Mn-Mangel zu beobachten.

Magnesiummangel kann P.S. direkt oder indirekt herbeiführen.

Vitaminmangel: Massiver Vitamin-A-Mangel kann Aborte und P.S. verursachen; Vitamin-E-Mangel ebenfalls.

Intoxikationen (geringer Anteil an P.S.): Intoxikationen spielen für P.S. nur gelegentlich eine Rolle. Vorbericht und Lage des Betriebes in bezug auf umweltbelastende Industrien können Anlaß für entsprechende Untersuchungen sein. Auch Unglücksfälle oder Mißbrauch kommen infrage. Viele chemische Verbindungen und physikalische Faktoren können die Vitalität der ungeborenen Frucht beeinflussen, insbesondere Pflanzengifte, Pflanzenschutzmittel und anorganische Verbindungen (Metalle). Zum Nachweis von Vergiftungen sind spezielle Untersuchungen nötig. Es ist eine Verdachtsdiagnose erforderlich, um die richtigen Untersuchungen veranlassen zu können.

Weitere Ursachen: Zwillingsträchtigkeiten (5% der P.S.).

In einem Teil der Fälle ist keine eindeutige Ursache für P.S. erkennbar, in anderen Fällen spielen Kombinationen aus Infektionen und Umgebungsfaktoren eine Rolle. Vermutlich bestehen weitere, noch unbekannte Ursachen für P.S. (z.B. spezielle Virusinfektionen).

3.5.4.2 Diagnostik

Die Diagnosestellung beim Auftreten perinataler Sterblichkeit und lebensschwacher Kälber kann sehr einfach (z.B bei angeborenen Mißbildungen), aber auch sehr schwierig (z.B. bei BVD-Infektion) sein. Grundlage für die Diagnostik ist eine systematische Untersuchung (Tab. 61).

Die vorberichtlichen Angaben zu dem Verlauf von Geburten liefern unter anderem Hinweise auf die Bedeutung des Auftretens von Asphyxien in einem Bestand. In Tabelle 62 sind Zusammenhänge zwischen der Dauer der Geburtsvorgänge und dem Auftreten von Asphyxie dargestellt.

Etwa 21% der Kälber, die mit einem Blut-pH-Wert $< 7{,}1$ geboren werden, sterben innerhalb von 24 Stunden; weitere 20% sterben innerhalb von 3 Wochen. Die entsprechenden Anteile an Todesfällen liegen bei Kälbern mit pH-Werten über 7,1 bei 1% und 4%.

3.5.4.3 Prophylaktische und bestandstherapeutische Maßnahmen

Viele neugeborene Kälber sterben aufgrund von Asphyxie oder/und durch Traumata. Dementsprechend kann das vermehrte Auftreten von P.S. in vielen Fällen durch Verbesserung der Geburtshilfe und durch eine gezielte Bullenauswahl deutlich reduziert werden. Die Verbesserung der Geburtshilfe betrifft vor allem das frühzeitige Eingreifen, wenn der Fetus nicht in Vorderendlage liegt, und den korrekten, zeitgerechten und nicht übermäßigen Einsatz von Zugkraft. Die Bedeutung des Geburtsvorgangs für das Entstehen von Asphyxien wird unter anderem auch dadurch deutlich, daß in Doppellenderherden mit gutem Management, in denen die Kälber mittels Sectio caesarea geboren werden, Asphyxien sehr selten vorkommen.

Im Falle von Infektionen als Ursachen für die P.S. müssen geeignete Maßnahmen getroffen werden, wie Impfungen und Merzung von Tieren. Beim Zukauf von Tieren muß mit äußerster Vorsicht vorgegangen werden. Ergänzend sollten ein Quarantänestall eingerichtet und zusätzliche Hygienemaßnahmen vorgenommen werden. Angeborenen Mißbildungen ist mit züchterischen Maßnahmen zu begegnen.

Tab. 61 Untersuchungsgang bei vermehrt auftretender perinataler Sterblichkeit

Vorbericht	Rasse, Lebensalter, Lebendmasse der Färsen, Bullenauswahl, Trächtigkeitsdauer, Ablauf der Geburten (Dauer, Zugkraft), Zustand der Kälber während und nach der Geburt (fehlerhafte Lagen, Stellungen, Haltungen, Hinweise auf Asphyxie), Zustand der Muttertiere vor, während und nach den Kalbungen, andere Erscheinungen bei den Kühen (Diarrhoe, Husten, Aborte), Möglichkeiten für Mangelzustände oder Intoxikationen. In Abhängigkeit von dem vorliegenden Fall kann die Anamnese in spezieller Richtung weiter ausgedehnt werden. Die Anamnese liefert auch einen Eindruck von der Qualität der Betriebsführung.
Untersuchung betroffener Kälber	Angeborene Mißbildungen, Traumata, Anzeichen von Asphyxie, Geburtsgewicht. Der Vorbericht und die Untersuchung der Kälber liefern in vielen Fällen eine ausreichende Diagnose oder Hinweise, in welcher Richtung weitergesucht werden muß.
Veranlassung von Laboruntersuchungen	Bei bestehendem Bestandsproblem, wenn mit Hilfe des Vorberichts und der Untersuchung von Kälbern keine Diagnose gestellt werden kann: *1. Sektion und mikrobiologische Untersuchung der gestorbenen Kälber, serologische Untersuchung der Muttertiere.* *2. Serologische und evtl. virologische Untersuchungen beim Kalb* (vor allem von Bedeutung bei Verdacht auf BVD-Infektion; Antikörpernachweis bei Blutprobenentnahme vor Kolostrumverabreichung weist BVD-Infektion des Kalbes nach; bei toten Kälbern kann gelegentlich BVD-Virus nachgewiesen werden; BHV-1-Infektionen können dagegen nur durch Virusnachweis festgestellt werden). *3. Weitere Untersuchungen:* Laboruntersuchungen sind auch sinnvoll, wenn Mangelzustände oder Intoxikationen vermutet werden und diese nachgewiesen werden sollen (z.B. in forensischen Fällen). Der Vorbericht und die Untersuchungen vor Ort müssen bereits deutliche Hinweise liefern, damit die richtigen Untersuchungen veranlaßt werden können.

Tab. 62 Zusammenhang zwischen Dauer des Geburtsvorgangs und Auftreten von Asphyxie, gemessen am Blut-pH-Wert (Eigenmann et al., 1983)

Dauer des Geburtsvorgangs	Anteil der Kälber mit Blut-pH-Werten < 7,1
Geburtsvorgang 2 Stunden nach Platzen der Allantois (Wasserblase) abgeschlossen	4%
Geburtsvorgang zwischen 2 und 4 Stunden nach Platzen der Allantois abgeschlossen	23%
Geburtsvorgang zwischen 4 und 6 Stunden nach Platzen der Allantois abgeschlossen	59%

3.5.5 Diarrhoe während des ersten Lebensmonats

Durchfallerkrankungen kommen bei jungen Kälbern sehr häufig vor. Sie können in Abhängigkeit von Ursachen und Einflußfaktoren mit einer hohen Sterblichkeit gekoppelt sein. Die meisten der betroffenen Kälber sterben innerhalb der ersten 3 Wochen. Den Erkrankungen liegen infektiöse, parasitäre und diätetische Ursachen zugrunde. Nachfolgend wird ein Überblick über die Ursachen, die diagnostischen, prophylaktischen und bestandstherapeutischen Maßnahmen bei Durchfallerkrankungen während des ersten Lebensmonats als Bestandsproblem gegeben.

3.5.5.1 Ursachen

• Escherichia coli (meist K99)

Bei der durch *E. coli* bedingten Durchfallerkrankung neugeborener Kälber unterscheidet man die enterotoxämische (häufiger) und die septikämische (seltener) Form. Die Erkrankungen treten besonders in den ersten Lebenstagen auf.

Enterotoxämische Form: schnelle Dehydratation, wäßriger Kot, ohne Hilfe schneller Tod. Tiere, die älter sind als 4 Tage, sind in der Regel unempfindlich; sie entwickeln eine lebenslange Immunität. Manche erwachsenen Tiere sind Träger und scheiden *E. coli* mit dem Kot aus; Infektionen können plötzlich auftreten; vor allem kurz nach der Geburt. Es kommt dann zu einer schnellen Ausbreitung im Bestand. Die Kontamination des Abkalbestalls und des geburtshilflichen Instrumentariums trägt wesentlich zur weiteren Verbreitung bei. *Septikämische Form:* geht mit Pneumonie, Polyarthritis und Meningoenzephalitis einher; schlechte Prognose.

• Salmonella dublin

Betroffene Tiere zeigen meist ab der 2. Lebenswoche Symptome einer Diarrhoe. Die Übertragung erfolgt über die Milch von Trägertieren.

• Rotavirus

Rotavirus kommt in nahezu allen Betrieben vor. Betroffene Tiere zeigen Symptome einer Diarrhoe zwischen dem 4. und 14. Lebenstag. Auch subklinische Verläufe kommen vor. Die Rotavirusinfektion ist durch hohe Morbidität und niedrige Mortalität gekennzeichnet. In großen Beständen kann es bei entsprechend hohem Infektionsdruck zu ernsteren Verläufen kommen. In Fällen einer Kombination mit *E.-coli*-Infektionen zeigt sich eine kritische Phase mit Todesfällen um den 3.–6. Lebenstag.

• Coronavirus

Betroffene Tiere erkranken zwischen dem 5. und 21. Lebenstag, wobei die Krankheitssymptome länger anhalten als bei Rotavirusinfektionen. Die Coronavirusinfektion verläuft oft auch subklinisch. Die Mortalität ist in den meisten Fällen gering; diese kann aber erhöht sein, wenn der Infektionsdruck sehr hoch ist und weitere belastende Faktoren zum Tragen kommen. Schwerer erkrankte Tiere zeigen schnell einen Wachstumsrückstand. Zu einem wesentlich ernsteren Verlauf kommt es, wenn die Coronavirusinfektion mit Rotavirus- und/oder *E.-coli*-Infektionen kombiniert in Erscheinung tritt. Die Folge sind dann oft länger anhaltende, intermittierende Diarrhoen.

• **BVD-Virus**
Im Zusammenhang mit BVD-Virus-Infektionen können vermehrt Diarrhoen in Erscheinung treten. Andere Symptome, wie Totgeburten, lebensschwache Kälber etc. überwiegen in der Regel.

• **Andere Viren**
Wahrscheinlich verursachen noch weitere Viren Neugeborenendiarrhoe. Diese sind z.T. bekannt, wie Breda-Virus und Toro-Virus, z.T. aber auch noch unbekannt.

• **Kryptosporidien**
Die Übertragung von Kryptosporidien *(Cryptosporidium parvum)* erfolgt durch Oozysten, die mit dem Kot infizierter Tiere über einen Zeitraum von 1–2 Wochen ausgeschieden werden. Die Kryptosporidiose verläuft oft subklinisch. Es kann aber auch zu intermittierender, in schweren Fällen auch anhaltender Diarrhoe kommen. Die Krankheitserscheinungen treten besonders zwischen dem 10. und 30. Lebenstag auf. Zu schweren Verläufen kommt es vor allem bei Mischinfektionen mit Viren.

• **Fütterungsdiarrhoe**
Zu fütterungsbedingter Diarrhoe kommt es hauptsächlich durch Fehler bei der Herstellung oder Zuteilung der Tränke. Solche Fehler treten häufig beim Übergang von Vollmilchtränke auf Milchaustauscher (MAT) auf. Die Anweisungen der MAT-Hersteller sollten dabei immer strikt befolgt werden. Ein weiterer häufiger Fehler ist das Einmischen von Wasser oder Elektrolytpulver in Vollmilchtränke.

3.5.5.2 Diagnostik

• **E. coli**
Typisches Sektionsbild: hochgradige Dehydratation, flüssigkeitsgefüllte Eingeweide, keine Enteritis, keine Bakteriämie, auch wenn gelegentlich Keimnachweis aus Organen möglich ist (gelangen vermutlich während der Agonie dorthin).

Probenmaterial: Darminhalt von unbehandelten mehr oder weniger ernst erkrankten oder gestorbenen Kälbern innerhalb der 1. Lebenswoche; Organmaterial in der Regel ungeeignet.

• Salmonellen
Sektionsbild: akute katarrhalische oder fibrinöse Gastroenteritis oder chronische Enteritis (diphtheroid-nekrotisierende oder ulzerierende Typhlokolitis); bei septikämischem Verlauf: Blutungen in serösen Häuten, serofibrinöse Polyarthritis und -serositis, miliare Nekrosen in Milz und Leber.
Probenmaterial: Fäzes oder Darminhalt.

• Viren
Bei Bestandsproblemen sind meistens mehrere Viren beteiligt, oder es liegen Mischinfektionen mit *E. coli* oder/und Kryptosporidien vor. Zu einer eindeutigen Diagnose gelangt man nur mit Hilfe von Mehrfachuntersuchungen bei verschiedenen Kälbern an wenigstens 3 Tagen innerhalb der ersten 14 Lebenstage.

• Kryptosporidien
Probenmaterial: frischer Kot, Kotextrakt; Blutserum.
Kot: Carbol-Fuchsin-Färbung (runde, lichtbrechende Strukturen von 4–5 µm), indirekte Immunfluoreszenz (IIF), ELISA.
Kotextrakt: Anstieg spezifischer IgA.
Blutserum: IIF oder ELISA.

Der diagnostische Wert serologischer Methoden ist zweifelhaft, da praktisch alle Kälber über maternale Antikörper verfügen und die Serokonversion nur langsam in Gang kommt.

3.5.5.3 Prophylaktische und bestandstherapeutische Maßnahmen

• Korrekte Biestmilchversorgung
Für die Biestmilchversorgung (Kolostrum) neugeborener Kälber gilt grundsätzlich: *so früh und soviel wie möglich.* Es sollte 1 Liter möglichst gleich nach der Geburt verabreicht werden (s. 3.5.1.2). Idealerweise bekommt ein Holstein-Friesian-Kalb mindestens 2 Liter Kolostrum in den ersten 4 Lebensstunden. Die Biestmilch kann notfalls mittels Schlundsonde gegeben werden (nur am 1. Tag). Auch die Qualität der Biestmilch ist von Bedeutung. Bei guter Qualität ist diese dick, sämig und von deutlich gelber Farbe. Die Kolostrumqualität läßt schnell nach, so daß nach 24 Stunden nur noch etwa 10% der ursprünglichen Antikörper vorhanden sind.

Es sollte eine Biestmilchreserve, möglichst von älteren Kühen (bessere Qualität) angelegt werden. Die Reserve wird in Portionen eingefroren. Beim Auftauen der Portionen muß darauf geachtet werden, daß diese nicht über 45 °C erhitzt werden.

• Korrekte Vollmilchtränke
Tagesbedarf (Kalb, 40–45 kg LM): etwa 5–6 Liter. Vorteil der Vollmilchtränke ist die Anwesenheit lokaler Antikörper sowie weiterer Wirkstoffe, deren Bedeutungen nur z.T. bekannt sind (z.B. Casomorphine). Fütterungsfehler führen des öfteren zu Diarrhoen. Eine Überfütterung muß vermieden wer-

den (Überfütterung → Rückfluß von Milch aus dem Labmagen in den Pansen → Fermentationsstörungen; zuwenig Verdauungsenzyme → Diarrhoe). Bei Vollmilchtränke soll keine Verdünnung vorgenommen werden (Verdünnen der Milch → Hemmung des Schlundrinnenreflexes und der Gerinnung der Milch im Labmagen → Fehlgärungen; bei Verdünnung über längeren Zeitraum → Flüssigkeitsversorgung ausreichend, aber Eiweißmangel → Diarrhoe).

Ein forciertes (zu viel, zu schnell etc.) Verabreichen von Vollmilch mit der Schlundsonde muß auf jeden Fall vermieden werden, da es häufig zum sog. Pansentrinken und in der Folge zu Diarrhoe und Toxämie führt.

Für eine gute Funktion des Schlundrinnenreflexes und eine gute Milchgerinnung im Labmagen hat sich die Beachtung folgender Punkte bewährt: Ruhe bei der Tränkeaufnahme, Verwendung von Saugeimern, Anbieten warmer, unverdünnter Milch, Ansäuern mit Ameisensäure (0,3% einer 85%igen Stammlösung), niedriger Labmagen-pH-Wert.

• **Korrekte Milchaustauschertränke**

Die Zubereitung der Milchaustauschertränke (MAT) erfolgt in Wasser bei 65–70°C, da bei niedrigeren Temperaturen die Fettemulgierung ungenügend ist und die Fette dann schlechter verdaut werden. Hohe Temperaturen führen jedoch zu einer Denaturierung der Eiweiße und damit zu einem Absinken der HCl- und Pankreasenzymproduktion, was eine Verschlechterung der Milchgerinnung und Absorption im Darm zur Folge hat. Um diesen Effekt nicht unnötig zu verstärken, muß die „Optimaltemperatur" nach Herstellerangaben streng eingehalten werden.

Die *„ideale MAT-Konzentration" beträgt* 100–125 g TM pro Liter MAT. Zu niedrige Konzentrationen führen vermehrt zum Pansentrinken; zu hohe Konzentrationen bewirken eine Beschleunigung der Labmagen- und Darmpassage mit der Gefahr von Diarrhoe und Enterotoxämie.

Außer den Herstellungsvorschriften und den Konzentrationen sollten folgende Punkte beachtet werden:

- Zuteilung des MAT in regelmäßigen Zeitabständen und begrenzt.
- Temperatur bei Zuteilung mindestens Körpertemperatur.
- Gute Lagerung des MAT-Pulvers (Schutz vor Qualitätsverlust und Verderbnis).
- Gute Qualität der Grundstoffe (übererhitztes Magermilchpulver und Soja, das Antitrypsine enthält, sollen die Gerinnung im Labmagen beeinträchtigen; Polysaccharide außer Lactose können Verdauungsstörungen verursachen).

In der Praxis zeigen sich die geringsten Probleme bei Verwendung von angesäuertem MAT ohne Magermilchpulver.

• **Impfungen**

E. coli: Zum Schutz der Kälber werden die Muttertiere am Ende der Trächtigkeit geimpft. Die Antikörper werden mit dem Kolostrum an die Kälber übergeben. Es erfolgt eine Zweifachimpfung im Abstand von einigen Wochen im ersten Jahr, in späteren Jahren genügt eine einmalige Impfung.

Impfschemata:

a) jährliche Impfung aller trächtigen Rinder,

b) Impfung nur der Tiere, die in einer Zeit besonderer Gefährdung abkalben (Zeiten mit besonders vielen Abkalbungen, Ende der Stallperiode),

c) Impfung von Tieren mit besonders wertvollen Nachkommen,

d) Impfung von ausgesuchten Tieren mit guter Biestmilchproduktion zum Anlegen eines Kolostrumpools,

e) Schluckimpfung bei Neugeborenen in den ersten Lebensstunden neuerdings möglich; noch relativ teuer.

Viren: Die Muttertierimpfung wird auch gegen Rota- und Coronavirus durchgeführt, am besten im 7. Trächtigkeitsmonat und am Tag der Kalbung, da diese Vorgehensweise zu einer langen Antikörperausscheidung mit der Milch führt.

In akuten Fällen kann durch fragmentierte Zuteilung von Biestmilch während der ersten 2 Lebenswochen (dreimal pro Tag je 100 ml) eine Erhöhung der passiven intestinalen Immunität erreicht werden.

• **Hygienische Maßnahmen**

Bei E.-coli-Problematik:

Außer der richtigen Tränkeversorgung und den Impfprogrammen kommt vor allem den hygienischen Maßnahmen Bedeutung zu. Dabei sind folgende Punkte besonders zu beachten:

1. *Maximale Hygiene rund um die Geburt:* „Alles" muß gründlich gereinigt und desinfiziert werden. Das gilt insbesondere für den Abkalbestall, das geburtshilfliche Instrumentarium, die Umgebung der Vulva, Euter und Zitzen (vor dem Ausmelken von Kolostrum) des Muttertiers, Hände und Kleidung des Geburtshelfers, Transportmittel für die Kälber, alle Fütterungsgerätschaften für die Kälber. Es sollten keine Gebrauchsgegenstände in der Nähe von erkrankten Kälbern aufbewahrt werden.
2. *Kühe zum Abkalben nicht in der Nähe von jungen Kälbern aufstallen:* Der Abkalbestall sollte am besten ganz von der Unterbringung der Kälber getrennt und wenn möglich entfernt sein. Falls nötig muß mit entsprechendem Abstand ein Abkalbestall/-abteil improvisiert werden.
3. *Neugeborene Kälber spätestens nach 12 Stunden aus dem Abkalbestall entfernen:* Um die Kontamination/Rekontamination des Stalles zu vermeiden, auch wenn die Kälber einige Zeit bei den Muttertieren bleiben sollen, sollte ein Zeitraum von 12 Stunden nicht überschritten werden.
4. *Unterbringung der Kälber in den ersten 5–7 Lebenstagen möglichst isoliert und verteilt:* Einzel-Außenboxen; notfalls improvisierte Einzel-Strohballenboxen bieten die Möglichkeit, die neugeborenen Kälber isoliert zu halten. Am besten ist es, wenn 2 oder 3 Boxen für ein Kalb zur Verfügung stehen, so daß immer genügend Boxen vorhanden sind, die gereinigt und desinfiziert werden und anschließend einige Wochen leerstehen können.
5. *In den ersten 5–7 Lebenstagen für jedes Kalb einen eigenen, sauberen Tränkeeimer:* Die Eimer sollen nicht am Boden gestapelt, sondern einzeln, am besten mit der Öffnung nach unten, aufgehängt werden.

6. Falls eine Person für die Kälberversorgung zuständig ist, soll bei der täglichen Arbeit immer *mit den jüngsten Kälbern begonnen werden.*

Weitere Maßnahmen für die Sanierung eines E.-coli-Problembestands:

1. Orale antibiotische Behandlung aller neugeborenen Kälber über die Milch bereits während der Kolostrumphase in therapeutischer Dosierung über einen Zeitraum von 5 Tagen (z.B. Colistin).
2. Räumen aller Ställe → ausschließlich Weidegang.
3. Gründliche Reinigung und Desinfektion und mindestens 6-wöchiges Leerstehen der Ställe.

Bei Virusproblematik:

Bei bestehender Virusproblematik kommt ebenfalls hygienischen Maßnahmen und vor allem Managementfaktoren eine wesentliche Bedeutung zu. Im einzelnen sind folgende Punkte besonders zu beachten:

1. *Maximale Hygiene rund um die Geburt (s.o.)* .
2. *Kalbende Kühe und Kälber bis zum Alter von einer Woche streng getrennt halten von Kälbern, die 1–3 Wochen alt sind* (möglichst getrennte Gebäude). Die Umgebung der neugeborenen Kälber bleibt dann in der ersten Woche nahezu frei von Rotavirus.
3. *Umstellung in die 2. Gruppe im Alter von 6–7 Tagen.*
4. Wenn auch ein *E.-coli*-Problem besteht, hat dessen Bekämpfung Priorität.
5. *Kälber im Alter von 1–3 Wochen in mehreren getrennten Abteilungen unterbringen:* Nach Möglichkeit in den einzelnen Abteilungen Rein-Raus-Verfahren mit zwischenzeitlicher Reinigung und Desinfektion und einigen Wochen Leerstehen des Abteils praktizieren.
6. *Gebrauch von Einzelboxen: Es sollten Einzelboxen,* vorzugsweise in 2 Gruppen oder, noch besser, Einzel-Außenboxen (z.B. Kälberiglus) bevorzugt werden. Bei ganzjähriger Abkalbung wird eine Anzahl entsprechender Boxen benötigt, die wenigstens 10% der pro Jahr anfallenden Geburten entspricht.
7. Unter allen Umständen *verhindern, daß Kälberkot über Laufwege verteilt wird.*
8. *Gute Kolostrumversorgung* (s.o.).
9. *Eimer von verschiedenen Tiergruppen getrennt halten.* Es sollten stabile, geeignete Haken in ausreichender Anzahl für das Aufhängen der Eimer vorhanden sein.
10. *Kälberversorgung immer bei der jüngsten Gruppe beginnen.*

Bei Kryptosporidienproblem:

Kryptosporidien sind ubiquitär; Oozysten bleiben in feuchtem Milieu über Monate infektiös; sie sind resistent gegenüber nahezu allen herkömmlichen Desinfektionsmitteln. Wirksam sind 10%iges Wasserstoffperoxid und Oöcide® (Antec International Ltd.; setzt Ammoniak frei); zur Tränkwasserdesinfektion: Ozon (1 mg/l, 6 min); Desinfektion von Wasserbehältern: Chlordioxid (1,4 mg/l). Impfung ist nicht möglich. Auch bei einer Kryptosporidienproblematik kommt den genannten hygienischen Maßnahmen besondere Bedeutung zu. Die Boxen müssen gründlich gereinigt (hoher Druck, hohe Temperatur) und desinfiziert werden und über mehrere Wochen leerstehen.

3.5.6 Respiratorische Erkrankungen

3.5.6.1 Ursachen

Lungenerkrankungen kommen bei Kälbern häufig vor und verursachen erhebliche wirtschaftliche Verluste. Die Ursachen dieser Erkrankungen sind oft nicht eindeutig. Viele verschiedene Erreger wurden isoliert und mit Krankheitsbildern in Zusammenhang gebracht. Nur sehr selten ist es aber geglückt, mit Hilfe experimenteller Infektion bei gnotobiotischen Kälbern diejenigen Krankheitsbilder herbeizuführen, die mit den unter Praxisbedingungen zu beobachtenden vergleichbar wären. Tabelle 63 zeigt die Erreger, die bei verschiedenen Ausbrüchen von Lungenerkrankungen bei Kälbern isoliert worden sind.

Die schlechte experimentelle Reproduzierbarkeit der Krankheitsbilder weist darauf hin, daß in aller Regel der Einfluß resistenzmindernder Faktoren, wie Streß (Transporte, fehlerhafte Gruppenbildung), mangelhafte Haltungsbedingungen (Zugluft, hohe Luftfeuchtigkeit, hohe Schadgaskonzentrationen) etc. wesentlich zum Ausbruch respiratorischer Erkrankungen beitragen. Im folgenden wird eine Übersicht über die Bedeutung der verschiedenen Erreger für Lungenerkrankungen bei Kälbern gegeben.

- **Viren**

Bovine Respiratory Syncytial Virus (BRSV) verursacht bei experimenteller Infektion (E.I.) nur milde Krankheitserscheinungen, wobei kleine pneumonische Herde entstehen. Durch Infektion alveolärer Makrophagen wird der Abwehrmechanismus gestört. Gleichzeitig kommt es zu Nekrosen bronchialer Epithelzellen, was die Gefahr der Entstehung von bakteriellen Sekundärinfektionen erhöht. Es gibt außerdem Hinweise, daß immunpathologische Reaktionen (Komplement) eine Rolle spielen.

Tab. 63 Pathogene Erreger, die aus dem Respirationsapparat von Kälbern mit Pneumonie isoliert wurden

Viren	Bakterien
BRSV	*Pasteurella haemolytica*
PI3-Virus	*Pasteurella multocida*
BVD-Virus	*Haemophilus somnus*
BHV-1	*Actinomyces pyogenes*
BHV-4	*Salmonella dublin*
Adenovirus	*Mycoplasma bovis*
Rhinovirus	*Mycoplasma dispar*
Reovirus	*Ureaplasma*
Coronavirus	*Chlamydia psittaci*
Enterovirus	
Torovirus	

PI3-Virus verursacht bei E.I. nur milde Krankheitserscheinungen. Bei der Erkrankung kommt es zu einer Störung der Alveolarmakrophagenfunktion und Nekrosen von Bronchialepithelzellen.

BVD-Virus verursacht bei E.I. keine oder sehr geringe klinische und pathologisch-anatomische Erscheinungen, verursacht jedoch eine deutliche Immunsuppression.

BHV-1 ist primär pathogen für die Schleimhaut der oberen Luftwege. Das Krankheitsbild ist bei E.I. gut reproduzierbar. Dabei erfolgt in der Regel kein Befall der Lunge, und nur in Fällen von Infektionen junger Kälber kommt es zur Entstehung ernsterer Probleme. Bei den in der Praxis üblichen Fällen enzootischer Pneumonien bei Kälbern wird selten BHV-1 nachgewiesen.

Übrige Viren aus Tabelle 63 wurden nur in Ausnahmefällen gefunden. Ihre Rolle bei dem Zustandekommen einer schweren Lungenerkrankung ist noch unbekannt.

- **Bakterien**

Pasteurella haemolytica wird sehr häufig, *P. multocida* weniger häufig bei an Pneumonie gestorbenen Kälbern nachgewiesen. E.I. mit diesen Pasteurellenarten führen in der Regel zu keinen klinischen Symptomen. Die Keime können auch von der Nasenschleimhaut gesunder Kälber isoliert werden. Beide Arten können diverse Toxine (Endotoxine, Neuraminidasen) produzieren, die die Funktion von immunologisch aktiven Zellen beeinträchtigen.

Haemophilus somnus und *Actinomyces pyogenes* können ebenfalls auf der Nasenschleimhaut gesunder Kälber nachgewiesen werden und Toxine bilden. Nach experimenteller Infektion mit *Haemophilus somnus* sind Degenerationen von Makrophagen, in geringerem Maß von neutrophilen Granulozyten festgestellt worden.

Mykoplasmen: Aus oberen und tieferen Luftwegen von Kälbern mit Lungenerkrankungen sind sehr häufig Mykoplasmenarten isoliert worden. Die Mehrzahl wird für apathogen gehalten; den in Tabelle 63 genannten wird eine Pathogenität zugeschrieben. Sie besiedeln das Ziliarepithel und zerstören dessen Funktion.

M. bovis ist nach E.I. in der Lage, in das Lungengewebe einzudringen und dort Nekrosen zu verursachen (vermutlich Toxinbildung und/oder immunpathologische Reaktion); nach E.I. sind Fieber, hohe Atmungsfrequenz und Pneumonieherde von geringem Umfang festgestellt worden.

M. dispar verursacht nach E.I. keine klinischen Symptome und nur geringe pathologisch-anatomische Abweichungen am Ziliarepithel sowie eine Immunsuppression.

Chlamydien: Über die Rolle der Chlamydien im Zusammenhang mit Lungenerkrankungen ist wenig bekannt.

3.5.6.2 Diagnostik

Klinische Diagnose: Die Stellung einer eindeutigen ätiologischen Diagnose aufgrund der klinischen Untersuchung ist schwierig. Der Untersucher kommt in aller Regel allenfalls zu einer Verdachtsdiagnose.

Serologische Diagnose (ELISA): Die serologische Untersuchung ist nur sinnvoll, wenn Serumpaare von mehreren Tieren untersucht und multiple Serokonversionen festgestellt werden können. Einzeluntersuchungen sind nur von beschränktem diagnostischen Wert, da die Feststellung eines ätiologischen Zusammenhangs nicht sicher möglich ist.

Virologische Diagnose: Für den Virusnachweis können verschiedene Substrate genutzt werden. Der Antigennachweis im Lungengewebe mit Hilfe einer Immunfluoreszenzreaktion stellt die beste Methode dar. Bei der Virusisolation aus Zellkulturen gibt es oft falsch-negative Ergebnisse. Andererseits ist der ätiologische Zusammenhang im Falle positiver Ergebnisse nicht zwangsläufig gegeben. Nasentupferproben (BRSV, langes Tupfermodell) oder Bronchialspülproben sind weitere diagnostische Möglichkeiten, wobei letztere im Falle eines positiven Ergebnisses nur den Schluß zulassen, daß das nachgewiesene Virus im Tier vorhanden ist, da die Kontamination des Entnahmeinstrumentes schon in den oberen Luftwegen stattgefunden haben kann.

In der Praxis handelt es sich bei Lungenerkrankungen der Kälber fast immer um *Mischinfektionen*. Das bringt für das Aufstellen von Therapie- und Prophylaxemaßnahmen gewisse Schwierigkeiten mit sich.

3.5.6.3 Prophylaxe

Gute Haltungsbedingungen

Einzel-/Gruppenhaltung: Kälber sollten in den ersten 14 Lebenstagen in Einzelboxen, am besten in Einzel-Außenboxen, die auf mehrere Standorte verteilt sind, gehalten werden. Danach sollen die Tiere in Gruppen auf Stroheinstreu gehalten werden (max. 5 Tiere/Gruppe). Im **Alter** von 3 Monaten sollten die Tiere zur Gewöhnung an harten Boden in einem Laufstall mit Liegeboxen untergebracht werden. Ab 6 Monaten ist die Haltung auf vollperforierten Böden möglich; es sollte aber weiterhin ein Stall mit Liegeboxen bevorzugt werden.

Stalluft: für gute Lüftung sorgen; am besten einseitig offener Stall. Grundsätzlich gilt: je größer der Rauminhalt des Stalles, desto mehr frische Luft, desto weniger Probleme mit Erkrankungen des Atmungsapparats.

Die Mindestanforderungen an die Haltung von Kälbern in Ställen sind in der Verordnung zum Schutz von Kälbern bei Stallhaltung von 1992 geregelt.

Gute Fütterungsbedingungen (s. 3.5.9).

Impfungen

Lebendvakzinen bewirken eine bessere Immunität als Totvakzinen. Die immunologisch optimale Methode ist die intranasale Vakzination, die zu der lokal und allgemein besten Immunantwort und zur lokalen Interferonproduktion führt (PI3, IBR, Adenovirus). Eine Boosterung sollte durchgeführt werden. Wird eine parenterale Impfung durchgeführt (BRSV, BVD, IBR), ist eine Boosterung unbedingt erforderlich.

BRSV: Die Impfung wird nur für Problembetriebe empfohlen.

Programm 1: Anfang September alle Tiere, die älter als 3 Monate sind; zweimal im Abstand von 3–4 Wochen impfen.

Programm 2: Das ganze Jahr hindurch (z.B. anläßlich der regelmäßigen Bestandsbesuche) alle Tiere, die wenigstens 3 1/2 Monate alt sind, zweimal im Abstand von 3–4 Wochen impfen.

IBR: Im Rahmen der IBR-Bekämpfung gibt es bisher auf Freiwilligkeit basierende sog. „BHV-1-Leitlinien". Diese gelten seit 10 Jahren, ohne daß sich während dieser Zeit an der IBR-Situation wesentliche Veränderungen ergeben haben. Im Rahmen der freiwilligen Bekämpfungsmaßnahmen gibt es verschiedene Impfprogramme. Neuerdings stehen auch Markerimpfstoffe zur Verfügung, die sich durch Deletion des Glykoprotein E vom Feldvirus unterscheiden. Dementsprechend unterscheiden sich die vom Tier gebildeten Antikörper, was durch Anwendung entsprechender Testsysteme die Differenzierung in der Routinediagnostik erlaubt. Impfen von Tieren, die jünger als 1 Jahr sind, wird von einigen Autoren als nicht sinnvoll erachtet. Andere empfehlen Impfungen ab einem Alter von 3 Monaten. Falls eine Impfung erforderlich ist, wird empfohlen, diese im Herbst durchzuführen. Die Grundimmunisierung besteht aus 2 Impfungen im Abstand von 3–4 Wochen. Wiederholungsimpfungen werden im Rahmen der Bekämpfungsmaßnahmen halbjährlich durchgeführt. In den bisherigen Programmen werden *Partialimpfung* (Impfung von seropositiven Tieren, sog. Reagenten, in teilverseuchten Beständen) und *Totalimpfung* (Bestandsimpfung in stark verseuchten Beständen) unterschieden. Durch regelmäßige Wiederholungsimpfungen sowie Kontrolluntersuchungen nicht geimpfter, seronegativer Tiere und der nach Beginn der Maßnahme neugeborenen Kälber, die ebenfalls nicht geimpft werden, wird der allmähliche Aufbau eines BHV-1-unverdächtigen Bestandes angestrebt.

In naher Zukunft ist der Einstieg in eine staatliche Bekämpfung der IBR zu erwarten. Dabei wird das Ziel sein, das Feldvirus, u.a. durch Einsatz von Markerimpfstoffen, zu verdrängen. Die besondere Bedeutung der IBR-Bekämpfung liegt darin, daß die IBR-Situation in den verschiedenen Mitgliedstaaten der Europäischen Union sehr unterschiedlich ist, so daß „IBR-freien" Staaten, wie Dänemark und Finnland, sowie Staaten mit laufenden Sanierungsverfahren, wie Österreich und Schweden, sog. Zusatzgarantien zugestanden werden, die von den übrigen Staaten erfüllt werden müssen. Drittländer orientieren sich in aller Regel an den Vorgaben der EU und fordern für sich ebenfalls optimalen Schutz.

Die in Vorbereitung befindlichen bundeseinheitlichen Regelungen in Form einer „Verordnung zum Schutz der Rinder vor einer Infektion mit dem Bovinen Herpesvirus Typ 1" (BHV-1-Verordnung) dienen also vor allem dem Schutz IBR-freier Rinderbestände sowie solcher Bestände, die sich einem

Sanierungsverfahren unterziehen wollen, um im innergemeinschaftlichen Handel sowie im Drittlandshandel konkurrenzfähig zu bleiben.

BVD: Zur Verfügung stehende, gut immunisierende Lebendimpfstoffe gegen BVD sind mit dem Problem der Impfinfektion in der Gravidität belastet. Impflinge scheiden Virus aus und gefährden auch gravide Nachbartiere. Impfstoffe, die die Gravidität nicht gefährden, werden hinsichtlich der immunisierenden Wirkung schwächer bewertet. Totvakzinen bewirken bei alleiniger Anwendung nur eine relative Immunität und keinen langfristigen Schutz vor diaplazentarer Infektion der Feten.

Empfehlung: Grundimmunisierung der Jungtiere vor dem Belegen mit Lebendvakzine (nicht in Gruppen mit graviden Rindern!); regelmäßige Revakzination der erwachsenen Tiere mit Totimpfstoffen.

PI3, Adenovirus: Impfungen gegen PI3- und Adenovirusinfektionen sind von den jeweiligen Betriebsgegebenheiten abhängig.

3.5.7 Kokzidiose

Kokzidien *(Eimeria-Arten)* kommen nahezu in allen Betrieben vor, verursachen aber nur selten Probleme. Die meisten Rinder sind Träger, ohne klinische Erscheinungen aufzuweisen und bauen eine Immunität auf. Es muß daher zwischen der Anwesenheit von Kokzidien und dem Vorliegen einer Kokzidiose unterschieden werden. Von Kokzidiose kann nur gesprochen werden, wenn typische Krankheitserscheinungen vorhanden sind (blutiger Durchfall; Tenesmus), der OPG-Wert (Oozysten pro Gramm) mittelgradig erhöht ist und die nachgewiesenen Kokzidien zu einer pathogenen Art gehören.

Therapie: für *betroffene Tiere:* Amprolium per os über 1 Woche, ggf. symptomatische Behandlung (Flüssigkeitsersatz).

Stall: gründliche Reinigung und Desinfektion (kochendes Wasser; Hochdruckreiniger; 10% Formalin über 24 Std. [Anwendung in Deutschland nicht erlaubt!]).

Prophylaxe: Sehr gute Stall- und Futterhygiene. Die Oozysten in der Außenwelt sind sehr widerstandsfähig. Gründliche Reinigung und Austrocknen von Boxen und Buchten vor Neubelegungen vermindern das Infektionsrisiko.

3.5.8 Andere Endoparasitosen

Als Endoparasiten spielen vor allem Helminthen, und zwar Magen-Darm-Würmer und Lungenwürmer sowie Leberegel eine Rolle. Bei starkem Befall erkranken die Tiere und können sogar verenden. Leistungsverluste infolge eines subklinisch verlaufenden Befalls, bei Jungrindern vor allem in Form einer Verlangsamung der körperlichen Entwicklung, sind von erheblich größerer wirtschaftlicher Bedeutung (Vercruysse et al., 1988).

3.5.8.1 Ursachen

Magen-Darm-Wurm-Befall kommt in jedem Betrieb vor. Einer der häufigsten Magen-Darm-Würmer beim Rind ist der Labmagenwurm *(Ostertagia ostertagi).* Normalerweise bilden die Tiere eine Immunität aus, die nach 2 Weideperioden vollständig ausgebildet ist. Werden Jungrinder und Färsen im Stall gehalten, ist die Immunität nach der ersten Kalbung noch unvollständig. Der Weidehaltung von Jungrindern und jungen Färsen ist daher gegenüber der Stallhaltung der Vorzug zu geben. So wird bis zur Abkalbung eine ausreichende Immunität erreicht.

Epidemiologie: Die auf der Schleimhaut von Labmagen und Dünndarm lebenden weiblichen Magen-Darm-Würmer legen Eier, die mit dem Kot in die Außenwelt gelangen. Dort entwickeln sich die Larven in Abhängigkeit von Umgebungstemperatur und Feuchtigkeit. Die 3. Larven sind ansteckungsfähig. Sie werden mit den Futterpflanzen aufgenommen. Jungtiere, die Ende April, Anfang Mai das erste Mal auf die Weide kommen, nehmen überwinterte 3. Larven auf. Sie infizieren sich, wobei die damit einhergehenden Verluste in der Regel gering sind. Doch sorgen diese Aufnahme und die weitere Entwicklung der Larven in den Wirtstieren für eine weitere Weidekontamination durch die folgenden Parasitengenerationen. Die meisten Wurmeier, die im Mai und Juni in die Außenwelt gelangen, sind Anfang Juli zu infektiösen Larven herangewachsen. Bei „normalem" Regenfall steigt die Zahl der Larven Mitte Juli stark an (Sommerpeak; mid-summer rise). Bei Trockenheit entfällt der Sommerpeak. Die 3. Larven sind in den Kotfladen eingeschlossen (Reservoir); ihre Freisetzung verzögert sich, bis es im Herbst zu regnen beginnt. Ab Juli/August bildet sich bei den Tieren in zunehmendem Maße eine Immunität aus, durch die die Eiablage der Parasiten unterdrückt wird. Auch sollen sich die Eier, die im Herbst in die Außenwelt gelangen, schlechter entwickeln. Der Grad der Weidekontamination im Herbst ist entscheidend für das Überleben von Larven bis zum nächsten Frühjahr.

Hinsichtlich der möglichen Erkrankungen unterscheidet man Sommer- und Winter-Ostertagiose. Während die Sommer-Ostertagiose vorwiegend etwa 3–5 Wochen nach Infektion im August/September bei Jungtieren im ersten Weidejahr auftritt, hat die Winter-Ostertagiose ihre Ursache in der Aufnahme großer Mengen von Wurmlarven auf der Herbstweide. Diese Larven werden im Wirtstier im selben Jahr nicht mehr geschlechtsreif. Sie überdauern, eingebettet in die Magenschleimhaut, den Winter in einer Art Ruhestadium (Hypobiose) und führen erst im Spätwinter/zeitigen Frühjahr nach Erlangung der Geschlechtsreife zu Krankheitssymptomen, wie Durchfall, Abmagerung, Appetitlosigkeit etc. Bei schwächeren Infektionen treten Krankheitssymptome nicht immer deutlich in Erscheinung. Es kommt jedoch in jedem Falle zu einem Leistungsabfall (geringe Lebendmassezunahme, verminderte Milchleistung), vor allem durch Beeinträchtigung der Futteraufnahme und -verwertung.

Auch beim **Lungenwurmbefall** erfolgt die Infektion auf der Weide durch Aufnahme von mit dem Kot ausgeschiedenen und zur Infektionsreife gelangten Larven. Kälber und Jungrinder sind vor allem in feuchten Jahren besonders gefährdet. Die aufgenommenen Larven durchdringen die Dünndarmschleimhaut, wandern mit dem Lymphstrom zum Herzen und anschließend mit dem Blut in die Lunge. Ein bis zwei Wochen nach der Infektion treten Krankheitssymptome (Husten, erhöhte Atemfrequenz, Atemnot etc.) auf. Ab etwa 3 Wochen sind die Lungenwürmer geschlechtsreif und beginnen, sehr viele embryonierte Eier abzulegen. Eier und geschlüpfte Larven werden aufgehustet, abgeschluckt und mit dem Kot ausgeschieden. Die Lungenwurmlarvenpopulation auf der Weide wird im Laufe des Sommers immer stärker. Da ein Großteil der Verbreitung durch Ausschwemmen aus den Kuhfladen mit dem Regenwasser erfolgt (passive Verbreitung), ergibt sich in feuchten, regnerischen Jahren eine besondere Ansteckungs- und Erkrankungsgefahr. Verbreitung erfolgt auch durch Vögel und Insekten (Verschleppung) und durch Sporen eines in den Kuhfladen wachsenden Pilzes *(Pilobolus)*, wobei sich die Larven aktiv auf die Fruchtkörper zubewegen (aktive Verbreitung). Im Sommer überleben Lungenwurmlarven auf der Weide etwa 4 Wochen. Der Winter kann von einigen Larven überdauert werden. Im Herbst aufgenommene Larven überdauern, wie bei den Magen-Darm-Würmern, in einer Ruhephase, und sind im Frühjahr Ursache weiterer Weidekontamination.

Der **Große Leberegel** benötigt für seine Entwicklung die Zwergschlammschnecke als Zwischenwirt. Diese lebt an Uferzonen seichter Gewässer, aber auch in überwachsenen, wasserhaltigen Löchern, Trittsiegeln etc. auf Weiden und Wiesen mit hoher Grundfeuchtigkeit. Infizierte Tiere scheiden Eier mit dem Kot aus. Diese werden durch Regen- oder Bodenwasser ausgeschwemmt und entwickeln sich zu Wimpernlarven, die in den Zwischenwirt eindringen. Nach starker ungeschlechtlicher Vermehrung verlassen reife Schwanzlarven die Schnecken im Wasser und heften sich unter der Wasseroberfläche an Grashalme oder andere Pflanzenteile. Dort entwickeln sie eine Dauerform, die Kapsellarve. Durch Aufnahme von Kapsellarven mit den Futterpflanzen infizieren sich die Wirtstiere. Bei starker Trockenheit und Grünsilierung sterben die Larven in der Regel bald ab. Die Infektionsgefahr ist auf feuchten oder teilweise überschwemmten Weiden besonders groß. Feuchtstellen, Tümpel und Entwässerungsgräben sind ebenfalls Ansteckungsquellen. Eine Infektion ist auch bei Stallhaltung möglich, wenn Frischfutter verwendet wird. Das Risiko ist in Jahren mit feuchtem Frühsommer (starke Regenfälle von Mai bis Anfang Juli) besonders hoch. Die vom Wirtstier aufgenommenen Larven durchdringen die Darmwand und gelangen durch die Bauchhöhle zur Leber und dringen in diese ein. Frühestens nach 6 Wochen gelangen sie in die Gallengänge und wachsen zum eigentlichen Leberegel heran. Dieser legt dort Eier ab, die mit der Galle in den Darm und mit dem Kot in die Außenwelt gelangen. Die Krankheitssymptome (Wachstumsstillstand, Abmagerung, stumpfes, rauhes Haarkleid) treten vor allem bei Jungtieren in Erscheinung. Ein geringgradiger Befall oder ein Befall bei älteren Tieren führt häufig nur zu einem Leistungsabfall, nicht zu deutlichen Symptomen und wird daher häufig nicht erkannt. Der Leberegel zerstört das Lebergewebe, dessen Funktionen ganz besonders beim Milchvieh eine wichtige Rolle spielen.

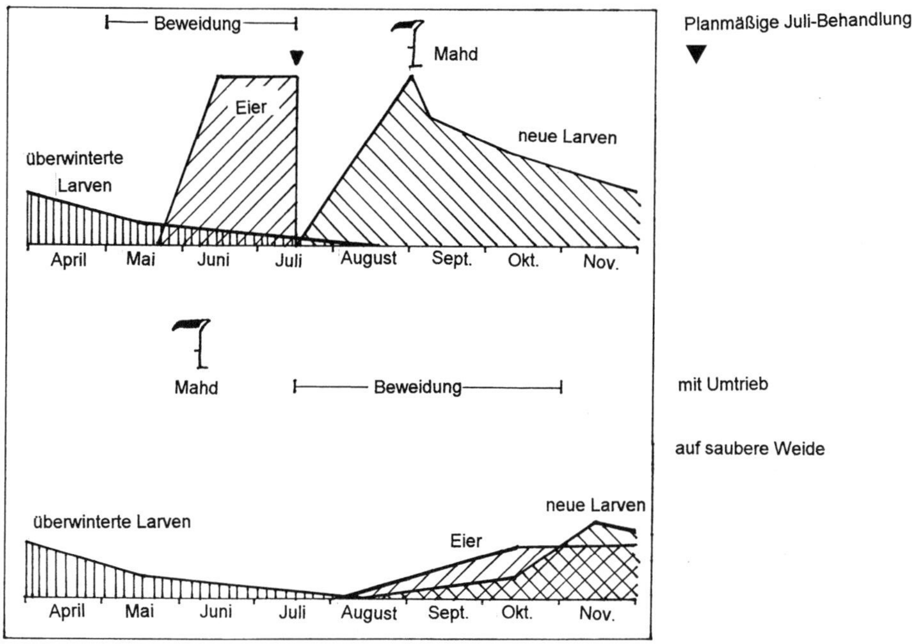

Abb. 30 Juli-Behandlung der Tiere mit Umtrieb auf „saubere“ oder „sichere“ Weiden (AID, 1992, modifiziert).

3.5.8.2 Therapie

Heilbehandlungen gegen Parasitosen sind grundsätzlich als Notmaßnahmen anzusehen, die den bereits eingetretenen Schaden allenfalls noch begrenzen können. Metaphylaktische Behandlungen (z.B. Juli-Behandlung von Kälbern, bei starker Ansteckungsgefahr auch von zweitsömmrigen Tieren) sind nur sinnvoll, wenn sie mit einem Umtrieb auf saubere Flächen verbunden sind (Abb. 30). Sinnvolle metaphylaktische Behandlungen sind auch die Aufstallungsbehandlung (Antiparasitikum muß gegen gehemmte Stadien wirksam sein) und bei entsprechendem Verdacht und nachgewiesenem Befall die Behandlung gegen Leberegel etwa 6–12 Wochen nach dem Aufstallen (s. 3.6.3.1).

3.5.8.3 Prophylaxe

Die tierärztliche Bestandsbetreuung strebt eine strategische Parasitenkontrolle an. Diese umfaßt sowohl Maßnahmen an den Tieren (Prophylaxe, Metaphylaxe, notfalls auch Therapie), als auch das gesamte Management betreffende Maßnahmen (Futterwerbung, Weidenutzung, Güllebehandlung etc.). Ziel ist die Verminderung der Aufnahme von infektiösen Larven. Dabei werden zwei Weidearten unterschieden: „sichere Weiden“ und „saubere Weiden“. Der Grad der Weidekontamination wird durch die jeweilige

Beweidung der Flächen im Vorjahr bedingt. Eine *„sichere Weide"* weist eine äußerst geringe Kontamination auf. Eine Weide, die im Vorjahr von Rindern begrast wurde, kann ab Anfang Mai für die erste Hälfte der Weidesaison als „sicher" eingestuft werden. In der zweiten Hälfte der Weidesaison sind nur solche Weiden als „sicher" einzustufen, die in der ersten Saisonhälfte nicht von Kälbern beweidet wurden. Unter *„sauberen Weiden"* versteht man gänzlich unkontaminierte Flächen. Dies sind neue Weiden und solche, die im Vorjahr nicht durch Rinder beweidet wurden. Eine „saubere" Weide, die von wurmfreien Kälbern begrast wird, bleibt bis zum Ende der Weidesaison „sicher".

Die Kontrollmechanismen können in *„Verdünnungsmethoden"*, *„evasive Methoden"* und *„präventive Behandlungsmethoden"* eingeteilt werden.

Das Prinzip der *„Verdünnungsmethoden"* basiert darauf, daß durch das gemeinsame Weiden von empfänglichen und nicht empfänglichen Tieren die Weidekontamination verringert wird. Das einfachste Beispiel ist die Mutterkuh mit ihrem Kalb. Kühe fressen sehr viel mehr Gras als Kälber und produzieren viel mehr Kot (mit geringer Kontamination), so daß die Weidekontamination gering bleibt. Verdünnungsmethoden sind einfache Möglichkeiten der Kontrolle, vor allem in kleinen Betrieben.

Bei *„evasiven Methoden"* werden die Tiere auf andere Flächen verbracht, bevor die Kontamination zu hoch wird, d.h., sie verhindern die Weidekontamination nicht. Beim sog. „dose and move system" (Michel, 1976) bleiben die Kälber in der ersten Hälfte der Weidesaison auf einer „sicheren" Weide und werden vor dem Sommerpeak (etwa 15. Juli) auf eine andere „sichere" Weide umgestellt. Gleichzeitig wird eine Behandlung mit einem geeigneten Antiparasitikum durchgeführt, so daß die „neue" Weide nur geringgradig kontaminiert wird. Wird keine Behandlung durchgeführt, müssen die Tiere Mitte August noch einmal umgestellt werden.

Die epidemiologischen Prinzipien dieser Methode sind:

- Die überwinterte Larvenpopulation auf den Weideflächen soll gering und unfähig sein, einen pathogenen Effekt hervorzurufen, neue Larven sollen nicht vor Mitte Juli auf der Weide erscheinen.
- Die Kontamination der „neuen" Weide nach Mitte Juli ist nicht stark genug, um noch einen hohen Weidebefall zu verursachen.
- Die Behandlung soll die Weidekontamination verzögern.

Eine alternative evasive Methode stellt der späte Weideaustrieb von Kälbern dar. Werden die Tiere erst Mitte Juni ausgetrieben, sind deutlich weniger infektiöse, überwinterte Larven vorhanden. Die Tiere können dann oft problemlos bis Ende September auf derselben Weide bleiben. Der Effekt wird noch verbessert, wenn die Weide im Vorjahr vorab gemäht wurde.

„Präventive Behandlungsmethoden" verhindern die Enstehung von hochgradigen Weidekontaminationen durch den strategischen, an regionale und betriebliche Gegebenheiten angepaßten Einsatz von Antiparasitika. Dabei sind folgende Grundregeln zu beachten:

- Jungtiere (1. Weidesaison) nicht vor dem 1. Mai austreiben.
- Alle Tiere, die zusammen auf einer Weide stehen, müssen behandelt werden.

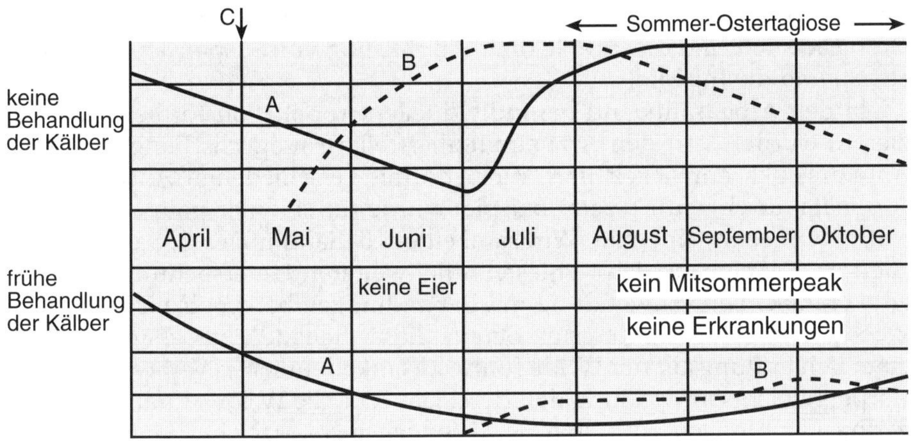

Abb. 31 Reduktion der Weidekontamination durch frühe Behandlung der Kälber (Dorny et al., 1991).
A – 3. Larven pro kg Gras;
B – Eier pro g Faeces;
C – Weideaustrieb der Kälber.

- Die Tiere während der ganzen Weidesaison auf derselben Weide lassen, d.h. nicht auf kontaminierte Weiden umstellen.
- Die Tiere Ende Oktober aufstallen.

Mit dem Einsatz von Anthelminthika zu Beginn der Weidesaison versucht man, die aufgenommenen überwinterten Larven unschädlich zu machen. Die Eiausscheidung mit dem Kot wird dadurch unterdrückt und auf diese Weise die Enstehung des „Sommerpeaks" vermieden (Abb. 31).

Die strategisch einzusetzenden Antiparasitika stehen in unterschiedlichen Applikationsformen zur Verfügung. Das „größte Problem" ist die praktikable Anwendbarkeit, da die Tiere zu bestimmten Behandlungszeiten auf der Weide stehen. So haben sich bei Behandlungen auf der Weide „Spot-on"- und „Pour-on"-Methoden ebenso bewährt wie der Einsatz oral zu applizierender Boli und Intervallboli, bei denen über einen längeren Zeitraum (Wirkung bis etwa 150 Tage) langsam bzw. in Intervallen Wirkstoff freigesetzt wird. Boli werden mit einem Pilleneingeber verabreicht. Sie sind für Tiere von 100–300 kg Körpergewicht geeignet. Da herkömmliche Boli im Vormagen verbleiben, kann jedes Tier maximal 2x mit einem Bolus behandelt werden. Neuere Boli (z.B. Panacur® SR Bolus, Ivomec® SR Bolus) zerfallen im Laufe der Zeit in einzelne Komponenten und werden auf natürlichem Wege ausgeschieden.

Vorteil der Bolusbehandlung: keine Behandlung auf der Weide notwendig; geringe Kontamination der Weiden. Nachteil: Gefahr schwacher Immunitätsbildung wegen wiederholter Freisetzung des Antiparasitikums; in der Regel hoher Preis.

Antiparasitika können auch über das Futter oder das Tränkwasser verabreicht werden. Die Aufnahme einer therapeutischen Dosis ist dabei jedoch unsicher und individuell unterschiedlich. Weitere individuelle Verabreichungsformen sind die direkte orale Applikation von Suspensionen („Drenchen") und die Injektion.

Um den Arbeitsaufwand bei individuellen Applikationsformen zu reduzieren, wurden von den Arzneimittelherstellern möglichst lang wirksame Antiparasitika entwickelt und Versuche mit verschiedenen Anwendungsschemata durchgeführt. Zum Beispiel wurde für „Ivomec pour on®" (Wirkstoff: Ivermectin) eine gute Wirksamkeit bei Behandlungen 3, 8 und 13 Wochen nach Weideaustrieb festgestellt. Bei weiteren Untersuchungen wurde eine praktikablere Anwendung mit Behandlungen bei Weideaustrieb und 6 Wochen nach Austrieb getestet. Bereits dieses Behandlungsschema mit nur einer Behandlung auf der Weide führte zu einer deutlichen Verbesserung der Körpergewichtsentwicklung der Tiere. Das Ziel, die Weidekontamination so gering wie möglich zu halten, wird jedoch nicht erreicht. Bei dieser Vorgehensweise wird daher zusätzlich eine Aufstallungsbehandlung empfohlen. Bei besonderer Gefahr von späten Lungenwurminfektionen ist eine weitere Behandlung etwa 12 Wochen nach dem Weideaustrieb ebenfalls empfehlenswert.

Die Wirksamkeit des 3-8-13-Systems wurde auch mit dem Einsatz von Morantel-Boli (Paratect Flex® Bolus) verglichen, wobei für beide Systeme etwa gleiche Lebendmassezunahmen über die gesamte Weidesaison festgestellt wurden. Als neuer Wirkstoff ist Doramectin (Dectomax®) im Handel. Es hat bei Verabreichung bei Weideaustrieb und 8 Wochen danach eine sehr gute antiparasitäre Wirkung, die länger anhält als die von Ivermectin. Die Verwendung von Doramectin im 0-8-System beeinträchtigt den Immunitätsaufbau nicht.

Im Rahmen der planmäßigen Bekämpfung der Diktyokaulose werden auch Vakzinierungen durchgeführt. Diese beruhen auf der Fähigkeit röntgenattenuierter Lungenwurmlarven, nach zweimaliger oraler Verabreichung eine Grundimmunität hervorzurufen, die durch weitere natürliche Infektionen gesteigert und aufrechterhalten werden muß. Eine Vakzinierung kommt daher nur für Bestände in Betracht, in denen Diktyokaulose regelmäßig auftritt. Die Kombination einer Impfung gegen Lungenwurmbefall und der Verabreichung moderner Boli mit guter Wirkung gegen *Dictyocaulus* oder langwirkender Avermectine ist nicht zu empfehlen. Die Kombination mit anderen Boli (z.B. Paratect Flex® Bolus) ist möglich.

Außer der gezielten Nutzung sauberer Weiden und dem Einsatz von Antiparasitika gilt eine *„parasitenhemmende Futterwerbung"* als wesentliche prophylaktische Maßnahme. Da die Parasitenlarven in Silagen und Heu nach einiger Zeit absterben, gelten folgende Grundsätze:

- Beim ersten Schnitt im Mai/Juni werden alle vorjährigen Kälberweiden gemäht.
- Bei Silage- und Heuwerbung im Spätsommer werden alle Flächen mit gemäht, die im Frühsommer von Kälbern beweidet wurden.
- Grünland alternierend mähen und abweiden lassen.
- Kein Grünfutter von kontaminierten Flächen frisch verfüttern.

- Nach der Aufstallung zunächst das weitgehend larvenfreie Heu (1. Schnitt) verfüttern.

In gepacktem Festmist sterben Wurmeier und -larven innerhalb weniger Wochen. In Flüssigmist und Gülle überleben sie im Winter wenigstens 4, im Sommer 2 Monate. Es gelten daher für eine *„parasitenhemmende Mist- und Güllebehandlung"* die Grundsätze:

- Mist und Gülle lange genug ohne Neuzugabe lagern (vorteilhaft ist dementsprechend die Verwendung von zwei Güllebehältern).
- Keine frische Gülle auf Grünland ausbringen.
- Aufstallungsbehandlung mit einem Anthelminthikum, das alle Entwicklungsstadien erfaßt, (→ Verringerung der Kontamination von Gülle und Mist mit Wurmeiern).
- Festmist stapeln (→ Gewährleistung ausreichender Selbsterwärmung).

Als bestandsbetreuender Tierarzt in einem Betrieb eine strategische Parasitenkontrolle zu etablieren, ist ein schwieriges Unterfangen. Es müssen zuerst sowohl die örtlichen als auch die betrieblichen Verhältnisse sowie die Ausgangssituation bezüglich vorhandener Parasitosen festgestellt werden. Die Zeitpunkte für den Weideaustrieb und das Aufstallen müssen ebenso festgelegt werden wie die Nutzung der Weideflächen, die Futterwerbung und die Mist- oder Güllebehandlung und -nutzung. Erst dann können die geeigneten Antiparasitika systematisch und wirkungsvoll eingesetzt werden. Es ergibt sich dann noch die Notwendigkeit der Beachtung von Rückständen im Fleisch und ggf. auch in der Milch (unterschiedlich lange Wartezeiten in Abhängigkeit vom verwendeten Wirkstoff), Rückständen in den Fäzes (ökologisches Problem), der Entwicklung von Resistenzen gegenüber den Antiparasitika (wird für langwirksame Wirkstoffe, ähnlich wie bei Insektiziden, erwartet) und die Interferenz der präventiven Maßnahmen mit dem Immunitätsaufbau (bei ungenügendem Kontakt mit infektiösen Larven infolge intensiver Maßnahmen wird bis zur ersten Kalbung keine ausreichende Immunität aufgebaut). Aufgrund von Rückständen im Kot kommt es zu einem stark verlangsamten Abbau der Kotfladen auf der Weide. Als Ursache wird eine Beeinträchtigung der am Abbau beteiligten Insekten angenommen. Dieser Effekt wird daher nur bei insektenwirksamen Antiparasitika beobachtet. Schließlich müssen die finanziellen Aufwendungen berücksichtigt werden. Die Kosten für die Verwendung von Boli sind etwa doppelt so hoch wie die einer 2- oder 3-maligen Verabreichung im Rahmen einer strategischen Behandlung. Andererseits wirkt sich die Verwendung von Boli arbeitssparend aus.

Auch wenn mit den verschiedenen strategischen Behandlungssystemen eine effiziente Verminderung der Weidekontamination erreicht werden kann, sind für Betriebe mit frühem Weideaustrieb und/oder später Aufstallung moderne Boli und langwirksame Antiparasitika (Avermectine) zu empfehlen. Im Falle einer kürzeren Weidesaison hingegen sollten diese Systeme nicht angewandt werden, da die Gefahr eines ungenügenden Immunitätsaufbaus besteht.

3.5.9 Fütterung der Jungtiere

Um Aufzuchtverluste so gering wie möglich zu halten – muß – wie beim Milchvieh, auch bei den Jungtieren die Fütterung sehr sorgfältig geplant und durchgeführt werden. Dabei muß sie möglichst exakt an die einzelnen Wachstumsphasen angepaßt werden. Fehlversorgungen sollten ebenso vermieden werden wie die Verwendung qualitativ minderwertiger Futtermittel.

3.5.9.1 Fütterung in verschiedenen Lebensaltersstufen

Tabelle 64 zeigt eine Übersicht über die Fütterung in verschiedenen Lebensaltersstufen.

Tab. 64 Fütterung der Jungtiere in verschiedenen Lebensaltersstufen

Neugeborenenphase bis 7. Woche, Saugphase	Rechtzeitige und ausreichende *Biestmilchversorgung* (mindestens 5% der Lebendmasse des Kalbes in den ersten 4 Stunden); *Steigerung des Milchangebots* innerhalb der 1. Lebenswoche auf 5–6 kg. Anfangs 3x tägl. tränken, dann 2x oder Gewöhnung an Automaten. Wasserversorgung ad libitum, am besten immer, spätestens wenn die Tiere die Möglichkeit haben, Rauhfutter aufzunehmen (der Hämatokrit bei neugeborenen Kälbern ist relativ hoch; er fällt in den ersten Lebenstagen kontinuierlich ab; es gibt keine sichere Erkenntnis darüber, ab wann eine uneingeschränkte Wasserversorgung erforderlich ist; daher am besten zu jeder Zeit). Für optimale *Vormagenentwicklung* möglichst früh neben Milch oder Milchersatz Angebot von Rauhfutter bester Qualität (zartes, blattreiches Heu, sehr gute Silage) und *Kraftfutter* (pelletiert; zunächst ad libitum). Körnerreiche Maissilage, Anwelksilage, Futterrüben guter Qualität ab 6. Woche einsetzbar.
8. bis 12. Woche (70–80 kg LM)	Gutes Rauhfutter ad libitum (mindestens 300 g), Kraftfutter (KF) ad libitum (mindestens 1 kg), Wasser ad libitum, Haltungsbedingungen nicht verändern.
4. bis 6. Monat	Gute Anwelksilage, gutes Heu, Gras, evtl. begrenzt Maissilage, 2 kg KF.
7. bis 12. Monat	*1. Stallperiode:* Gute Anwelksilage, gutes Heu, begrenzt Maissilage, 2 kg KF ab 6. Monat, 1 1/2 kg KF ab 9. Monat, 1 kg KF ab 12. Monat. *2. Weideperiode:* Gras (gute Qualität), 1 1/2 kg KF ab 6. Monat, 1/2 kg KF ab 8. Monat, kein KF mehr ab 10. Monat.
13. bis 18. Monat	*1. Stallperiode:* Gute Anwelksilage und gutes Heu, begrenzt Maissilage, 1 kg KF. *2. Weideperiode:* Gras, kein KF.

3.5.9.2 Fütterungsnormen für Jungrinder (Aufzucht)

Um in einem Milchviehbetrieb die Anwendung zweier Energiebewertungssysteme zu vermeiden, wird der Energiebedarf für Jungrinder, wie bei den Kühen, in NEL angegeben (s. 3.3.2). Der Erhaltungsbedarf wird bei Jungrindern wegen der größeren körperlichen Aktivität um 8% höher angesetzt, d.h. 0,317 MJ NEL/$W^{0.75}$. Der Bedarf für den Lebendmassezuwachs leitet sich aus der täglich angesetzten Menge an Körperprotein und -fett ab. Der Proteinansatz nimmt mit zunehmender Lebendmasse (Alter) ab, der Fettansatz steigt an. Die Tabellen 65 und 66 zeigen die Empfehlungen für Nähr- und Mineralstoffversorgungen bei der Färsenaufzucht (Quelle: DLG-Futterwerttabellen für Wiederkäuer, 6. Aufl., 1991). Tabelle 67 gibt eine Übersicht über Beispiele für Rationszusammensetzungen, die für die Färsenaufzucht geeignet sind.

Tab. 65 Empfehlungen für die Nährstoffversorgung bei der Färsenaufzucht[1] (DLG, 1991)

Lebendmasse kg	Trocken-masse-aufnahme kg/Tag	Tägliche Zufuhr an Energie (NEL) und Rohprotein (XP) bei Zunahme von 700 g	
		MJ NEL	g XP
150	3–4	20,4	410
200	4–5	24,5	490
250	5–6	28,5	570
300	6–7	32,3	645
350	7–8	36,1	720
400	8–8,5	39,8	795
450	8,5–9,5	43,5	870
500	9–10	47,2	945

[1)] hochtragende Färsen: Richtzahlen wie bei trockenstehenden Kühen

Tab. 66 Empfehlungen für die Mineralstoffversorgung bei der Färsenaufzucht[1] (DLG, 1991)

Lebend-masse kg	Trocken-masse-aufnahme kg/Tag	Tägliche Zufuhr an Mineralstoffen in g bei Zunahmen von 700 g			
		Ca	P	Mg	Na
150	3–4	31	15	5	3
200	4–5	33	17	6	4
250	5–6	35	19	7	5
300	6–7	37	21	8	5
350	7–8	39	23	9	6
400	8–8,5	41	25	10	7
450	8,5–9,5	41	26	10	7
500	9–10	42	27	11	8

[1)] hochtragende Färsen: 38 g Ca, 30 g P, 10 g Na, 14 g Mg

Tab. 67 Beispiele für Rationszusammensetzungen bei der Färsenaufzucht (300 kg LM)

12 kg gute Anwelksilage und 1 kg Kraftfutter	9 kg Anwelksilage minderer Qualität und 2 1/2 kg Kraftfutter	16 kg Maissilage und 1 kg eiweißreiches Kraftfutter, ergänzt durch Heu (0,5–1 kg)	3 kg Weizenstroh und 4 kg Kraftfutter

Tab. 68 Entwicklung von Lebendmasse und Brustumfang bei Holstein-Friesian-Tieren

Alter in Monaten	Lebendmasse in kg	Brustumfang in cm
0	38	70
3	95	102
4	120	110
5	145	118
6	170	125
7	195	132
8	220	138
9	240	143
10	265	148
11	290	153
12	315	158
13	340	163
14	365	167
	Belegungsbeginn	
15	390	171
16	410	174
17	430	177
18	450	180
19	470	183
20	490	186
21	510	189
22	530	193
24 (nach Abkalben)	540–550	196

Meßkorrekturen: Magere Tiere: –10 kg; fette Tiere: +10 kg; hochtragende Tiere: +25 kg

3.5.10 Überwachung der körperlichen Entwicklung der Jungtiere

Bestehen gewisse Zweifel an der körperlichen Entwicklung des Jungviehs oder wird nur ein zu hohes Erstkalbealter erreicht, sollte die Entwicklung regelmäßig überprüft werden. Dafür kann bei einer repräsentativen Stichprobe von Tieren aus den verschiedenen Altersgruppen oder bei allen Tieren der Brustumfang gemessen werden. Die Messung erfolgt unmittelbar hinter dem Ellbogen, wobei das Zentimetermaß nicht zu stark angezogen werden darf. Der Brustumfang korreliert rassenabhängig mit der Lebendmasse der Tiere (Tab. 68). Auch wenn dies nur eine grobe Methode zur Beurteilung der Lebendmassezunahme ist, so liefert sie doch brauchbare Ergebnisse und ist sehr einfach durchführbar.

ABL 12

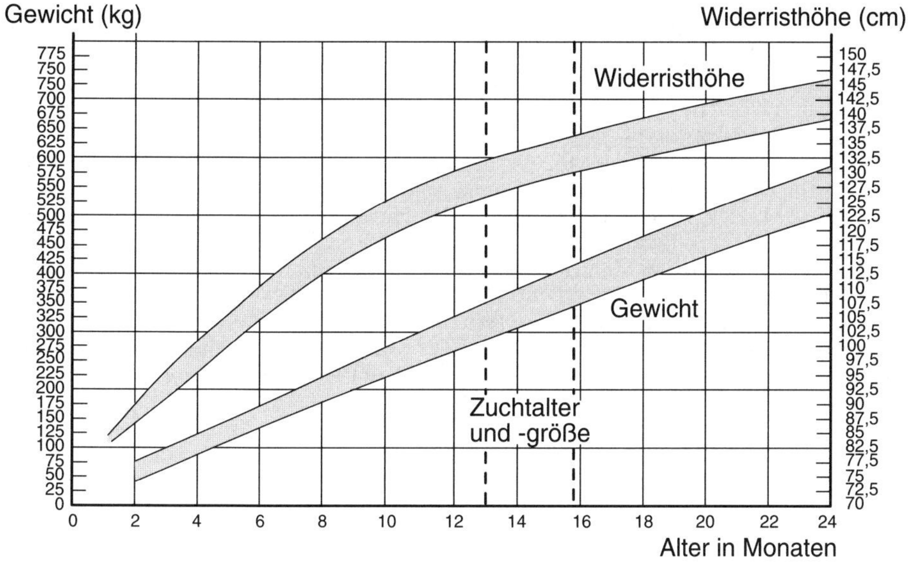

Der Verlauf der Aufzucht sollte dreimal kontrolliert werden (im Alter von 5, 12 und 19 Monaten). Hierzu können die Tiere auch gewogen und/oder die Widerristhöhe gemessen werden (ABL 12).

Literatur

Auswertungs- und Informationsdienst für Ernährung, Landwirtschaft und Forsten (AID) e.V. (1992): Kampf den Rinderparasiten. AID-Heft Nr. 1053.

Berghen, P., P. Dorny, H. Hilderson, J. Vercruysse and W. Hollanders (1990): Observation of parasitic gastroenteritis and parasitic bronchitis in calves over two grazing seasons. Vet. Rec. 127, 426–430.

Department of Animal Science, New York State College of Agriculture and Life Sciences, Cornell University, Ithaca, N.Y. (1991): Heifer Management Symposium, Sept. 4–5, 1991. Animal Science Mimeograph Series No. 149.

Dorny, P., J. Vercruysse, H. Hilderson en P. Berghen (1991): Preventie van parasitaire gastro-enteritis bij kalveren op melkveebedrijven. Vlaams Diergeneesk. Tijdschr. 60, 4–11.

Eigenmann, U.J.E., E. Grunert und K. Luetgebrune (1983): Die Asphyxie des Kalbes. Prakt. Tierarzt 64, 603–611.

Ferguson, J.D. (1991): Heifer breeding and management programs. Animal Science Mimeograph Series No. 149, Dept. Anim. Sci., Cornell Univ., S. 15–18.

Grunert, E. (1993): Säuglingsinfektionen: In: E. Grunert u. K. Arbeiter (Hrsg.): J. Richter, R. Götze, Tiergeburtshilfe. Paul Parey, Berlin, Hamburg, 4. Aufl., S. 518–559.

Lotthammer, K.-H., und G. Wittkowski (1994): Kälberkrankheiten. In: K.-H. Lotthammer u. G. Wittkowski (Hrsg.): Fruchtbarkeit und Gesundheit der Rinder. Eugen Ulmer, Stuttgart, S. 143–160.

Meyer, H., und E. Grunert (1993): Erkrankungen der Neugeborenen durch Fehlernährung. In: E. Grunert u. K. Arbeiter (Hrsg.): J. Richter, R. Götze, Tiergeburtshilfe. Paul Parey, Berlin, Hamburg, 4. Aufl., S. 500–515.

Michel, J. F. (1976): The epidemiology and control of some nematode infections in grazing animals. Adv. Parasitol. 14, 355–397.

Michel, J. F. (1985): Strategies for the use of anthelmintics in livestock and their implications for the development of drug resistence. Parasitology 90, 621–628.

Radostits, O.M., K. E. Leslie and J. Fetrow (1994): Health management of dairy calves and replacement heifers. In: O. M. Radostits, K. E. Leslie and J. Fetrow (Eds.): Herd Health. Food Animal Production Medicine. W. B. Saunders Company, Philadelphia, 2nd Ed., p. 183–228.

Rommel, M., H.-J. Bürger und E. Kutzer (1992): Parasitosen der Wiederkäuer. In: J. Eckert, E. Kutzer, M. Rommel, H.-J. Bürger und W. Körting (Hrsg.): Veterinärmedizinische Parasitologie. Begr. v. J. Boch und R. Supperer. Paul Parey, Berlin, Hamburg, 4. Aufl., S. 108–362.

Vercruysse, J., H. Hilderson, P. Dorny and P. Berghen (1988): Efficacy of early season anthelminthic treatment against gastrointestinal nematodes. Vet. Quart. Vol. 1988, 225–229.

Zaremba, W., und M. Hoedemaker (1996): Postnatale Phase. In: E. Grunert (Hrsg.): Buiatrik, Bd. 1. 5. Aufl., M. u. H. Schaper, Alfeld, Hannover, S. 198–214.

3.6 Infektionskrankheiten, Parasitosen und andere Erkrankungen

In diesem Kapitel werden schwerpunktmäßig die auf Betriebsniveau bedeutsamen Infektionskrankheiten, Parasitosen und andere Erkrankungen abgehandelt. Diese sind nach vier Symptomenkomplexen geordnet, wobei die Differentialdiagnose besonders berücksichtigt wird. Bezüglich der seltener vorkommenden Krankheiten und für mehr in die Tiefe gehende Informationen wird auf die einschlägige Fachliteratur verwiesen.

3.6.1 Symptom „Durchfall"

Das Symptom „Durchfall" oder „dünner Kot" wird durch eine Reihe infektiöser und nichtinfektiöser Ursachen hervorgerufen. Eine gute Anamnese ist eine unabdingbare Voraussetzung, um das Problem einzugrenzen und gezielt weitergehende Untersuchungen einzuleiten. Das Vorgehen beim bestandsweisen Auftreten von Durchfall wird weiter unten anhand eines Beispiels besprochen.

Aus der Anamnese ist oft schon eine (Wahrscheinlichkeits-)Diagnose zu stellen (Tab. 69). So ist die Diagnose einer gastrointestinalen Parasitose sehr wahrscheinlich, wenn aus der Anamnese folgende Informationen hervorgehen:

Tab. 69 Anamnestische Erhebungen bei Diarrhoe

Konsistenz und Farbe des Kotes, Beimengungen	z.B. bei Kälbern mit einer *E.-coli.*-Infektion ohne Beimengungen, bei einer Infektion mit *Salmonella typhimurium* blutig und mit Blutstippchen
Zeitdauer	z.B. Winterdiarrhoe plötzliches explosives Auftreten eines profusen dunklen Durchfalls, bei Rindern mit Paratuberkulose zuerst Milchleistungsdepression und Abmagerung, erst später Diarrhoe
Betroffene Tiergruppen	z.B. BVD-Infektion: Tiere meist nicht älter als 2 Jahre, bei Infektion mit *Mycobacterium paratuberculosis* klinische Symptome in der Regel zwischen dem 2. und 8. Lebensjahr
Jahreszeit	z.B. Winterdiarrhoe in der Regel während der Stallperiode, Ostertagiose- Trichostrongylose in der Regel im Sommer, BVD keine Saisongebundenheit
Beteiligung anderer Organssysteme	z.B. BHV-1-Infektion, Bösartiges Katarrhalfieber (BKF), *E.-coli*-Mastitis, Leukose
Futteraufnahme und Leistung	z.B. eine BVD-Infektion bei nicht immuntoleranten Tieren in einem Lebensalter von 6 Monaten bis zu 3 Jahren verläuft oft wenig dramatisch, bei BKF sind die Tiere ernsthaft krank und anorektisch mit dramatischem Leistungsrückgang
Mortalität	z.B. bei BKF bis zu 100 %, bei Winterdiarrhoe fast keine Todesfälle
Aborte	z.B. bei BVD und Salmonellose
Zukauf von Tieren	z.B. bei BVD, BHV-1-Infektion, Salmonellose
Veränderung der Betriebsführung	z.B. bei Rationsänderungen: Anbruch eines anderen Silagesilos mit zu viel Sand, Fütterung von Abfällen bei der Kartoffelverarbeitung (Gefahr der Entstehung von Pansenazidosen, angezeigt durch deutlichen Abfall der Milchfettgehalte)

- die Diarrhoe kommt mehr bei jüngeren als bei älteren Tieren vor;
- das Problem tritt vornehmlich während der Weideperiode auf;
- es liegt eine Überbelegung vor; das Entwurmungsprogramm ist unzureichend.

Aus der Anamnese ist auch schon oft erkennbar, ob die Erkrankung einen infektiösen Charakter hat oder nicht. Ist z.B. das Problem nach dem Zukauf neuer Tiere bei zahlreichen anderen Tieren des Bestands aufgetreten oder bei Tieren, die mit den Neuzugängen in Kontakt gestanden haben, während in der Betriebsführung nichts verändert wurde, dann ist eine infektiöse Ursache wahrscheinlich.

Bei der Einordnung des Symptoms „Diarrhoe" ist eine Beurteilung der momentanen Ration sehr wichtig, da die Kotkonsistenz stark von der Rationszusammenstellung beeinflußt wird.

Frischgrasfütterung verursacht eher eine dünnere Kotkonsistenz als Rationen, die viel Mais enthalten. Die Fütterung großer Kraftfuttermengen kann auch eine dünne Kotkonsistenz hervorrufen.

Als nächstes folgt ein *Beispiel* über die Diagnosestellung in einem Betrieb, in dem Durchfall aufgetreten war:

Am 20. November 1995 hatten in einem Liegeboxenlaufstall mit 60 Kühen 3 Kühe schweren Durchfall. Der Kot war wäßrig, bräunlich und übelriechend. Die Kühe hatten hohes Fieber, waren apathisch und anorektisch. Die eingeleitete antibakterielle Therapie hatte keinen Effekt. In den darauffolgenden Tagen nahm die Anzahl der erkrankten Tiere zu, wobei alle Altersgruppen betroffen waren. Bei einer der beiden zuerst erkrankten Kühe bildeten sich Läsionen am Zahnrand. Ein großer Teil der Tiere hatte übermäßigen Nasen- und Augenausfluß. Die Temperatur schwankte bei den Tieren von 39–41 °C. Einige Tiere hatten gerötete Schleimhäute. Am 30. Dezember 1995 abortierte eine Kuh.

Aus dieser Anamnese waren viele Informationen zu entnehmen:

- wasserdünner Kot bei 3 Kühen, der später bei mehreren Kühen auftrat;
- akutes Krankheitsgeschehen; es waren einheitlich alle Tiergruppen betroffen;
- es traten auch respiratorische Erscheinungen auf, wie Nasen- und Augenausfluß;
- der Appetit war deutlich herabgesetzt;
- es gab einen Abort- und einen Todesfall (im späten Stadium);
- im Oktober 1995 war ein 8 Monate altes Bullenkalb angekauft worden;
- in den Jahren davor waren keine neuen Tiere in den Bestand eingestellt worden.

Es wird deutlich, daß hier ein Herdenproblem mit Beteiligung aller Altersgruppen vorlag. Neben Symptomen, die den Verdauungsapparat betrafen, kamen auch respiratorische Erscheinungen vor. Das hohe Fieber kann auf ein infektiöses Agens hinweisen. Hierbei ist aber Vorsicht geboten, und um eine zuverlässige Aussage zu treffen, muß eine große Anzahl an Tieren diesbezüglich untersucht worden sein.

Aufgrund der Symptomatik kommen Erkrankungen in Frage, die sowohl den Digestions- als auch den Respirationsapparat betreffen.

Die Erkrankung ist wahrscheinlich infektiös und nicht beschränkt auf eine bestimmte Tiergruppe. Differentialdiagnostisch sollten BHV-1, BVD/MD und Bösartiges Katarrhalfieber (BKF) in Betracht gezogen werden.

Analysiert man die Information aus der Anamnese und der klinischen Untersuchung, dann bleiben nur noch BVD und BHV-1 als mögliche Ursachen. BKF ist auszuschließen, da es immer als ein „sporadisches" Ereignis mit einer Mortalität von nahezu 100 % auftritt. Die Verdachtsdiagnose ist BVD. Um zwischen BVD und IBR unterscheiden zu können, ist eine zusätzliche Untersuchung notwendig. Diese besteht aus einer serologischen und/ oder virologischen Untersuchung.

Im Anfangsstadium hatten nur 3 Kühe Diarrhoe. Diese Tiere zeigten keine Symptome respiratorischer Art. Wäre man zu diesem Zeitpunkt in den

Betrieb gekommen, hätte man vermutlich eine andere differentialdiagnostische Route verfolgt, und zwar:
- Probleme mit dem Verdauungsapparat;
- Erkrankung vornehmlich bei ausgewachsenen Rindern;
- infektiöse Ursachen.

Angesichts der Kotbeschaffenheit und des akuten Charakters der Erkrankung wären Salmonellose, BVD/MD und Winterdiarrhoe in die engere Wahl der Differentialdiagnose gekommen.

Durch das eben aufgeführte Beispiel sollte dargestellt werden, wie verschiedene Erscheinungsformen einer Erkrankung letztlich doch zu einer einheitlichen Diagnose führen können. Zu Beginn der Erkrankung stand die Diarrhoe bei ausgewachsenen Rindern im Vordergrund, während im weiteren Verlauf zusätzlich respiratorische Symptome auftraten und inzwischen alle Tiergruppen betroffen waren. Dies schließt aber die Beteiligung von zwei oder mehreren verschiedenen Erregern nicht aus, z.B. BVD und Salmonellose. Die erste Infektion ist immunsuppressiv und hätte so das Angehen einer Salmonelleninfektion begünstigen können.

Im folgenden werden differentialdiagnostisch bedeutsame Erkrankungen bezüglich des Symptoms „Diarrhoe" dargestellt. Hierzu gehören:
- Verdauungsstörungen,
- Paratuberkulose,
- Salmonellose,
- Winterdiarrhoe,
- BVD/MD,
- Kokzidiose,
- andere Endoparasitosen,
- Intoxikationen.

Bei allen Erkrankungen ist die Aufnahme einer gründlichen Anamnese und die Durchführung einer gründlichen klinischen Untersuchung, eventuell komplementiert durch Laboruntersuchungen von überragender Bedeutung, um eine korrekte Diagnose stellen zu können.

3.6.1.1 Verdauungsstörungen

• Indigestionen

Als Indigestionen werden Verdauungsstörungen bezeichnet, die auf einer Erkrankung der Vormägen beruhen. Man unterscheidet *primäre Indigestionen* (Haube und Pansen idiopathisch erkrankt, z.B. bei einer traumatischen Retikulitis, funktionellen Vormagenstenose, Fermentationsstörungen) und *sekundäre Indigestionen* (Haube und Pansen symptomatisch in Mitleidenschaft gezogen, z.B. nach Rückfluß von Labmageninhalt in den Pansen, bei hochgradig gestörtem Allgemeinbefinden mit sistierender oder herabgesetzter Futteraufnahme). Indigestionen können mit oder ohne Tympanie (mit dorsaler Gasblase oder als schaumige Gärung) einhergehen. Fütterungsfehler sind eine häufige Ursache von Indigestionen, wobei sich die Pansenflora aufgrund der Störung der Fermentation verändert oder (teilweise) zugrunde geht.

Die Diagnose beruht auf einer gründlichen Anamnese (Ration und Fütterungstechnik) und auf einer klinischen Untersuchung. Hierbei sind folgende Punkte besonders zu berücksichtigen:

- Allgemeinbefinden (Fieber, Freßlust, Kot, Muskelschwäche);
- Vormagenuntersuchung (Pansenfüllung, Pansenkontraktionen, Schmerzproben);
- Labmagenuntersuchung (Dislocatio, Torsio);
- rektale Untersuchung (Pansenfüllung); Kotbeschaffenheit.

Eventuell kann eine Untersuchung der Pansenflüssigkeit vorgenommen werden, welche insbesondere bei chronischen Beschwerden gute Zusatzinformationen bringen kann. Im folgenden wird auf die Fermentationsstörungen näher eingegangen.

1. Pansenazidose: Hierbei handelt es sich um eine Pansenfermentationsstörung mit übermäßiger Säureproduktion oder einem Mangel an Puffersubstanzen (Speichel), wodurch der pH-Wert im Pansen auf etwa 5,5 oder sogar darunter absinkt. Eine Pansenazidose ist die Folge eines schnellen Abbaus von Kohlenhydraten, wobei das Ausmaß dieses Abbaus den Grad der Azidose bestimmt. Es treten vermehrt flüchtige Fettsäuren auf. Bei sehr schnellem Abbau und dadurch stark absinkendem pH-Wert tritt sogar Milchsäurebildung auf. Das Verhältnis zwischen Rauhfutter und Kraftfutter in der Ration ist von großer Bedeutung für den Ablauf der Fermentationsprozesse.

In Abhängigkeit vom Grad der pH-Wert-Senkung unterscheidet man die Pansenazidose 1., 2. und 3. Grades.

Die *Pansenazidose 1. Grades* ist durch einen Abfall des Milchfettgehalts gekennzeichnet. Fallen in den Milchkontrolldaten viele Tiere mit einem niedrigen Milchfettgehalt auf, so ist der Verdacht auf azidotische Zustände gegeben, und es sollten eine Kontrolle und Korrektur der Fütterung erfolgen.

Bei der *Pansenazidose 2. Grades* liegt der pH-Wert des Panseninhalts dauerhaft zwischen 5,4 und 5,8. Die Ursache hierfür ist meistens die Verfütterung einer kraftfutterreichen Ration. Die Bildung von Acetessigsäure ist erniedrigt und die von Propionsäure deutlich erhöht. Auch finden sich mäßig erhöhte Konzentrationen von Buttersäure. Tiere mit einer Pansenazidose 2. Grades fallen durch eine wechselnde Freßlust auf. Die Behandlung besteht aus diätetischen Maßnahmen mit strukturreichem Rauhfutter, wobei das Verhältnis von Rauhfutter- zu Kraftfuttertrockensubstanz nicht weiter als 1:2 sein sollte. Kann eine Ration nicht verändert werden, sollte dem Kraftfutter 3 % $NaHCO_3$ oder 3 % Na-Acetat beigemischt werden.

Auch bei dem akut auftretenden *„Off-feed"-Syndrom* handelt es sich um eine Pansenazidose 2. Grades. Das „Off-feed"-Syndrom kommt bei Kühen vor, denen hohe Kraftfuttermengen verfüttert werden und bei denen die Aufnahme von Rauhfutter abnimmt. Es entsteht auch oft bei einem zu schnellen Anfüttern des Kraftfutters nach der Abkalbung.

Die Erscheinungen sind: Anorexie (besonders Verweigerung des Kraftfutters) und leichtes Fieber. Wenn das akute Stadium überstanden ist, normalisiert sich die Kraftfutteraufnahme meist wieder, aber es treten auch manchmal Rezidive auf. Als Folge dessen können eine Abnahme des Milchfettgehalts, Klauenerkrankungen und Leberabszesse vorkommen. Die Vorbeuge besteht in einer ausbalancierten Ration und einem nicht zu schnellen Anfüttern des Kraftfutters nach der Abkalbung (Steigerung der Kraftfuttermengen um 0,3–0,5 kg pro Tag bis zum Erreichen der maximalen Kraftfuttermengen).

Bei der *Pansenazidose 3. Grades* sinkt der pH-Wert im Pansen unter 5,4 ab. Als Ursache kommt häufig die Aufnahme von großen Mengen leichtverdaulicher Kohlenhydrate in Betracht, an die die Tiere nicht gewöhnt sind (Brot, Äpfel, Birnen, Kartoffeln, Kartoffelabfälle, Zuckerrüben, Maiskolben, Zichorie etc.). Die Symptome sind: stark herabgesetzte Freßlust, Apathie, Muskeltremor, milchfieberähnliches Festliegen, geringe Tympanie mit flüssigem Panseninhalt und herabgesetzter oder fehlender Pansenmotilität. Der Panseninhalt ist wäßrig und gelblich, die Protozoen sind tot, und es kommen viele grampositive Bakterien vor. Die Behandlung besteht aus einer raschen Korrektur des Säure-Basen-Verhältnisses im Tier, Korrektur des Pansen-pH-Wertes (250 g $NaHCO_3$), Abtöten der Pansenflora mit Antibiotika und ggf. Rumenotomie mit Entfernung des Panseninhalts, Spülung und entsprechendem Ersatz. Wenn das Tier überlebt, sollten noch mehrere Tage Pansensaftübertragungen durchgeführt werden, begleitet von diätetischen Maßnahmen (Heufütterung).

2. Pansenalkalose: Hierbei handelt es sich um eine Pansenfermentationsstörung mit einer pH-Wert-Erhöhung des Panseninhalts oberhalb von 7,2 als Folge einer Überproduktion von Ammoniak. Ammoniak ist ein Endprodukt der Eiweißverdauung, und bei einer Überversorgung mit Rohprotein oder Nicht-Protein-Stickstoff (NPN) entsteht eine Pansenalkalose. Erstere tritt bei zu hohen Gaben von Soja- oder Knochenmehl auf oder bei der reichlichen Aufnahme von jungem, eiweißreichen Gras. Bei relativ zu wenig leichtverdaulichen Kohlenhydraten kommt es zu einer unvollständigen NH_3-Bindung über die mikrobielle Eiweißsynthese. Bei einer Überversorgung mit NPN, z.B. Harnstoff, steigt die Produktion von NH_3, der leicht durch die Pansenwand diffundieren kann, an. Wenn die Leber das NH_3-Angebot nicht mehr vollständig verwerten kann, besteht die Gefahr einer NH_3-Intoxikation.

Die klinischen Erscheinungen bei einer Pansenalkalose sind verminderte Freßlust und Milchleistung, Pansenatonie, Tympanie und dünner Kot. Die Pansenflüssigkeit ist wäßrig und dunkelbraun. Die Protozoen sind abgestorben, und die gramnegativen Bakterien herrschen vor. Bei einer NH_3-Intoxikation treten folgende Symptome auf: Kolik, Zähneknirschen, Muskeltremor, Parese, schnelle Atmung, Straucheln, Exzitation, Krämpfe und schließlich Koma.

Die Behandlung besteht aus einer Ration mit gutem Rauhfutter. Nach zwei Tagen kann das Tier wieder mit Kraftfutter angefüttert werden. In ernsten Fällen ist eine Korrektur des pH-Wertes des Panseninhalts nötig, z.B. durch Verabreichung von 10 l Küchenessig oder 500 ml 80 % Essigsäure in 10 l Wasser. Bei einer NH_3-Intoxikation kommt die Therapie meist zu spät. Ein Behandlungsversuch besteht in der oralen Verabreichung von 0,5–1 l 80%iger Essigsäure in 10–20 l Wasser.

3. Zu wenig Futter im Pansen: Wenn durch Fasten oder aus anderen Gründen eine herabgesetzte Futteraufnahme besteht, sterben die Mikroben innerhalb weniger Tage ab. Auch lange Reisen oder Geburtsstörungen können dies verursachen. Als Erscheinungen treten eine herabgesetzte Milchleistung und Pansenaktivität sowie Abmagerung auf. Die Behandlung besteht aus einer Pansensaftübertragung von 3–6 l Pansensaft über 1–2 Tage, gefolgt von einer Gabe guten Rauhfutters.

4. Zu wenig strukturiertes Futter: Wenn das Futter nur ungenügend strukturiertes Material enthält, kann im Pansen keine Strukturschicht gebildet werden. Außerdem ist die Speichelproduktion aufgrund der mangelnden Struktur unvollständig, und die puffernde Wirkung des Speichels fällt weg. Es kann eine *schaumige Gärung* im Pansen entstehen, die manchmal zu einer akuten Pansentympanie führt. Die Pathogenese einer schaumigen Gärung ist allerdings noch nicht vollständig geklärt. Symptome sind leichte Kolik, Zunahme des Bauchumfangs, erhöhte Pansenaktivität, später Dyspnoe und Kollaps. Zur Behandlung werden Antischaumsubstanzen eingesetzt (Silibon®). In lebensbedrohlichen Situationen ist eine Rumenotomie angezeigt.

Der schaumigen Gärung kann durch die Vermeidung einer zu starken Düngung der Vorjahresweide und durch Zufütterung von gröberem Rauhfutter (Heu, Stroh) vorgebeugt werden. Auch durch die Verfütterung von in einem regenreichen Herbst schnell nachgewachsenem Gras kann vermutlich als Folge der Nachwirkung einer durchgeführten Herbstdüngung eine schaumige Gärung provoziert werden.

5. Futter von schlechter Qualität: Eine *Pansenfäulnis* entsteht durch die Aufnahme von verdorbenen, gefrorenen oder verunreinigten Futtermitteln. Auch durch die Aufnahme von verunreinigtem Trinkwasser kann eine Pansenfäulnis verursacht werden. Schmutzkeime wie *E. coli* und *Proteus* können die Fermentation dann negativ beeinflussen.

Die Erscheinungen sind: verminderte Freßlust und Milchleistung, herabgesetzte Pansenmotilität, Tympanie und Fäzes mit einem fauligen Geruch. Die Pansenflüssigkeit ist wäßrig, dunkelbraun und riecht nach Kot. In schweren Fällen treten Depression, Parese und evtl. Tod des Tieres auf.

Die Behandlung besteht in der Gabe von gutem Rauhfutter. Bei schwerkranken Tieren ist die Gabe von Antibiotika per os oder von 50–100 ml Milchsäure in 10 l Wasser angebracht. Diesen Maßnahmen sollten eine Pansensaftübertragung und die Gabe von gutem Rauhfutter folgen.

- **Labmagenverlagerung**

Die Verlagerung des Labmagens stellt eine oft vorkommende Gesundheitsstörung bei Milchkühen dar. Dies hat insbesondere mit der verstärkten Einkreuzung von Kühen der Rasse „Holstein Friesian" (HF) und mit einer starken Intensivierung der Betriebe zu tun. Manchmal, wenn innerhalb einer kurzen Zeit mehrere Tiere erkranken, kann sich die Labmagenverlagerung zu einem Bestandsproblem ausweiten.

Im Rahmen einer Bestandsbetreuung interessieren insbesondere die Ätiologie und die Prävention.

Bezüglich der Ätiologie sind die folgenden prädisponierenden Faktoren von Bedeutung:

- **Rassedisposition:** Labmagenverlagerungen treten vermehrt bei HF-Kühen auf. Die Tiere dieser Rasse wurden auf Milchleistung hin selektiert. Damit genügend Energie zur Milchproduktion zur Verfügung steht, müssen die Kühe in der Lage sein, große Mengen an Futter aufzunehmen und zu verdauen. So entstanden im Laufe der Jahre großrahmige Kühe mit einem großen Pansenvolumen. Möglicherweise ist die Selektion auf Milchleistung positiv mit dem Risiko einer Labmagenverlagerung korreliert, so daß sich letztendlich die Entstehung einer Labmagenverlagerung nicht vollständig vermeiden lassen wird.
- **Abkalbung:** Es wird vermutet, daß nach der Abkalbung wegen der Verkleinerung des Uteruslumens mehr Platz in der Bauchhöhle ist, so daß sich der Labmagen leichter verlagern kann. Ob dies tatsächlich so ist, ist nicht genau geklärt. Um die Abkalbung herum ist die Futteraufnahme unregelmäßig. Außerdem wird in vielen Betrieben kurz nach der Abkalbung die Ration verändert. Hierdurch kann es zu Verdauungsstörungen kommen mit dem erhöhten Risiko einer Labmagenverlagerung.
- **Ration:** Bei kraftfutterreichen Rationen oder plötzlichen Rationsumstellungen steigt das Risiko einer Labmagenverlagerung.
- **Erkrankungen in der postpartalen Periode:** Nachgeburtsverhaltung, Metritis und Lahmheiten geben Anlaß zu einer verminderten Futteraufnahme. Die betroffenen Kühe fressen unregelmäßig, nehmen weniger Grundfutter, aber relativ mehr Kraftfutter auf. Dies erhöht dann wiederum das Risiko einer Labmagenverlagerung.

Bei der Durchführung **präventiver Maßnahmen** sollten die Rassedisposition und die Fütterung berücksichtigt werden. Wenn ein hoher HF-Anteil in der Herde wegen der erwarteten hohen Milchleistung erwünscht ist, läßt sich an dem Faktor „Rasse“ wenig ändern. Man muß dann allerdings auch akzeptieren, daß sich der Anteil an Labmagenverlagerungen nicht ganz vermeiden lassen wird. Auch der Einfluß auf den möglichen Risikofaktor „Abkalbung“ dürfte nur gering sein.

In einem Hochleistungsbetrieb muß man also damit leben, daß jedes Jahr einige Kühe an einer Labmagenverlagerung erkranken. Erhöht sich allerdings die Zahl der Fälle in einem Betrieb mit z.B. 100 Tieren auf mehr als 5, dann muß nach zusätzlichen Ursachen gesucht werden, wobei die Ration zusammen mit den Problemen in der postpartalen Phase im Mittelpunkt steht. Der Betreuungstierarzt sollte in solchen Fällen eine genaue Überprüfung der Ration und der Fütterungstechnik vornehmen und eruieren, ob vermehrt Erkrankungen in der postpartalen Phase vorkommen (z.B. Hypokalzämie, Ketose, Nachgeburtsverhaltung, Metritis, Mastitis, Fermentationsstörungen). Wenn es gelingt, Ursachen zu finden, muß eingegriffen werden. Die Erfahrung lehrt aber, daß selbst mit einer gründlichen Untersuchung der oben genannten Punkte bisweilen keine Ursachen gefunden werden können.

3.6.1.2 Paratuberkulose

Die durch *Mycobacterium paratuberculosis* hervorgerufene Erkrankung ist durch wechselnden, im späteren Erkrankungsstadium unstillbaren Durchfall sowie hochgradige Abmagerung gekennzeichnet. Die Krankheit endet in der Regel tödlich. Die Erreger werden vornehmlich über den Kot, aber auch über die Milch (inklusive der Kolostralmilch) ausgeschieden; die Infektion erfolgt meist oral. Etwa die Hälfte der Kälber von klinisch erkrankten Kühen ist infiziert. Bei Kälbern von Kühen ohne klinische Erscheinungen liegt der Prozentsatz bei 17 %. Bei 7 % der subklinisch erkrankten Tiere wird der Erreger aus dem Euter isoliert, während dies bei Tieren mit klinischen Erscheinungen etwa bei 18 % der Tiere der Fall ist.

In einem verseuchten Betrieb wird man viele infizierte Kälber antreffen. Einige davon genesen spontan, andere wiederum werden zu Trägertieren, wobei sich die Bakterien in der Schleimhaut des Darmes befinden. Kommt es zu einer Schwächung der Resistenz oder Reinfektion, vermehren sich die Erreger und werden über den Kot verbreitet, d.h. die Tiere werden zu Ausscheidern. Außerdem können Bakterien hämatogen in den Körper gelangen und auch die Gebärmutter, die Frucht und das Euter infizieren. Etwa 0,5–2,5 Jahre vor dem Eintritt des klinischen Stadiums (d.h. also ab einem Lebensalter von 6 Monaten) kann (intermittierend in Abhängigkeit von der Resistenz) eine Erregerausscheidung stattfinden. Oft findet man in einem verseuchten Betrieb 3–4mal soviele Ausscheider wie klinisch erkrankte Tiere.

• Diagnose

Bei nicht klinisch kranken Tieren ist eine sichere Aussage über den Infektionsstatus nicht möglich. Insgesamt gibt es noch keine Methode, die für alle Stadien der Erkrankung ein zuverlässiges Ergebnis bietet.

1. Johnin-Reaktion: Diese Methode beruht auf der Entstehung einer allergischen Reaktion nach Verabreichung von Paratuberkulin. Mit dem intradermalen Test können 70 % der klinisch verdächtigen Tiere, aber nur 34 % der latent infizierten Tiere erfaßt werden, d.h., diese Reaktion gibt nur eine grobe Information über den Infektionsgrad in einer Herde. Weiterhin läßt eine positive Reaktion nur wenig Schlüsse über den weiteren Verlauf der Infektion zu. Bei einer natürlichen Infektion oder bei einem jungen Tier ist die Johnin-Reaktion selten positiv. In einem fortgeschrittenen klinischen Stadium der Erkrankung ist die Reaktion meistens negativ (Anergie). Wiederholt durchgeführte Tests bei einem Tier sind aufschlußreicher als ein einmaliger Test. Ist z.B. eine Reaktion nach ein oder mehreren negativen Tests positiv, steigt die Chance, die Krankheit über eine Sektion zu bestätigen. Gesunde Tiere mit einer positiven Reaktion sind aber nur in 25 % der Fälle bei der Sektion positiv.

Eine intravenöse Injektion von 1,6 oder 3,2 ml Johnin verursacht bei klinisch verdächtigen Tieren etwa 6 Stunden (4–10 Stunden) später eine Erhöhung der Körpertemperatur um 0,9 °C oder mehr.

2. Antikörpernachweis: Ein älteres Verfahren ist die *Komplementbindungsreaktion* (KBR). Allerdings entstehen komplementbindende Antikörper erst spät im Krankheitsprozeß. Im klinischen Stadium ist die KBR aber eine relativ zuverlässige Methode, wobei im Endstadium der Erkrankung der Test auch wieder negativ ausfallen kann. Kreuzreaktionen mit anderen Antigendeterminanten sind möglich, wodurch falsch-positive Ergebnisse auftreten können. Die in den letzten Jahren entwickelten ELISA zum Nachweis von Antikörpern sollen bezüglich ihrer Spezifität genauer und falsch-positive Ergebnisse nahezu ausgeschlossen sein. Probleme in der Diagnostik bereiten insbesondere Tiere mit niedrigen Titern. In Verlaufsuntersuchungen können diese Tiere mal schwach positiv, mal negativ reagieren. Klinisch gesunde Tiere mit positiven Antikörpertitern sollten als latent infiziert angesehen werden.

3. Erregernachweis: Durch eine mikroskopische Untersuchung eines Darm- oder Kotausstrichs oder eines Ausstrichs der mesenterialen Lymphknoten oder eines Leberbioptats können mittels Ziehl-Neelsen-Färbung die typischen säurefesten Stäbchen nachgewiesen werden. Bei Tieren in einem klinisch verdächtigen Stadium wird aber nur bei einer von drei Kühen ein positiver Ausstrich gefunden. Eine Kotuntersuchung augenscheinlich klinisch gesunder Tiere hat keinen Zweck.

Meistens wird eine Kultur vom Kot oder von einem Lymphknoten angelegt. Die Kultur bei klinisch verdächtigen Tieren oder Ausscheidern ist eine zuverlässige, aber zeitaufwendige Methode (2–6 Monate).

• Bekämpfung

Eine nur auf einer Johnin-Reaktion und KBR beruhende Paratuberkulosebekämpfung hat bisher noch keinen zufriedenstellenden Erfolg gezeigt, da eine frühzeitige Erkennung von Paratuberkulose-Trägern und -Ausscheidern nicht möglich war. Eine größere Hoffnung zur frühzeitigen Erkennung dieser Tiere wird auf die neueren Nachweismethoden gesetzt. Neben der Erfassung von (potentiellen) Ausscheidertieren sind **hygienische Maßnahmen** von großer Bedeutung, die aber leider meistens nur unvollständig durchgeführt werden. Diese sind wichtig zur Verhinderung einer Infektion des Jungviehs. Folgende Maßnahmen müssen beachtet werden:

- extrem gute Hygiene beim Kalben einhalten;
- neugeborene Kälber nicht bei der Mutter lassen;
- dem Kalb sauber gewonnenes Kolostrum geben; dazu muß das Euter zuerst gründlich gereinigt werden;
- Kot nicht über Stiefel oder Gerätschaften etc. von älteren auf jüngere Tiere übertragen;
- Jungvieh nicht mit älteren Tieren z.B. in einem Krankenstall zusammenbringen, und trockenstehende Kühe nicht mit Kälbern oder Jungvieh zusammen auf der Weide halten;
- Jungvieh nicht auf Weiden bringen, auf denen innerhalb von einem oder besser zwei Jahren Mist von älteren Kühen ausgefahren wurde;
- Jungtieren Leitungswasser und kein verschmutztes Traufenwasser geben;
- den Ankauf von Tieren vermeiden oder auf ein Mindestmaß beschränken;
- Entfernen von Tieren mit klinischer Paratuberkulose zusammen mit deren Nachzucht vom Betrieb;

- serologisch positive Tiere sollten den Bestand verlassen. Falls eine sofortige Verwertung aus wirtschaftlichen Gründen nicht möglich ist (z.B. bei einer großen Anzahl positiver Tiere), sollten die betroffenen Tiere getrennt gehalten werden. Die Gülle dieser Tiere darf nicht auf Weiden ausgefahren werden. Außerdem sollten die Tiere nicht wieder zur Besamung zugelassen und zu einem ökonomisch vertretbaren Zeitpunkt gemerzt werden. Bei tragenden Kühen müssen besondere hygienische Maßregeln bei der Abkalbung beachtet werden, um einen Kontakt des Neugeborenen mit Kot des Muttertiers zu vermeiden. Außerdem sollte dem Kalb Kolostralmilch aus einem Kolostrumpool negativer Kühe, aber nicht das Kolostrum des Muttertiers verabreicht werden.

Zusätzlich zu den hygienischen Maßnahmen kann eine **Impfung** gegen Paratuberkulose durchgeführt werden. Geimpft werden Kälber bis zu einem Alter von 30 Tagen. Der Vorteil der Impfung liegt in einer starken Reduzierung der Anzahl von Ausscheidertieren sowie der klinischen Fälle. Als Nachteile sind die lokalen Impfreaktionen (große „Impfbeule“) und eine aufgrund von Kreuzreaktionen entstehende positive Tuberkulinreaktion zu nennen. Beim Verkauf eines Impftiers in einen anderen Bestand muß deswegen vorab eine Tuberkuloseuntersuchung durchgeführt werden. Die Impfung muß mit größter Sorgfalt erfolgen, da durch die Vakzine beim Menschen gefährliche Granulome mit Metastasierung entstehen können.

3.6.1.3 Salmonellose

Die Rindersalmonellose gehört in Deutschland zu den anzeigepflichtigen Tierseuchen. Die wichtigsten *Salmonella*-Serotypen, die auf dem Rindersektor eine Rolle spielen, sind *Salmonella (S.) typhimurium* und *S. dublin*. Während *S. dublin* der typische Erreger der Salmonellose der erwachsenden Rinder ist, kommt *S. typhimurium* vermehrt bei den Jungtieren vor. Im Gegensatz zu *S. dublin* ist bei *S. typhimurium* die Trägerzeit kürzer (10 Wochen).

Infektionen mit Salmonellen finden im allgemeinen oral-alimentär statt. Nach der Aufnahme siedeln sich die Salmonellen im Darmtrakt an. Mindestens drei Toxine können durch die Salmonellen gebildet werden: Enterotoxine, Zytotoxine und Endotoxine. Die Enterotoxine sind eng mit dem Choleratoxin verwandt und verursachen profusen Durchfall.

Die Bakterien können sich unter anderem in die mesenterialen Lymphknoten und Gallengänge zurückziehen. Auf diese Weise entstehen Trägertiere. Intrazellulär vermehren sich die Salmonellen mit einer Generationszeit von 50 Minuten. Ältere Kühe, die eine Infektion durchgemacht haben, können die Erreger jahrelang bis lebenslang mit dem Kot ausscheiden. Diese Tiere werden persistente Ausscheider oder aktive Träger genannt. Salmonellen können auch von älteren Tieren aufgenommen werden und dann passiv ohne Invasion der Darmepithelien oder Lymphknoten im Magen-Darm-Kanal verstreut werden. Diese Tiere werden als *passive Ausscheider* bezeichnet. Latente Träger, bei denen sich die Erreger in den mesenterialen Lymphknoten oder der Gallenblase befinden, können unter Einfluß von Streß, wie z.B. Transport oder hormonale Veränderungen zum Zeitpunkt der Abkalbung, zu Ausscheidern werden.

• **Epidemiologie**
Die Salmonellose kann in einen Betrieb durch Ankauf infizierter Kälber oder Trägertiere, über das Wasser, Futter oder auch durch den Menschen eingeschleppt werden. Darüber hinaus gelten wilde Nagetiere oder andere Haustiere als Verbreiter oder Erregerreservoir. Über eine primäre Infektion oder Schmutzkontamination kann rohe Milch auch eine Infektionsquelle sein. In Milch, die bei 4 °C aufbewahrt wird, überlebt der Erreger 16–32 Tage, bei höheren Temperaturen noch länger.

Zwischen einem hohen Grundwasserpegel und Salmonellenausbrüchen beim Rindvieh wurde eine Beziehung konstatiert. Die Überlebenszeit von *S. dublin* auf der Weide wird unterschiedlich angegeben: 6–11 Monate; im trockenen Kot 2,5 Jahre, auf trockenem Grund 1,5 Jahre, auf feuchtem Grund 1 Jahr und im Wasser 3 Wochen. Auch die Temperatur und der pH-Wert des Mistes auf dem Misthaufen sind wichtig für das Überleben der Salmonellen.

Es sollte auch erwähnt werden, daß ein Befall mit *Fasciola hepatica* die Entstehung von Trägertieren mit *S. dublin* begünstigt.

• **Symptome**
Beim ausgewachsenen Rind tritt die Erkrankung plötzlich mit klinischen Erscheinungen wie hohem Fieber, Lustlosigkeit und verminderter Freßlust auf. Zugleich können eine Abnahme der Milchleistung und hochgradige Diarrhoe vorkommen. Die Fäzes sind oft mit Schleim, Blut und/oder Pseudomembranen vermengt. Bei solchen Tieren nimmt die Erkrankung schnell einen tödlichen Verlauf. Als Folge einer Salmonelleninfektion kann es zu einem Abort kommen. Dieser tritt manchmal bei der enteralen Form auf, meistens werden aber bei dem Muttertier keine dem Abort vorausgehenden Erscheinungen festgestellt. Nach einer Salmonelleninfektion bei tragenden Tieren werden vermehrt schwache oder tote Kälber geboren. Außerdem kann bei Kühen eine akute oder chronische Mastitis auftreten.

• **Diagnostik**
- **Sektion.**
- **Bakteriologische Untersuchung** von Sektionsmaterial und Fäzes: Die bakteriologische Kotuntersuchung kann durchgeführt werden, um bei Tieren mit Diarrhoe Salmonellen zu isolieren oder um aktive Träger aufzuspüren. Bei einem latenten Träger ist der Nachweis der Salmonellen aufgrund der intermittierenden Ausscheidung der Salmonellen mit den Fäzes nicht immer möglich. Bei Tieren mit einer Sepsis sind die Erreger im Kot meistens nicht feststellbar. Die bakteriologische Untersuchung von Blut während einer Salmonellen-Septikämie ist selten positiv.
- **Serologische Untersuchung:** Zum Nachweis von Antikörpern im Serum von Tieren sind im Laufe der Jahre viele Tests entwickelt worden: der

Serumagglutinationstest (SAT), die Komplementbindungsreaktion (KBR), der Antiglobulintest (Coombs-Test), der indirekte Hämagglutinationstest, der Molkeagglutinationstest, der Ringtest in der Milch, der intradermale Test für eine verzögerte Überempfindlichkeitsreaktion und der ELISA. Serologisch kann kein Unterschied zwischen Tieren, die die Krankheit überstanden haben, nicht mehr infizierten Tieren und Trägertieren gemacht werden. Zur Routineuntersuchung in der Praxis wird meist der SAT angewandt.

- **Therapie**

Die Behandlung einer Salmonellose wird wegen der Gefahr der Induktion von Trägertieren kontrovers diskutiert. Im allgemeinen wird empfohlen, Trimethoprim/Sulfonamid-Kombinationen als Therapeutikum einzusetzen. Eventuell kann ein Antibiogramm angefertigt werden.

- **Prävention**

Die Vorbeuge von Salmonelleninfektionen ist schwierig. Die Erreger können lange in der Umgebung überleben. In den modernen Ställen sind die Isolation von infizierten Tieren und die Durchführung hygienischer Maßnahmen oft ein nicht lösbares Problem. Träger können die Infektion in einem Betrieb endemisch halten. Über Untersuchungen wie den SAT sind Tiere mit positiven Titern zu finden, die nachfolgend gemerzt werden können. Hiermit verschwinden die Salmonellen aber nicht aus dem Milieu des Betriebs. Auf der Basis einer Serologie allein ist es nicht möglich, eine Milchviehherde frei von *S. dublin* zu bekommen.

Von vielen Autoren werden präventive Maßnahmen empfohlen, die auf einer Vorbeuge der Infektion von empfänglichen Tieren und auf einer Erniedrigung des Infektionsdrucks ausgerichtet sind. Die empfohlenen Maßregeln können wie folgt zusammengefaßt werden:

- Vorbeuge der Kontamination von Trinkwasser und Futter.
- Maßnahmen zur Kontrolle von Leberegeln und anderen Parasiten und/oder viralen Infektionen.
- Räume, in denen sich infizierte Tiere aufhalten, sind gründlich zu reinigen und zu desinfizieren.
- Bei Ankauf von neuen Tieren sind diese serologisch und bakteriologisch zu untersuchen.

Streß muß soweit wie möglich vermieden werden. Die Gabe von Medizinalfutter mit Arzneimitteln soll prädisponierend für eine Salmonelleninfektion sein. Präventiv können Vakzinationen durchgeführt werden, obwohl die heutigen Vakzinen keinen vollständigen Schutz bieten und deshalb Infektionsdurchbrüche möglich sind. Stallspezifische Vakzinen werden in der Literatur positiv beurteilt.

Zusammengefaßt kann gesagt werden, daß eine Bekämpfung der *S.-dublin*-Infektion mit dem Ziel die Erkrankung auszurotten eine sehr schwierige Aufgabe ist. Salmonellen sind im Milieu weit verbreitet. Der Mensch trägt über seinen Einfluß auf das Hygienemanagement entscheidend zu der Verbreitung bei. In einem Milchviehbetrieb müssen präventive, hygienische und therapeutische Maßnahmen von primärer Bedeutung sein, um diese Verbreitung zu kontrollieren. Durch die Eliminierung von permanenten Ausscheidern, genesenen Tieren und von Kühen mit Aborten kann schließlich eine Verminderung des Infektionsdrucks im Betrieb erreicht werden.

3.6.1.4 Winterdiarrhoe

Unter Winterdiarrhoe versteht man eine plötzlich auftretende schwere Durchfallerkrankung viralen Ursprungs (nicht genau geklärt, vermutlich Coronavirus), welche zunächst bei einer oder einigen erwachsenen Kühen unabhängig vom Laktationsstadium auftritt und oft innerhalb von 1 oder 2 Wochen die gesamte Herde erfaßt. Die Diarrhoe ist hochgradig, und Kotspritzer sind oft hoch an der Stallmauer zu finden. Das Aussehen der Fäzes ist sehr unterschiedlich, sowohl was die Farbe und den Geruch als auch die Konsistenz angeht. Der Geruch wird von einigen Autoren als sehr charakteristisch beschrieben, aber eine genaue Beschreibung fehlt. Manchmal wird am 2. oder 3. Tag eine Blutbeimengung beobachtet. Als Begleitsymptome finden sich bisweilen leichtes Fieber, Anorexie und respiratorische Erscheinungen, wie seröser Nasenausfluß und Husten. Das deutlichste Symptom neben der Diarrhoe ist das Absinken der Milchproduktion. Die Milchleistung sinkt im Mittel um 50 %. In ernsten Fällen ist jedoch der Abfall der Produktion deutlich höher. Diese Milchleistungsdepression dauert meistens 5–7 Tage an. Schwer erkrankte Tiere erreichen in der weiteren Laktation ihr altes Produktionsniveau nicht wieder. Die Diarrhoe verschwindet in der Regel spontan nach 2–3 Tagen. In 5–10 % der Fälle entsteht auch eine hämorrhagische Diarrhoe insbesondere bei den jüngeren erwachsenen Tieren. Das hier beschriebene Krankheitsbild tritt in der Stallperiode während der kälteren Jahreszeit auf. Es wird sowohl bei Milch- als auch bei Fleischrindern angetroffen. Kälber zeigen keine Symptome. Hinsichtlich der Dauer einer sich entwickelnden Immunität variieren die Angaben von 6 Monaten bis zu 3 Jahren.

Eine Therapie wird selten durchgeführt, da die Symptome, wie oben dargestellt, meist spontan wieder verschwinden. Eventuell kann eine symptomatische Behandlung erfolgen.

3.6.1.5 Bovine Virusdiarrhoe/Mucosal Disease

- **Bovine Virusdiarrhoe**

1. Allgemeines: Es ist bereits seit geraumer Zeit bekannt, daß das BVD/MD-Virus in den Kuhherden weltweit stark verbreitet ist. Je nach Land besitzen 36–88 % der erwachsenen Rinder neutralisierende Antikörper gegen das BVD/MD-Virus, wodurch erkennbar wird, daß der größte Teil der Infektionen symptomlos oder zumindest unbemerkt verläuft. Falls die Infektion doch zu einer Erkrankung führt, können eine ganze Reihe klinischer Erscheinungen auftreten. Dies hat mit der komplexen Pathogenese der Erkrankung zu tun.

BVD/MD besteht aus zwei Krankheitskomplexen, BVD und MD. In der Besprechung der Pathogenese von BVD/MD wird zunächst auf die BVD eingegangen. Die Infektion erfolgt hierbei horizontal, und das Virus stammt von klinisch kranken, klinisch inapparent oder persistent infizierten Rindern oder kleinen Wiederkäuern und in geringerem Maß von infiziertem Sperma oder Eizellen, infizierten Nadeln, blutsaugenden Insekten oder kontaminierten Vakzinen.

2. Pathogenese: Das Virus dringt meist nach oraler Aufnahme in den Organismus ein und vermehrt sich lokal besonders im Bereich der oronasalen Schleimhäute, in geringerem Maß in den Konjunktiven oder in der Genitalschleimhaut. Eine Virusvermehrung findet auch in den Tonsillen und den Lymphknoten im Kopf- und Pharynxbereich statt. Vier bis 7 Tage nach dieser primären Virusvermehrung tritt eine Virämie auf, wobei das Virus verschiedene Organe befallen kann, in denen eine sekundäre Virusvermehrung stattfindet. Zielorgane sind insbesondere die Lymphorgane, der Verdauungstrakt, die oberen Luftwege und beim tragenden Rind die Gebärmutter.

Die Virämie dauert zwei Wochen an. Während dieser Periode kann das Virus in mehr oder weniger starkem Ausmaß unter anderem aus Blut, Speichel, Nasenausfluß, Tränenflüssigkeit, Urin, Kot, Sperma, Uterusschleim und Amnionflüssigkeit isoliert werden. Diese Körperflüssigkeiten sind deswegen potentiell für andere empfängliche Tiere gefährlich. Etwa 2–3 Wochen nach der Infektion können serumneutralisierende Antikörper im Serum infizierter Tiere nachgewiesen werden. Das Virus, welches im Blut zirkuliert, wird hierdurch zunächst neutralisiert, während es aus den Leukozyten noch 1–2 Wochen länger isoliert werden kann. In einem Bericht wurde angegeben, daß selbst 56 Tage nach einer experimentellen Infektion Virus aus den Lungen und den bronchialen Lymphknoten isoliert werden konnte. Der Titer neutralisierender Antikörper erreicht seinen Höhepunkt nach 10–12 Wochen, bleibt oft lebenslang erhalten und ist in der Lage, einen Schutz gegen Reinfektionen zu bieten. Späterer Kontakt mit dem Virus kann durchaus zu einer Boosterung führen.

3. Symptome: Die klinische Symptomatik während einer BVD-Infektion kann stark variieren. Das Lebensalter und der Immunstatus des Tieres sind hierbei von Bedeutung. Auch der Biotyp (zytopathogen, nicht-zytopathogen) des infizierenden Virusstamms und die unterschiedliche Erregervirulenz zwischen verschiedenen Virusstämmen innerhalb eines Biotyps können den Verlauf der Infektion mit beeinflussen. Es muß auch berücksichtigt werden, daß ein Biotyp (z.B. nicht-zytopathogen) in den anderen (zytopathogen) innerhalb eines Tieres mutieren kann.

Neonatale Infektionen: Wegen der großen Anzahl von Kühen mit serumneutralisierenden Antikörpern gegen BVD besitzen die meisten Kälber nach Aufnahme von Kolostrum einen passiven Schutz, und es gibt wenig Probleme mit neonataler BVD. Die maternalen Antikörper bleiben bei den meisten Kälbern über eine ziemlich lange Zeitdauer (105–230 Tage) nachweisbar. Aus einer belgischen Statistik des Nationalen Instituts für Tiergesundheit geht hervor, daß nur 1,4 % der eingeschickten Kotproben virologisch positiv waren, d.h. die Bedeutung der BVD für die neonatale Diarrhoe-Problematik sollte nicht überbewertet werden. Wenn die Infektion vor der Aufnahme von maternalen Antikörpern stattfindet oder das Kolostrum keine Antikörper enthält, kann die Infektion zu einer fibrinös-hämorraghischen Enteritis mit tödlichem Ausgang führen. Öfter aber entsteht eine milde Diarrhoe, die einige Tage andauert, und das Kalb entwickelt dann eine aktive Immunität.

Infektionen beim Jungvieh: Bei Tieren im Alter von einigen Monaten kann eine BVD/MD- Infektion oft einen symptomlosen Verlauf nehmen, wobei der maternale Schutz durch eine eigene aktive Immunität ersetzt wird. Die Infektion geht meist mit leichtem Fieber und einer kurzdauernden Leukopenie einher und wird oft gar nicht bemerkt.

Das typische Bild einer BVD-Infektion ist natürlich die Diarrhoe. Klinische Symptome hierbei sind: Fieber, Leukopenie, Depression, Anorexie, Augen- und Nasenausfluß, keine oder minimale Schleimhautläsionen im Maul und ein wäßriger bis fibrinös-blutiger Durchfall. Diese Symptome treten im wesentlichen bei Jungtieren ohne oder mit unzureichenden Titern von serumneutralisierenden Antikörpern auf. Die Morbidität ist bei einer empfänglichen Tiergruppe sehr hoch, die Mortalität niedrig. Nach dem Überstehen der akuten Erkrankung sind die Tiere durch die gebildeten Antikörper lebenslang geschützt. Das oben geschilderte Erscheinungsbild wird manchmal auch in Mastkälberbetrieben beobachtet. Der Zukauf eines empfänglichen Tieres in einen seropositiven Betrieb, in dem Virus zirkuliert, kann dann eine akute Diarrhoe bei diesem Tier hervorrufen. Sehr virulente Virusstämme können das „Haemorrhagic Syndrome" mit letalem Ausgang hervorrufen.

Unter bestimmten Umständen, wie z.B. bei ungenügendem passiven Schutz, bei einem virulenten BVD/MD-Virusstamm, bei gleichzeitigem Vorkommen anderer pathogener Agentien und schlechten Umweltbedingungen, kann eine Infektion mit dem BVD/MD-Virus auch starke bis letale Atemwegsstörungen verursachen, die dann aber nicht mit einer Diarrhoe einhergehen. In dem Betrieb entsteht dann oft das Bild einer enzootischen Bronchopneumonie. In dem subakuten Stadium wird meist kein BVD/MD-Virus mehr isoliert, aber eine Laboruntersuchung weist oft andere lungenpathogene Erreger (PI3, Pasteurellen etc.) nach. Experimentelle Untersuchungen haben gezeigt, daß eine Kombination von IBR oder Pasteurellen mit BVD-Virus deutlich stärkere Lungenläsionen verursacht als eine Monoinfektion.

Infektionen bei erwachsenen Rindern: Wie beim Jungvieh verlaufen die meisten Infektionen mit dem BVD/MD-Virus auch bei erwachsenen Tieren unbemerkt oder symptomlos. Die Tiere entwickeln nach der Infektion eine dauerhafte Immunität und sind weiterhin gegen eine Virämie geschützt. Bei tragenden Rindern ohne serumneutralisierende Antikörper kann die Infektion fatale Folgen für den Fetus haben (Tab. 70).

Bei einer beschränkten Anzahl von Fällen können klinische Symptome von BVD bei erwachsenen Rindern auftreten. Der Immunstatus des Tieres oder der Herde ist hierbei von großer Bedeutung. Betriebe, die über längere Zeit keinen Kontakt mit dem Virus mehr hatten, können seronegativ werden. Unter bestimmten Umständen kann das Eindringen eines Wildstamms des Virus dann einen akuten Ausbruch von BVD verursachen. Die Symptome

Tab. 70 Auswirkung einer transplazentaren Infektion mit BVD-Virus bei empfänglichen (d.h. seronegativen) Muttertieren

Virusstamm	Trächtigkeitsdauer bei Infektion	Klinisch-pathologische Veränderungen
nicht-zytopathogen	bis 42 d	Embryonaler Fruchttod
	43–120 d	Abort, Fruchtmumifikation, Geburt persistent virämischer Kälber (lebensschwach mit oft perinatalem Tod oder auch klinisch unauffällig)
	121–180 d	Abort, kongenitale Defekte (Kleinhirnaplasie/-hypoplasie, Hydrocephalus internus, Augendefekte); klinisch: Ataxie, Astasie, Tortikollis, Opisthotonus
	ab 181 d	Geburt klinisch unauffälliger Kälber mit serumneutralisierenden Antikörpern, bei besonders virulenten Stämmen evtl. auch Spätabort
zytopathogen	bis 120 d	Embryonaler Fruchttod, Abort
	ab 121 d	Ähnlich wie bei nicht-zytopathogenem Virus

sind meistens wie folgt: Tiere aller Altersstufen zeigen über mehrere Tage starke wäßrige Diarrhoe, Fieber (39–41 °C), Anorexie, Nasen- und Augenausfluß, Dehydratation und in seltenen Fällen leichte Erosionen in der Maulhöhle. Bei Vorliegen eines sehr virulenten Virusstamms kann es auch bei erwachsenenen Tieren zur Entstehung des „Haemorrhagic Syndrome" mit meist letalem Ausgang kommen.

• Mucosal Disease

1. Pathogenese: Der zweite Bestandteil des BVD/MD-Komplexes ist die Mucosal Disease. Im Gegensatz zur BVD ist die MD eine Erkrankung mit niedriger Morbidität, aber hoher Mortalität. Momentan wird die Pathogenese von Mucosal Disease wie folgt gesehen: Nach transplazentarer Infektion bei seronegativen Rindern vor dem 120. Trächtigkeitstag kann ein nicht-zytopathogener Virusstamm von dem noch immuninkompetenten Fetus als „körpereigen" erkannt werden und dieser dann immuntolerant gegen den infizierenden Virusstamm werden. Hierdurch kann der Virusstamm im Fetus persistieren. Die betroffenen Kälber bleiben auch nach der Geburt Träger und Ausscheider dieses Virusstamms und sind so eine permanente Infektionsquelle für andere empfängliche Tiere. Die persistent infizierten Tiere sind bei der Geburt oft weniger gut entwickelt und bleiben in Größe und Entwicklung zurück. Ein Teil der persistent virämischen Tiere sieht aber auch völlig normal aus und wächst anfangs ebenso gut wie nichtvirämische Altersgenossen. Bei diesen anscheinend gesunden Tieren können aber doch klinisch unauffällige Schäden vorhanden sein.

Die Lebenserwartung für die virämischen Tiere ist kurz: Ungefähr die Hälfte der Tiere stirbt in einem Lebensalter von 6 Monaten bis zu einem Jahr, selten werden die Tiere älter als zwei Jahre. Über das Vorkommen von persistent virämischen Tieren wurden in vielen Ländern Untersuchungen durchgeführt, und die Frequenz ist relativ gut bekannt: Auf Populationsniveau ist mit 0,4–1,7 % persistent virämischen Tieren zu rechnen. Auf Betriebsniveau kann die Situation aber deutlich schlechter sein, und es gibt Berichte von Betrieben mit 30 % persistent virämischen Tieren.

Der Zustand einer persistierenden Virämie mit einem nicht-zytopathogenen Stamm wird zur Mucosal Disease, wenn das Tier mit einem zytopathogenen Virusstamm in Kontakt kommt. Durch die Immuntoleranz kann sich der Organismus nicht gegen den anderen Stamm verteidigen, und die Infektion verläuft letal. Während der Erkrankung ist das Tier dann Träger und Ausscheider sowohl des zytopathogenen als auch des nicht-zytopathogenen Virusstamms.

Früher wurde angenommen, daß der zytopathogene Stamm über Virusträger in den Betrieb eingeschleppt wird. Seit kurzem weiß man, daß nicht jeder zytopathogene Stamm die klinischen Symptome einer MD bei einem immuntoleranten Tier induzieren kann. Der nicht-zytopathogene und der zytopathogene Stamm müssen immunologisch sehr eng verwandt sein, um MD zu verursachen.

2. Symptome: Unabhängig von der Herkunft des zytopathogenen Biotyps verursacht seine Anwesenheit bei einem persistierend virämischen Tier stets eine tödlich verlaufende Erkrankung.

Akute Mucosal Disease: Die typische Krankheitsform der MD ist die akute Mucosal Disease. Die klinischen Symptome sind gut bekannt und gekennzeichnet durch hohes Fieber (40–41 °C), Depression, Anorexie, Erosionen auf der Zunge, am Zahnfleisch, auf den Lippen und auf der Backen- und Gaumenschleimhaut. Die Papillen im Maul sind gerötet, stumpf und bluten beim Berühren. Auch am Nasenspiegel, an der Vulva, den Zitzen und im Zwischenklauenspalt können Erosionen vorkommen. Speichelfluß, Nasen- und Augenausfluß können auftreten. Eine Diarrhoe ist immer vorhanden und hat wäßrigen, aber meistens fibrinös-hämorrhagischen Charakter. Durch die Diarrhoe tritt eine starke Dehydratation auf. Die Defäkation kann mit einem Tenesmus gepaart sein, da auch im Rektum Erosionen entstehen. Bei einer Blutuntersuchung werden nur wenig spezifische Abweichungen wie Leukopenie mit Neutropenie sowie Thrombozytopenie festgestellt. Der Tod tritt entweder akut oder nach ein paar Tagen bis zu einigen Wochen ein. Bei der Sektion werden Erosionen in Speiseröhre, Vormägen, Labmagen und Rektum angetroffen.

Chronische Mucosal Disease: Neben der akuten Form der MD kommt die chronische Form auch häufig vor. Warum manchmal eine akute und manchmal eine chronische MD entsteht, ist nicht genau bekannt. In beiden Fällen ist zytopathogenes und nicht-zytopathogenes Virus anwesend, und die Lokalisation viraler Antigene in den verschiedenen Geweben scheint identisch zu sein. Die Hypothese ist, daß eine Superinfektion von einem persistent virämischen Tier mit einem nicht 100 % homologen zytopathogenen Stamm die Ursache der chronischen Form der MD sein könnte.

Die Symptomatik der chronischen Form ist weniger dramatisch und verläuft langsamer als die akute Form. Progressives Abmagern, dauernde oder intermittierende Diarrhoe, schlechte Freßlust, Nasen- und Augenausfluß sind oft vorgebrachte Beschwerden. Die Erosionen, die bei der akuten Form sehr ausgeprägt sind, fehlen hier manchmal oder sind nur schwer zu erkennen, können aber im Verlauf der Erkrankung progressiv zunehmen. Als weiteres Symptom tritt in einigen Fällen eine chronische Tympanie auf, die wahrscheinlich durch Läsionen in der Pansenwand verursacht wird. Lahmheit aufgrund von Kronrand- und Zwischenklauenläsionen wird auch beschrieben. Des weiteren finden sich bei der chronischen Form der MD Hautläsionen wie Alopezie oder eine chronisch proliferative Dermatitis (generalisierend oder besonders im Nackenbereich). Chronische oder rezidivierende Lungenerscheinungen kommen oft vor. Andere Entzündungsprozesse wie Arthritis, Peritonitis und Nabelentzündungen können den Krankheitsverlauf erschweren, ebenso wie Sekundärinfektionen, die sich aufgrund der immunsuppressiven Eigenschaften des Virus vermehrt ausbreiten.

• Diagnose

Die nachstehenden Möglichkeiten zur Diagnose der BVD werden im folgenden besprochen:
- BVD-Virämie bei immuntoleranten Tieren;
- BVD und Atemwegserkrankungen;
- BVD und Diarrhoe;
- BVD und Aborte;
- BVD und Kälber mit kongenitalen Abweichungen oder „schwache Kälber";
- BVD und Mucosal Disease.

1. BVD-Virämie bei immuntoleranten Tieren: Zum Virusnachweis werden Vollblutproben (z.B. EDTA-Blut) benötigt. Das Blut sollte nicht unter Vakuum entnommen werden, da sonst mit einer störenden Koagulation gerechnet werden muß. Wenn aus der ersten Probe BVD-Virus isoliert wurde, muß eine zweite Probe frühestens nach 3 Wochen entnommen werden, um eine Immuntoleranz zu bestätigen. Eine vorhergehende serologische Untersuchung nach BVD-Antikörpern ist nicht angezeigt, da bis 25 % der immuntoleranten Tiere schwache bis hohe BVD-Antikörpertiter haben können. Da persistent virämische Kühe immer auch persistent infizierte Kälber gebären, werden bei der Betriebsuntersuchung in erster Instanz nur die Tiere der letzten Generation des Betriebs untersucht, d.h. nur Kälber, deren Mütter im Bestand sind, und alle anderen Tiere, von denen keine Vorfahren anwesend sind. Nur wenn in der letzten Generation ein persistierend virämisches Tier gefunden wird, wird darauffolgend die vorherige Generation untersucht. Zu berücksichtigen ist, daß die Antigenmenge bei Kälbern in der Kolostralmilchperiode stark vermindert sein kann und ein Virusnachweis nicht möglich ist. Nach dem Verbrauch der mütterlichen Antikörper steigt die Antigenmenge wieder an. Deswegen ist eine Untersuchung zum Virusnachweis nur in den ersten 3 Lebenstagen und dann erst wieder ab dem 3. Monat sinnvoll. In Abhängigkeit vom angewendeten Testsystem kann dieser Zeitraum auch bis zu 6 Monate andauern. Tiere, die sich bei der Erstuntersuchung in einem Alter von 3 Tagen bis 3 Monaten befanden, sollten nachuntersucht werden.

2. BVD und Atemwegserkrankungen: Die serologische Diagnose, die meist mit dem ELISA durchgeführt wird, ist nur von Wert, wenn sie auf der Basis gepaarter Serumproben von mehreren Tieren, die bei einem Krankheitsausbruch betroffen waren, gestellt wurde. Selbst dann ist der diagnostische Wert beschränkt, da manchmal multiple Serokonversionen auftreten. Außerdem wird die Aussagekraft des ELISA durch die antigene Übereinstimmung zwischen dem BVD-Virus im ELISA und dem Feldvirus beeinflußt, d.h. eine Serokonversion deutet nicht notwendigerweise auf einen ätiologischen Zusammenhang hin.

Eine Virusisolation aus Nasentupfern hat einen noch stärker eingeschränkten Wert, da nur leicht isolierbare Viren wie BHV-1 und eventuell PI3 aus den oberen Luftwegen nachgewiesen werden. Ein negatives Ergebnis hat keine Aussagekraft.

Bronchialspülungen haben einen deutlich größeren Aussagewert, da BVD-Virus, welches die unteren Luftwege infiziert hat, mehr oder weniger „in vivo" nachgewiesen werden kann, entweder nach Isolation in Zellkulturen oder durch Immunfluoreszenz in ausgespülten Zellen.

Die einzige Technik, mit der man einen sehr sicheren Zusammenhang zwischen der Symptomatologie und dem vorgefundenen Virus nachweisen kann, ist die Immunfluoreszenz in Gewebsstücken der apikalen Lungenlappen.

3. BVD-Virämie bei nicht persistent virämischen Tieren: Die Diagnose wird anhand der Virusisolation aus den Leukozyten in der akuten Phase oder durch Serologie von gepaarten Serumproben gestellt. Virusisolation aus Kotmaterial ist oft nicht möglich. Das BVD-Virus kann aber in sehr seltenen Fällen (1 %) bei neonataler Kälberdiarrhoe nachgewiesen werden.

4. BVD und Aborte: Der Virusnachweis bei einem Abort ist schwierig, da nur im Fall einer schnellen Austreibung, d.h. bei einem frischen Fetus, eine zuverlässige Diagnose mit der direkten Immunfluoreszenz gestellt werden kann. In den anderen Fällen kann eine Untersuchung der Mutter mit Virusisolation aus den Leukozyten oder Lochien oder eine serologische Untersuchung von gepaarten Serumproben einen Hinweis geben. Dies ist aber oft von geringem Wert, da das Verwerfen häufig erst einige Wochen nach der Infektion stattfindet.

5. BVD bei Kälbern mit kongenitalen Abweichungen oder „lebensschwachen" Kälbern: Sobald solche Kälber bereits Kolostralmilch getrunken haben, die immer Antikörper enthält, hat eine serologische Untersuchung keinen Sinn mehr. Auch eine Virusisolation ist nicht möglich, da die Kälber zum Zeitpunkt der intrauterinen Infektion bereits immunkompetent waren. Die Diagnose „intrauterine Infektion mit BVD-Virus" kann nur gestellt werden, wenn Blut vor der ersten Kolostrumaufnahme entnommen wird. Werden in dieser Blutprobe Antikörper festgestellt, dann ist es sicher, daß das Kalb intrauterin infiziert wurde und zu diesem Zeitpunkt ein Virus in der Herde zirkuliert ist.

6. BVD und Mucosal Disease: Die klinische Diagnose kann in vielen Fällen bereits beim lebenden Tier aufgrund der pathognomonischen Erosionen im Maul und am Nasenspiegel gestellt werden. Bei der Sektion eines gestorbenen Tieres festgestellte longitudinale Erosionen in der Ösophagusschleimhaut bestätigen die klinische Diagnose. Aus den Leukozyten kann sowohl zytopathogenes als auch nicht-zytopathogenes BVD-Virus isoliert werden. Mit der Immunfluoreszenz werden virusbedingte Läsionen im gesamten Verdauungsapparat nachgewiesen.

Neben den oben aufgeführten Möglichkeiten zur Einzeltierdiagnostik ist eine Diagnose auf Herdenbasis bei Verdacht eines Bestandsproblems mit BVD für die Einleitung von Bekämpfungsmaßnahmen in einem Zuchtbetrieb von besonderer Bedeutung. Dabei sollen Informationen über die Existenz von persistent virämischen Tieren sowie über die Immunitätslage der Herde erhalten werden. In den einzelnen Bundesländern werden sowohl diagnostische Maßnahmen als auch Bekämpfungsmaßnahmen von den Tierseuchenkassen in unterschiedlichem Ausmaß subventioniert, so daß diese vor der Einleitung von Maßnahmen zunächst konsultiert werden sollten. In Abb. 32 ist ein von Wolf et al. (1996) vorgeschlagenes Schema einer Bestandsdiagnostik für einen Milchviehbetrieb dargestellt, welches aus einer Kombination aus AK- und Virusnachweis besteht und das Ausmaß der Untersuchungen bei hoher diagnostischer Aussagekraft auf ein sinnvolles Maß beschränken soll.

- **Bekämpfung**

Eine „ideale" Vorgehensweise zur Kontrolle und Sanierung einer BVD-Infektion in einem Bestand gibt es nicht. Folgende Möglichkeiten werden diskutiert:

- Der Infektion seinen Lauf lassen.
- Entfernung der Virusquelle(n) und Abschirmung.
- Durchführung eines Impfprogramms.
- Kombination von Elimination und Impfung.

Unter allen Umständen ist eine Aufklärung des Besitzers über die möglichen Folgen für den Betrieb erforderlich. Um eine gute Beratung geben zu können, ist die Einschätzung der Situation des Betriebs unentbehrlich. In der Praxis hat man es in der Regel mit einer relativ großen Anzahl an Tieren zu tun, die sich in verschiedenen Stadien des Infektionsprozesses befinden können. Mit Hilfe der serologischen Untersuchung von diversen Tiergruppen kann versucht werden, eine Einsicht über die Verbreitung der Infektion im Betrieb zu bekommen. In der zweiten Instanz können Tiere für eine BVD-Virusisolation ausgesucht werden.

1. Keine Maßnahmen ergreifen: Hierbei läuft man Gefahr, daß bei Präsenz eines nicht-zytopathogenen Virus vermehrt persistent virämische Tiere entstehen, so daß sich im Laufe der Zeit die Fruchtbarkeits- und Kälberaufzuchtleistung der Herde deutlich verschlechtern wird, was auch zu empfindlichen finanziellen Einbußen führen kann. Außerdem wird die Anzahl der Tiere, die an MD erkranken, zunehmen. Aufgrund der immunsuppressiven Eigenschaften des Virus dürften sich auch andere Infektionskrankheiten leichter etablieren können, d.h. „der Infektion seinen Lauf lassen" kann seuchenprophylaktisch bedenklich sein und sich wirtschaftlich nachteilig auswirken.

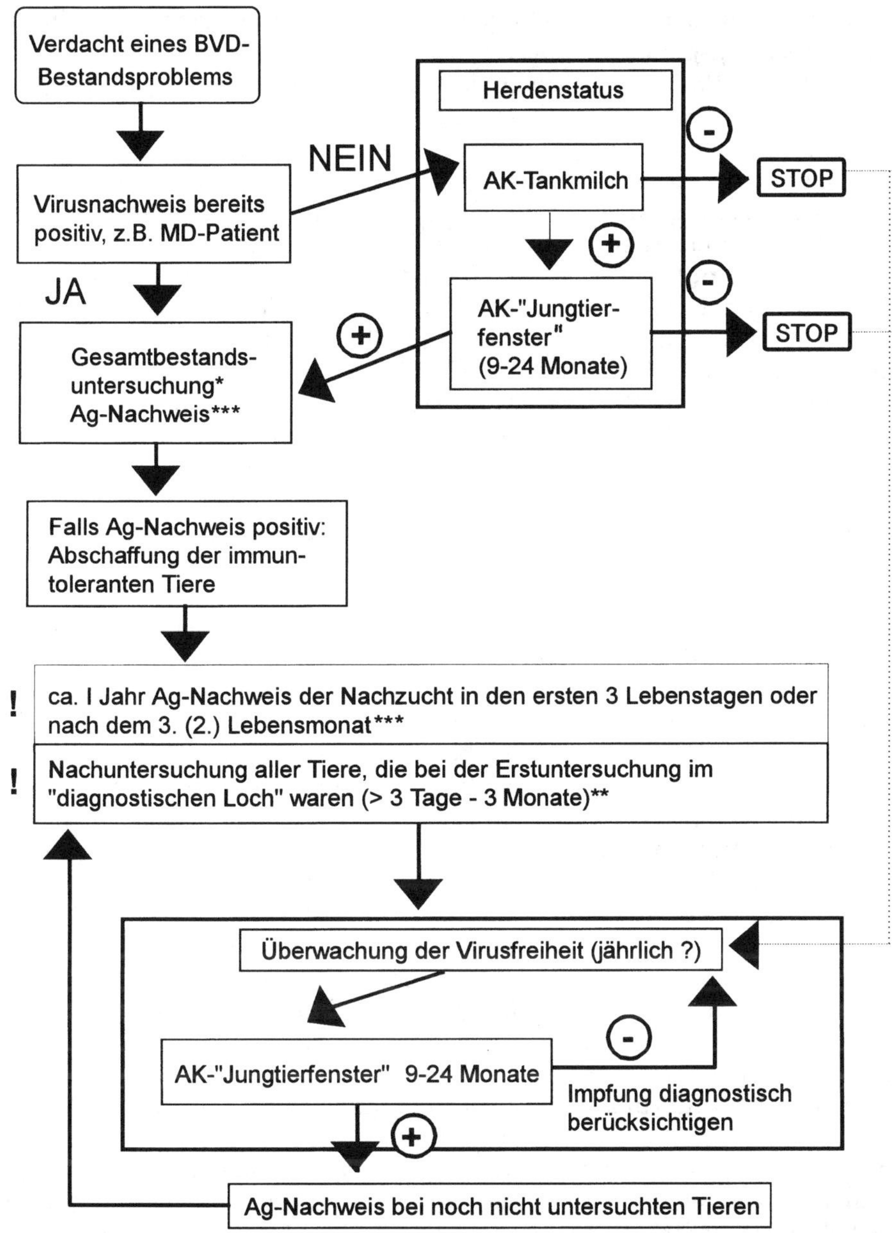

* Nur das jüngste Tier einer Linie muß untersucht werden, da persistent virämische Tiere immer persistent virämische Kälber gebären.
** Zeitraum variabel je nach Methode.
*** Ag-positive Tiere müssen nach 3 Wochen nachuntersucht werden.

Abb. 32 Schema zur BVD-Bestandsdiagnose (nach Wolf et al., 1996).

Andererseits ist zu berücksichtigen, daß in vielen Betrieben ein hoher Durchseuchungsgrad (mehr als 80 % seropositive Tiere) besteht, ohne daß offensichtliche Probleme auftreten. In solchen Betrieben ist es vertretbar, das Infektionsgeschehen nicht zu beeinflussen.

2. Entfernung persistent virämischer Tiere und Abschirmung: Werden alle persistent virämischen Tiere erfaßt und aus dem Betrieb entfernt, entsteht über kurz oder lang eine BVD- empfängliche Herde. Wird das Virus z.B. über Zukauf von Tieren erneut in den Bestand gebracht, kann es im wesentlichen beim Jungvieh zu Erkrankungsfällen führen. Größer aber ist die Gefahr, daß eine seronegative frühtragende Kuh infiziert wird, die dann ein immuntolerantes Kalb zur Welt bringt. Über dieses Kalb steigt der Infektionsdruck an, und eine Durchseuchung des Betriebs findet schnell statt. Symptome im Bestand sind eine erhöhte Abortrate, herabgesetzte Konzeption und erhöhte Kälberverluste. Unter der momentanen Seuchensituation dürfte die Bekämpfungsstrategie der alleinigen Abschirmung wohl kaum dauerhaft erfolgreich durchzuführen sein.

3. Impfprogramm: Bevor eine aktive Immunisierung der Bestände durchgeführt wird, sollte man über die oben aufgeführte Diagnostik klären, ob überhaupt eine Impfindikation besteht. Wenn bereits Schadensfälle aufgetreten sind, ist davon auszugehen, daß bereits eine Durchseuchung stattgefunden hat, d.h., eine Indikation zu einer prophylaktischen Impfung ist dann aus medizinischer Sicht nicht gegeben. Als durchseucht gilt ein Bestand, wenn persistent virämische Tiere nachgewiesen wurden oder seropositive erwachsene Tiere (Tankmilchprobe positiv) vorhanden sind und das „Jungtierfenster" (Jungtiere im Alter von 9–24 Monaten) positiv ist. Zur Zeit wird bei Auftreten von BVD-Erkrankungsfällen oder in Verdachtsfällen häufig eine metaphylaktische Impfung durchgeführt und von einem vermeintlichen Impferfolg berichtet. Ob die Verbesserung der Situation nun tatsächlich durch die Impfung bewirkt wurde oder ohnehin eingetreten wäre, ist bei solchem Vorgehen aber nicht geklärt. Genauere Informationen könnten nur über einen kontrollierten Impfversuch erhalten werden. Als teilweise empfänglich gilt eine Herde mit negativem „Jungtierfenster", aber seropositiven Kühen. Als voll empfänglich ist eine Herde anzusehen, wenn das „Jungtierfenster" negativ ist und keine seropositiven erwachsenen Tiere im Bestand sind.

Vor der Durchführung eines Impfprogramms sollte man sich auch über Wirkung und Gefahren, die von Impfstoffen ausgehen können, informieren. Ziel eines Impfprogramms sollte der Schutz vor akuten Erkrankungen (Diarrhoe, respiratorische Erkrankungen, hämorrhagisches Syndrom) sowie der Schutz vor einer diaplazentaren Infektion sein. Zur Zeit sind verschiedene Impfstoffe auf dem Markt: Totvakzinen, die sich nicht systemisch vermehren; attenuierte Vakzinen, die sich nicht oder nur gering systemisch vermehren; Lebendvakzinen, die sich systemisch vermehren. Während alle Vakzinen in der Lage sind, einen wirkungsvollen Schutz vor akuten BVD-Erkrankungen zu liefern, wird ein Schutz vor diaplazentarer Infektion nur über eine Vakzinierung mit einer Lebendvakzine erreicht. Werden allerdings gravide Tiere mit einer Lebendvakzine geimpft, so besteht bei der Impfung die Gefahr der diaplazentaren Infektion mit der Erzeugung immuntoleranter Kälber, dem Auftreten von Aborten und kongenitalen Schäden beim Kalb. Außerdem wird das Impfvirus ausgeschieden. Die Gefahr einer diaplazentaren Infektion besteht bei der Verwendung einer Totvakzine nicht. Im Gegensatz zur Lebendvakzine, die je nach Virusstamm eine Wirkung von mindestens 1 Jahr hat, dauert der Schutz bei Verwendung von Tot- oder attenuierten Vakzinen maximal 1 Jahr. In einer empfänglichen Herde wird folgendes Vorgehen einer prophylaktischen Impfung empfohlen:

- *Lebendvakzinierung* der Tiere vor der ersten Besamung oder Bedeckung (mindestens dreiwöchiger Abstand); dieses Vorgehen setzt voraus, daß eine Abtrennung der Tiere von graviden Tieren erfolgen kann. Der Lebendvakzinierung kann eine Totvakzinierung vorgeschaltet werden. Dies empfiehlt sich in Herden mit voll empfänglichen Jungtieren, um die Sicherheit von Lebendimpfstoffen zu erhöhen (Verringerung der Ausscheidung von lebendem Impfvirus nach Grundimmunisierung).
- Bei graviden Tieren sind Lebendvakzinen kontraindiziert. Diese Tiergruppe sollte mit einer *Totvakzine* geimpft werden, wobei aber berücksichtigt werden muß, daß womöglich kein vollständiger Schutz gegenüber einer systemischen Infektion und damit einer diaplazentaren Infektion erreicht wird. Über die Impfintervalle gibt es noch keine genauen Angaben. Ein Impfintervall von mindestens 1 Jahr sollte eingehalten werden. Nach amerikanischen Untersuchungen kann eine Steigerung der Impffrequenz bis auf dreimal pro Jahr angezeigt sein.

4. Elimination und Impfung: Soll ein Impfprogramm durchgeführt werden, ohne den Durchseuchungsgrad genau zu kennen, sollten potentielle immuntolerante Tiere identifiziert und aus dem Bestand entfernt werden. Persistent infizierte Tiere können durchaus Serumantikörper gegenüber dem Impfvirus aufbauen, sind aber unter keinen Umständen in der Lage, das persistierende Virus zu eliminieren. Die Virusausscheidung hält damit weiterhin an, und dadurch wird ein hoher Infektionsdruck im Bestand aufrechterhalten. Wenn das Impfvirus mit dem persistierenden Stamm homolog ist, dann bleiben immuntolerante Tiere serologisch negativ. Virusträger können selbst als Folge einer Impfung mit lebendem homologen BVD-Virus Mucosal Disease entwickeln. Nach der Impfung eines Ausscheiders mit einem heterologen BVD-Virus ist eine AK-Bildung möglich, wobei die AK aber keinen Schutz gegen die Mucosal Disease bieten. Früher oder später tritt der Tod ein, egal ob die Tiere geimpft waren oder nicht. Antikörper-positive Virusträger erschweren die Interpretation von serologischen Tests. In einem Neutralisationstest mit einem BVD-Virus, das eng mit dem Impfvirus verwandt ist, können solche Tiere positiv reagieren. Werden immuntolerante Tiere nicht entfernt, kann sich die Infektion in den nachfolgenden Generationen aufrechterhalten. Besonders in Betrieben, in denen bereits klinische Erscheinungen von BVD aufgetreten sind, kommen meistens mehrere immuntolerante Kälber vor. Obwohl die Überlebenschancen geringer sind als bei immunkompetenten Tieren, besteht das Risiko, daß solche Tiere das fortpflanzungsfähige Alter erreichen und Linien von Virusträgern aufrechterhalten.

3.6.1.6 Kokzidiose

Diese Infektion gehört bei erwachsenen Rindern zu den großen Ausnahmen. In Einzelfällen kann es zu einem Ausbruch der Erkrankung kommen (s. Kap. 3.5.7).

3.6.1.7 Andere Endoparasitosen

Magen-Darm-Würmer können auch bei erwachsenen Rindern ab und zu Probleme mit Diarrhoe verursachen. Besonders Erstkalbinnen, die oft nur eine Weidesaison gehabt haben, sind empfänglich. Es wird empfohlen, diese Tiergruppe noch einmal extra zu entwurmen, z.B. bei Weideabtrieb der Rinder oder bei der Abkalbung.

Die Wartezeiten der entsprechenden Antiparasitika sind zu beachten!

Weiterhin wird auf das Kapitel 3.5.8 verwiesen.

3.6.1.8 Intoxikationen

Viele Intoxikationen gehen mit Verdauungsstörungen, darunter auch Diarrhoe einher. Oft können Vergiftungen bestandsweise auftreten. Die Diagnose ist schwierig und basiert auf einer gründlichen Anamnese und klinischen Untersuchung, während die Absicherung der Diagnose über eine Laboruntersuchung stattfinden muß (s. 3.7).

3.6.2 Symptom „Husten"

Das Symptom „Husten" wird auch gelegentlich bei den erwachsenen Tieren einer Milchviehherde festgestellt. Nicht immer ist eine ursächliche Diagnose zu stellen. Bei Verdacht einer IBR-Infektion gibt es meist deutliche Symptome. Ist Husten das einzige Symptom, dann ist eine Infektion mit Lungenwürmern eine mögliche Ursache.

Die Erfahrung lehrt, daß, wenn keine Diagnose gestellt werden kann, der Husten oft von selbst verschwindet. Dies kann aber Monate bis zu einem halben Jahr dauern. Da sich viele Landwirte wegen des Hustens Sorgen machen, hat der Tierarzt vor allem die Aufgabe, den Landwirt zu beruhigen. Glücklicherweise hat chronischer Husten meist keinen Einfluß auf die Milchleistung.

Differentialdiagnostisch kommen bei kurzdauerndem Husten in Betracht:
- IBR,
- andere Viren (mit oder ohne bakterielle Sekundärinfektionen).

Bei langandauerndem Husten:
- Lungenwürmer,
- Ascaris suum,
- Trimethylindolin-Intoxikation (bei stark kontaminiertem Gras, sehr selten, nur im Frühjahr).

3.6.2.1 IBR (Infektiöse Bovine Rhinotracheitis)

• Allgemeines

Die Infektion wird durch das Bovine Herpesvirus 1 (BHV-1) hervorgerufen. Klinische Symptome einer akuten Infektion sind hohes Fieber (bis 42 °C), seröser Nasenausfluß, Hyperämie von Flotzmaul- und Nasenschleimhäuten sowie Speicheln. Später kommen Husten und Augenausfluß als Folge einer Konjunktivitis hinzu. Laktierende Kühe zeigen einen drastischen Milchrückgang. Bei Kälbern findet sich zusätzlich zu den respiratorischen Symptomen noch Diarrhoe. Tragende Kühe können abortieren (meist im 5.–8. Trächtigkeitsmonat nach 3- bis 6-wöchiger Inkubationszeit).

Nach einer primären Infektion werden die Tiere zu latenten Trägern des BHV-1. Intermittierend kann in besonderen Streßsituationen, wie z.B. Abkalbung, Transport sowie Lungenwurminfektion, BHV-1 ausgeschieden werden.

Die Einschleppung in einen IBR-freien Bestand findet im allgemeinen durch ein ungünstiges Weidemanagement (z.B. Verbringen von Tieren auf die Weide eines anderen Landwirts) oder durch Ankauf von Tieren statt, die in Streßsituationen von latenten Trägern zu Ausscheidern geworden sind oder sich beim Kauf im Inkubationsstadium befunden haben. Empfängliche Tiere, die in eine Milchviehherde kommen, können ebenfalls durch infizierte Tiere angesteckt werden. Auf diese Weise kann der Eindruck entstehen, daß im Bestand eine erneute BHV-1-Infektion (IBR) ausgebrochen ist, besonders wenn ein Großteil der Herde aus empfänglichen (jungen) Tieren besteht.

• Diagnose

Die klinische Diagnose muß durch den Virusnachweis oder durch den Nachweis, daß das Virus anwesend gewesen ist, erhärtet werden. Das Virus kann in Ausstrichen von Nasentupfern mittels Immunfluoreszenztechniken (IFT) sichtbar gemacht werden. Diese Methode benötigt eine Laborbearbeitung von einigen Stunden. Als zweites kann mit Hilfe der IFT das Virus in frischem Sektionsmaterial (z.B. bei abortierten Früchten) nachgewiesen werden. Weiterhin ist ein Virusnachweis über eine Kultivierung sowohl aus Nasentupfern als auch aus Sektionsmaterial möglich. Diese Methode benötigt im Labor eine Bearbeitungszeit von einigen Tagen. Da Streßsituationen und Infektionen mit anderen Erregern zur Ausscheidung von latent anwesendem BHV-1 Anlaß geben können, sollte die Interpretation einer BHV-1-Virusisolierung mit Vorsicht geschehen. Die Kenntnis des serologischen Zustands des Bestands ist hierbei von Bedeutung. Dies ist durch ein jährliches serologisches „Screening" verschiedener Altersgruppen des Betriebs zu erreichen. Eine kürzlich durchgemachte Infektion mit BHV-1 kann mittels der Serokonversion oder einer signifikanten Titererhöhung in gepaarten Serumproben nachgewiesen werden. Blutproben sollten in einem Abstand von 14 Tagen gezogen werden. Die Laborbearbeitung dauert einige Tage, so daß die An- oder Abwesenheit des BHV-1 etwa 3 Wochen nach der ersten Blutentnahme festgestellt wird. Die letzte Methode ist eine retrospektive

Diagnose, aus der gefolgert werden kann, daß das BHV-1-Virus während der Krankheitserscheinungen vorhanden gewesen ist.

• **Bekämpfung**
Bisher erfolgte die IBR-Bekämpfung nach den 1986 erlassenen „Leitlinien für den Schutz von Rinderbeständen vor BHV-1-Infektionen und für die Sanierung infizierter Rinderbestände". Ziel war der Erhalt oder das Erreichen eines „IBR-freien" Status. Die IBR-Bekämpfung erfolgte auf Länderebene und freiwilliger Basis. Kernpunkte der Programme waren die Erfassung infizierter Tiere über den Nachweis von BHV-1-Antikörpern (AK) sowie die Impfung positiver Reagenten, die dann nach und nach den Bestand verlassen sollten. Das Ausmaß der Impfung richtete sich nach dem Infektions- und Erkrankungsstatus im Tierbestand. Mit der Impfung positiver Reagenten sollte eine Virusausscheidung bei latent infizierten Virusträgern gehemmt oder so stark reduziert werden, daß sich bisher seronegative Tiere nicht anstecken konnten. Eine absolut sichere Vorbeuge vor der Feldvirusausscheidung bei latent infizierten Tieren ist die Impfung aber nicht, so daß es auch zu Rückschlägen bei einem Bekämpfungsprogramm kommen kann.

In einem BHV-1-freien Bestand ist es wichtig, der Einschleppung von BHV-1 vorzubeugen. Gefahren bestehen insbesondere beim Zukauf von als „IBR-frei" deklarierten Tieren sowie beim Besuch von Auktionen und Ausstellungen. Die Sanierungsprogramme sahen eine prophylaktische Impfung zum Schutz seronegativer Tiere aufgrund der Diagnostik (Nachweis von AK) nicht vor, da es nicht möglich war, zwischen den AK gegen das Impfvirus oder das Feldvirus zu unterscheiden.

In den letzten Jahren wurden sog. „Markerimpfstoffe" entwickelt, die eine Differenzierung zwischen Feld- und Impfvirus möglich machen. Diese Impfstoffe enthalten Virus mit einer Deletion des gE-Glykoproteins. Während mit einem Feldvirus infizierte Tiere AK gegen dieses Glykoprotein bilden, fehlen diese bei geimpften Tieren. Mit Hilfe neu entwickelter Nachweisverfahren muß herausgefunden werden, ob die Tiere AK gegen das gE-Glykoprotein besitzen oder nicht. Aufgrund der IBR-Seuchensituation in der EU wird eine bundesweite IBR-Sanierung für notwendig erachtet. Eine „Verordnung gegen Infektionen mit dem bovinen Herpesvirus Typ 1" ist zur Zeit der Drucklegung in Vorbereitung und sieht die Anwendung einer Impfung mit Deletionsvakzinen als eine Sanierungmaßnahme vor. Ein bundesweite Sanierung ist aber nur zu erwarten, wenn eine flächendeckende Bekämpfung durchgeführt wird.

3.6.2.2 Lungenwurmbefall

Auch bei erwachsenen Rindern kann ab und zu eine klinische Lungenwurmerkrankung festgestellt werden. Die Infektion ist entweder sofort patent oder tritt in einer Form auf, bei der sich zunächst keine erwachsenen Stadien von *Dictyocaulus viviparus* aus den Larven entwickeln. Da offensichtlich nach einer Lungenwurminfektion nur eine unvollständige Immunität entsteht, können sich aus den in ihrer Entwicklung sistierenden Larven später erwachsene Lungenwurmstadien entwickeln, die dann wieder Eier und Larven produzieren. Dieses Phänomen wird beobachtet, wenn Larven im Spätherbst aufgenommen werden. Im Winter ist keine Larvenausscheidung zu beobachten. Kommen derart infizierte Tiere im Frühjahr auf die Weide, wird die Infektion wieder patent.

Bei einer nicht-patenten Infektion findet sich als Hauptsymptom Husten, evtl. noch eine beschleunigte Atmung. Die Milchleistung ist in der Regel nicht vermindert, und es tritt auch kein Fieber auf, was bei einer patenten Lungenwurminfektion durchaus der Fall sein kann. Der Husten wird insbesondere beim Melken als hinderlich empfunden, z.B. wenn hierdurch vermehrt Melkzeuge abfallen. Die Diagnose einer nicht-patenten Infektion ist nicht einfach, da die klinische Untersuchung (Auskultation) meist keine typischen Abweichungen ergibt und eine ggf. positive serologische Reaktion nur beweist, daß das Tier Kontakt mit Lungenwurmlarven hatte. Jeder wiederholte Kontakt mit Larven wird zu einer positiven AK-Reaktion führen. Nur ein negatives Resultat der Blutuntersuchung hat Aussagewert. Bei einer patenten Infektion richten sich die Krankheitssymptome nach dem Ausmaß des Lungenwurmbefalls. Während bei leichtem Befall keine oder nur geringgradige klinische Erscheinungen auftreten, kann es bei mittel- bis hochgradigem Befall zur Entstehung einer schweren Bronchopneumonie kommen, wobei die Tiere im schlimmsten Fall verenden. Bei einer patenten Infektion lassen sich die Lungenwurmeier und -larven aus dem Speichel und Kot sowie die Lungenwürmer mittels einer Lungenspülung nachweisen.

Obwohl eine Eosinophilie im Blutbild ein Hinweis sein kann, ist diese aber nicht spezifisch. Auch andere allergische Abwehrreaktionen können hierzu Anlaß geben. Zu beachten ist, daß oft nach der Verabreichung eines Therapeutikums gegen erwachsene Lungenwurmstadien heftiger Husten auftritt, was diagnostisch verwertet werden kann. Die Anamnese ist ebenfalls von Bedeutung, insbesondere wenn bekannt ist, daß Lungenwurminfektionen im Bestand vorkommen. Zur Therapie einer Lungenwurminfektion steht ein Reihe von Antiparasitika zur Verfügung, die sowohl gegen die erwachsenen als auch gegen die Larvenstadien wirksam sind.

3.6.2.3 Spulwurmbefall

Die Infektion mit diesem Endoparasiten erfolgt über den Kontakt mit Schweinemist, der z.B. auf Weiden verteilt wurde. Die Larven von *Ascaris suum* können sich allerdings nicht zur adulten Form weiterentwickeln und sterben in den Lungen ab. Die Diagnose erfolgt serologisch (Nachweis von AK gegen *Ascaris suum*, keine AK gegen Lungenwürmer) sowie aufgrund des Vorhandenseins einer Eosinophilie. Die Therapie besteht in einem Umtreiben der Tiere auf andere nicht kontaminierte Weiden.

3.6.3 Stumpfes Haarkleid und/oder schlechtes Aussehen

Aufgrund der unklaren Symptomatik ist dieses Problem nicht so leicht lösbar. Oft kommt dieser Symptomenkomplex zusammen mit einer nicht zufriedenstellenden Milchproduktion vor. Differentialdiagnostisch sollten folgende Ursachen in Betracht gezogen werden:
1. Fütterungsfehler und Mangelerscheinungen (z.B. Cu);
2. Erkrankungen:
- Stoffwechselstörungen (Ketose, Fettlebersyndrom, Klauenerkrankungen [auf die Häufigkeit lahmer Tiere achten]);
- Leberegel;
- Intoxikationen (s. 3.7);
- Ektoparasitosen;
- Pilzinfektionen.

Da viele der oben genannten Themen schon an anderer Stelle besprochen wurden, wird im folgenden nur noch auf die Fasziolose, Ektoparasiten, Pilzinfektionen und den Cu-Mangel eingegangen.

3.6.3.1 Leberegelbefall

• Allgemeines

Wie bei der parasitären Gastroenteritis ist die Fasziolose durch eine Leistungsminderung gekennzeichnet. Stagnierende Gewichtsentwicklung oder Gewichtsverluste stellen die häufigsten Folgen des Befalls mit dem großen Leberegel *(Fasciola hepatica)* dar. Verschiedene Studien haben gezeigt, daß bei Rindern ein Gewichtsverlust von 0,07–0,2 kg pro Woche beim Vorhandensein von 30–80 Leberegeln und von 0,35–1,2 kg pro Woche bei einer Infektion mit 200 Leberegeln zu verzeichnen ist.

Über eine eingeschränkte Milchleistung gibt es nur wenige Informationen. Leistungsminderungen von 10 % werden beschrieben.

Das Krankheitsbild hängt von der Anzahl aufgenommener infektiöser Stadien, den sog. Metazerkarien ab. Nach einer Infektion wird nur eine geringe Immunität entwickelt, so daß Reinfektionen additiv sind (im Gegensatz zu gastrointestinalen Würmern) und verschiedene Entwicklungsstadien gleichzeitig auftreten können.

• Epidemiologie

Von essentieller Bedeutung für die Übertragung von Leberegeln ist die Wassertemperatur. Die Entwicklung der Eier, das Schlüpfen der Larven, die Weiterenwicklung und Reproduktion larvaler Stadien in der Zwergschlammschnecke und das Schlüpfen der Zerkarien aus der Schnecke finden nur bei Wassertemperaturen von mehr als 10 °C statt. Wichtige Teile des Entwicklungskreislaufs sind an das Wasser gebunden. Auch der Zwischenwirt benötigt zur Entwicklung Feuchtbiotope. Aus diesem Grunde kommen vor allem in feuchten Sommern vermehrt Infektionen mit Leberegeln vor. Ein sehr trockener Sommer, wie z.B. 1976, geht meistens mit einer niedrigeren

Prävalenz von *Fasciola* in den nachfolgenden Jahren einher. Im Gegensatz zu Magen-Darm-Nematoden, die in jedem Betrieb vorkommen, sind *Fasciola*-Infektionen auf bestimmte Regionen beschränkt.

Es finden zwei Infektionszyklen pro Jahr statt. Bei der sog. **„Sommerinfektion"** erscheinen die Metazerkarien von August bis Oktober auf den Weiden. Der Zwischenwirt wird von Mirazidien infiziert, die aus den Eiern geschlüpft sind, die von infizierten Tieren im Frühjahr ausgeschieden wurden, oder aus Eiern, die den Winter im unentwickelten Stadium überlebt haben. Die Entwicklung in den Schnecken findet im Sommer statt, und die Zerkarien erscheinen ab August.

Bei der sog. **„Winterinfektion"** erscheinen die Metazerkarien von Mai bis Juni auf den Weiden. Sie stammen von Schnecken, die im vorherigen Herbst infiziert wurden. Zu Beginn des Winters wird die Entwicklung von *Fasciola* in der Schnecke gestoppt. Während des Winters gibt es keine Weiterentwicklung des Zyklus. Wenn im Frühjahr die mittlere Wassertemperatur 10 °C überschreitet, werden die Schnecken aktiv, und die infektiösen Stadien vollenden ihre Entwicklung. Die Anzahl der Schnecken ist aber noch klein und die Winterinfektion von geringerer Bedeutung als die Sommerinfektion. Bei letzterer stehen immer mehr Schnecken als Zwischenwirte zur Verfügung. Metazerkarien können auch in beschränktem Maß den Winter überleben. Zeitgleich mit der Winterinfektion können sich die Tiere infizieren, so daß bereits im August Eier ausgeschieden werden, d.h. zu einem Zeitpunkt, an dem eine große Anzahl von Schnecken für eine Weiterentwicklung der Parasitenstadien zur Verfügung steht.

- **Klinische Symptome**

Man unterscheidet **akute** und **chronische Fasziolose.** Erstere tritt in der Präpatenzperiode auf, wobei deutliche klinische Erscheinungen nur nach einer Masseninvasion im Spätsommer/Herbst sichtbar werden. Erscheinungen sind Verdauungsstörungen (Durchfall oder Verstopfung), Bauchfellreizung, subfebrile Temperaturen, verminderte Futteraufnahme und allmählich schlechter werdender Ernährungszustand. Eine klinische Untersuchung ergibt Hinweise auf eine Hepatitis/Perihepatitis.

Die **chronische Fasziolose** ist die am häufigsten vorkommende Form bei Rindern und wird durch die ausgewachsenen Egel in den Gallengängen hervorgerufen. Spezifische Krankheitserscheinungen fehlen häufig. Symptome sind Anorexie, Konstipation, schlechter Allgemeinzustand, progressive Anämie mit Abmagerung, selten Ikterus. Diarrhoe wird bei älteren Tieren nur nach wiederholter Infektion festgestellt, evtl. auch in Zusammenhang mit einer gleichzeitig vorhandenen Ostertagiose.

- **Diagnose**

Klinische Diagnose

Wie bei der akuten Fasziolose ist die Kenntnis epidemiologischer Faktoren für das Erkennen einer chronischen Fasziolose von Bedeutung. Symptome finden sich vor allem im Winter. Bei leichten Infektionen ist die Erkrankung weniger deutlich. Chronische Fasziolose muß differentialdiagnostisch von der Ostertagiose Typ II unterschieden werden.

Labordiagnose
Unterschieden wird zwischen direkten und indirekten Methoden. Bei ersterer erfolgt ein Nachweis von *Fasciola*-Eiern im Kot. Dies ist ab drei Monaten nach der Infektion möglich. Im Gegensatz zu gastrointestinalen Wurminfektionen ist die Eiausscheidung konstant (geringe Immunität). Wenn Tiere infiziert sind, bleiben sie während des ganzen Jahres Eiausscheider. Zu beachten ist, daß die Ausscheidung von Eiern in den Fäzes diskontinuierlich ist und von der Entleerung der Gallenblase abhängt, d.h., eine Kotuntersuchung sollte über mehrere aufeinanderfolgende Tage erfolgen. Aus diesem Grunde ist es auch vorteilhaft, von verschiedenen Tieren Proben zu nehmen. Der am Nachmittag abgesetzte Kot soll mehr Eier enthalten.

Als Methode werden die klassischen koproskopischen Nachweisverfahren, wie Flotation mit Zinkchlorid (verformt Eier) sowie die Sedimentationsmethode mit Sedimentfärbung mit Methylenblau verwendet. Eine quantitative Bestimmung kann mit der McMaster-Methode (EPG) erfolgen.

Zu den indirekten Nachweismethoden zählt zum einen die Bestimmung von Antikörpern gegen den Leberegel im Serum (z.B. indirekte Hämagglutination [IHA] oder ELISA), die schon einige Wochen nach einer Infektion hinweisend auf eine Leberegelinfektion sein soll. Zum anderen kann versucht werden, einen Leberschaden festzustellen, z.B. durch die Bestimmung der Aktivität von Leberenzymen, insbesondere die Aktivität der γ-GT (Gammaglutamyltransferase). Die Normalwerte liegen zwischen 12 und 19 U/l. Bei Leberschäden (sowohl der Hepatozyten als auch der Epithelzellen der Gallengänge) steigen die Konzentrationen ab 5 Wochen nach einer Leberegelinfektion an (10–15fach bei schweren Infektionen). Die Bestimmung der Aktivität von Leberenzymen ist aber nicht spezifisch für Leberegelbefall.

Sektion
Die postmortale Diagnose einer Fasziolose ist relativ einfach. Die Läsionen sind typisch (Zirrhose und Cholangitis chronica), und die Egel sind in den Gallengängen deutlich sichtbar. Bei der seltener vorkommenden akuten Fasziolose findet man eine diffuse serofibrinöse oder zottig-fibröse parietale und viszerale Peritonitis sowie eine akute Hepatitis.

• Therapie und Bekämpfung
Zur Zeit ist eine Reihe von Mitteln auf dem Markt, die sowohl gegen erwachsene als auch gegen jugendliche Entwicklungsstadien des Leberegels wirksam sind. Die häufigsten aktiven Substanzen sind Salicylanilide, substituierte Phenole sowie verschiedene Benzimidazol-Derivate. Die meisten dieser Substanzen sind aber relativ toxisch, weshalb sie nur bei nachgewiesenem Leberegelbefall angewendet werden sollten. Bei schweren Leberegelinfektionen ist die Leberfunktion geschädigt, wodurch unerwünschte Neben- bis hin zu Vergiftungserscheinungen auftreten können. Die meisten Produkte wer-

den auch schlecht metabolisiert, so daß behandelte Tiere meist erst 3–4 Wochen nach der Behandlung geschlachtet werden dürfen. Die Wartezeiten für Milch von behandelten Tieren schwanken zwischen 4 und 7 Tagen, wobei einige Präparate nicht bei laktierenden Tieren angewendet werden dürfen.

Als prophylaktische Maßnahme sollte eine entsprechende Weidehygiene durchgeführt werden (einwandfreies Tränkewasser aus Brunnen, Weidepumpen oder Wasserwagen, ggf. Drainage, Abzäunung von Wasseransammlungen). Des weiteren kann eine Schneckenbekämpfung versucht werden.

3.6.3.2 Ektoparasitosen

- **Räude**

Die Räude wird bei Rindern durch Milben wie *Sarcoptes, Psoroptes, Chorioptes* und *Demodex* verursacht. Am häufigsten ist die Psoroptes-Räude, gefolgt von Chorioptes-Befall. *Sarcoptes* kommt selten und *Demodex* sehr selten vor. Räude stört das Wohlbefinden der Tiere und kann durch den z.T. starken Juckreiz zu einer großen Unruhe in der Herde führen. Außerdem besteht die Gefahr von Sekundärinfektionen. Alles zusammen dürfte die Leistungsfähigkeit der Milchkühe negativ beeinflussen.

Klinische Erscheinungen

Psoroptes-Räude kommt meistens am Widerrist und Schwanzansatz vor, wobei scharf umgrenzte, mit einer dicken Kruste bedeckte Hautveränderungen entstehen. Die Krusten sind an der Unterseite feucht. Durch Lecken oder Scheuern werden Haare und Krusten weggescheuert, und es bleibt eine haarlose, gerötete Hautpartie zurück, die dann durch weiteres Scheuern verletzt werden kann. Manchmal kommt eine latente Infektion bei Weidetieren und in verseuchten Beständen vor. Am Ende der Weidesaison entstehen dann wieder die ersten Veränderungen zusammen mit Juckreiz (Herbsträude).

Bei *Chorioptes-Räude* spricht man auch von einer gutartigen Steiß- oder Schwanzräude. Veränderungen finden sich oft am Kronsaum, aber insbesondere während der Stallperiode kommen ebenfalls generalisierte Veränderungen vor. Kleine Knötchen, oft kahle Fleckchen mit Krusten entstehen dann an Euterspiegel, Oberschenkel, Euterhaut oder um die Schwanzwurzel herum. Oft sind die Krusten so klein, daß sie zwar unter dem Fell nicht zu sehen, aber zu fühlen sind. Juckreiz kommt auch vor, ist aber nicht so ausgeprägt.

Sarcoptes-Räude ist im Sommer oft latent und wird dann im Winter klinisch (Winterräude). Klinische Räude manifestiert sich fast immer nur an Stellen, die für die Zunge nicht erreichbar sind. Die Erscheinungen zeigen sich nicht nur am Kopf und Hals, sondern auch verstärkt in der Umgebung der Schwanzhaare. Klinisch ist die Erkrankung durch heftigen Juckreiz, Kahlheit, Hautverdickung, Hyperkeratose, Krustenbildung und Runzelbildung an der Haut gekennzeichnet. Wenn keine Sekundärinfektionen dazukommen, sieht die Haut meistens trocken aus.

Diagnose

Eine klinische Diagnose ist meist leicht anhand der Läsionen zu stellen. Es ist aber stets angeraten, eine parasitologische Untersuchung vorzunehmen. Die daraus folgende Diagnose ist bedeutsam für die Prognose. Weiterhin kann im Fall einer subklinischen oder beginnenden Räude der Verdacht durch den Nachweis der Milben erhärtet werden. Wurde eine Räudebehandlung durchgeführt, kann außerdem der Behandlungserfolg kontrolliert werden.

Milbennachweis: Psoroptes- und Chorioptesmilben kommen in großer Anzahl im Bereich der Läsionen vor, so daß es ausreicht, einige Krusten abzukratzen. Bei Verdacht auf *Sarcoptes* muß ein Hautgeschabsel entnommen werden. Mit einem Skalpell sollte soviel Haut abgeschabt werden, bis das Gewebe zu bluten beginnt. Es sind relativ wenig Milben vorhanden, obwohl die Läsionen hochgradig sein können. Wenn die Probe nicht unmittelbar untersucht werden kann, sollte sie bei 4 °C aufbewahrt werden. Der Nachweis der Milben erfolgt entweder *direkt* (Hautgeschabsel auf schwarzen Untergrund und unter Wärmequelle legen → Milben kommen aus den Krusten heraus und sind mit einer Lupe zu sehen; Hautgeschabsel auf eine Agarplatte legen und kurze Zeit inkubieren → „Krabbelspuren" der Milben sind auf dem Agar zu sehen) oder *mikroskopisch* nach Anfertigung eines KOH-Präparats.

Da nach einer antiparasitären Behandlung die Läsionen oft persistieren, kann mittels des Milbennachweises überprüft werden, ob die Behandlung angeschlagen hat oder eine erneute Behandlung erforderlich ist. Eine erste Kontrolle wird etwa 2 Tage nach der Erstbehandlung durchgeführt (viele tote Milben und Eier). Die zweite Kontrolle wird kurz nach der letzten Behandlung vorgenommen. Zu diesem Zeitpunkt sind noch einige tote Milben zu sehen, Eier sollten aber nicht mehr vorhanden sein.

Prognose

Psoroptes: sehr ansteckend!
Chorioptes: wenig ansteckend, gutartig.
Sarcoptes: ansteckend, schwierig zu behandeln.

Behandlung

Zur Räudebehandlung stehen eine Reihe von Akariziden zur Verfügung. Da die Milbeneier durch die Behandlung nicht zerstört werden, sind meistens 2, manchmal sogar 3 Behandlungen im Abstand von 10–14 Tagen notwendig. Eine Ausnahme hiervon macht Ivermectin, bei dem eine Behandlung ausreicht. Tiere, die mit Ivermectin behandelt wurden, sind aber noch in den ersten 5 Tagen nach der Behandlung infiziert. Zu beachten ist, daß Ivermectin nicht gegen *Chorioptes* wirkt.

• Läuse und Haarlinge

Die am häufigsten vorkommenden „Läuse" beim Rind kann man in zwei Gruppen einteilen:

1. Anopluren (Läuse):
   – *Haematopinus eurysternus* (Kurznasige Rinderlaus);
   – *Linognatus vituli* (Langnasige Rinderlaus).

2. Mallophagen (Haarlinge), die sich von Haut und Haarschuppen ernähren:
   – *Damalinia (Bovicola) bovis* (Rinderhaarling).

Zur Behandlung können verschiedene, auch gegen Räude zu verwendende Produkte benutzt werden. Daneben gibt es auch spezifisch gegen Läuse wirkende Insektizide. Gegen Läuse ist Ivermectin wirksam.

• Dasselfliegen

Infestationen von Rindern mit larvalen Stadien von *Hypoderma (H.)*-Arten sind häufig, und die ökonomische Bedeutung ist groß. In unseren Bereichen kommen beim Rind zwei Arten vor: *Hypoderma lineatum* (kleine Dasselfliege) und *H. bovis* (große Dasselfliege). Dasselbeulen sind insbesondere im hinteren Teil des Rückens zu fühlen, und zwar von Februar bis April bei jungen Tieren und von März bis Juni bei älteren (weniger stark betroffenen) Tieren.

Der Tod der Dassellarven im Rückenmarkkanal kann Ataxie und Paralyse verursachen. Auch werden z.T. kardiorespiratorische Erscheinungen hervorgerufen, die für das betroffene Tier tödlich enden können.

Behandlung und Kontrolle

Eine Möglichkeit der Behandlung ist die manuelle Entfernung der Larven. Es ist hierbei allerdings darauf zu achten, daß die Larven nicht zerdrückt werden (Gefahr der Abszeßbildung oder anaphylaktischer Reaktionen). Verschiedene Insektizide, insbesondere Organophosphate und Ivermectin, können zur Behandlung verwendet werden. Die Mittel sollten aber nicht zwischen Anfang Dezember und Anfang März benutzt werden, wenn sich die Larven in der Ösophaguswand oder um den Spinalkanal herum befinden. Die beste Behandlungsperiode liegt im Herbst, wenn die Larven noch klein sind und weniger Schaden verursachen. Später werden sie zu groß und können beim Absterben einen anaphylaktischen Schock auslösen.

• Fliegen

Es ist wichtig, die Belastung durch Fliegen bei den Rindern auf ein geringes Maß zu beschränken. Große Fliegenpopulationen verstören die Tiere und haben einen Einfluß auf die Gewichtszunahme und die Milchproduktion. Fliegen, besonders *Hydrothaea irritans*, sind auch von Bedeutung bei der mechanischen Übertragung der Erreger der „Pyogenesmastitis". Fliegen werden vor allem auch bekämpft, weil sie Personal und Anwohner belästigen.

Bekämpfung

Bei der Bekämpfung von Fliegen ist die Vernichtung der Brutplätze die wichtigste Maßnahme, die in der Praxis aber schwer durchführbar ist (Abdecken des Misthaufens, Flüssighalten des Treibmists, regelmäßige Reinigung der Ställe etc.). Häufig werden deswegen chemische Bekämpfungsmittel benutzt. Ein besonderes Problem beim Gebrauch dieser Mittel ist die Entstehung resistenter Fliegenpopulationen.

Folgende Maßnahmen zur Fliegenbekämpfung können versucht werden:

– *Kurzwirkende Pyrethroide:* meist als Spritzmittel, gut geeignet bei einer mehr sporadischen Fliegenplage (natürliche Pyrethrine, synthetische Pyrethroide, z.B. Bioresmethrin oder [Bio]-Allethrin). Geringere Resistenzentwicklung als bei langwirkenden Pyrethroiden.

- *Chitin-Synthetasehemmer* (z.B. Neoporex® [Novartis]): keine „echten Insektizide". Die Mittel werden über Brutplätze ausgestreut, töten Fliegeneier und Larven ab und verhindern das Ausschlüpfen ausgewachsener Fliegen. Wirkung erst nach einigen Wochen sichtbar, daher oft Kombination mit einem Insektizid. Die Mittel sind für Haustiere nicht giftig, und die Resistenzlage ist günstig.
- *Insektizide, die von den Fliegen aufgenommen werden müssen* (orale Insektizide): Den Mitteln sind Zucker oder sexuelle Lockstoffe beigefügt, damit das Insektizid von den Fliegen aufgeleckt wird. Wichtig ist ein Anbringen des Insektizids an strategisch günstigen Plätzen, die oft von Fliegen aufgesucht werden, d.h. möglichst in der Nachbarschaft von Tieren, aber so, daß Haustiere das Mittel nicht erreichen können (Aufbringen des Insektizids auf Triplex-Platten, die oben im Stall angebracht werden; nicht ganze Platte bestreichen, da sich sonst die Fliegen nicht daraufsetzen [schmale vertikale Bande mit trockenen Bereichen dazwischen]; nicht auf alkalischen Untergrund aufbringen, z.B. gekalkte Stallmauer, da einige Insektizide ihre Aktivität unter alkalischen Bedingungen verlieren). Zu verwendende Produkte: Tiguvon® Fliegentod (Bayer), Muscatox® (Bayer), Alfacron® (Novartis).
- *Fliegenklebebänder* (Aeroxon-Reuze-Fliegenbänder): Werden in staubigen Ställen meist schnell inaktiv. Anwendung oft in Verbindung mit anderen Bekämpfungsmaßnahmen.
- *Elektrokauter:* Diese Instrumente sind in ihrer heutigen Form und zum aktuellen Preis zur Fliegenbekämpfung in Ställen nicht geeignet.
- *Fly-Terminator* (Farnham): In diesem Mittel kommen keine Insektizide vor. Die Fliegen werden mittels drei verschiedener Futtergeruchsstoffe und einem sexuellen Lockstoff in die Falle gelockt und ertrinken dann.

3.6.3.3 Pilzinfektionen

• Allgemeines

Die wichtigste Pilzerkrankung beim Rind ist die *Trichophytie* (Glatzflechte, Ringworm). Die Häufigkeit von Dermatomykosen nimmt in unserer intensiven Viehhaltung zu. Die Entwicklung zur Konzentration der Rinderhaltung, wobei die Tiere mehr und mehr in Laufställen gehalten werden, hat die Hautpilzerkrankungen zu typischen Herdenerkrankungen gemacht. Eine schwierigere individuelle Beobachtung der Tiere in unseren modernen Systemen der Betriebsführung führt oft zu einer verspäteten Diagnose, was Konsequenzen für die Beseitigung des Problems hat. Bei verstärkten Ausbrüchen ist eine Gruppenbehandlung angeraten.

Neben Hautpilzinfektionen kommen auch mykotische Infektionen anderer Organe vor, wie z.B. **mykotische Mastitis**, verursacht durch Hefen wie *Candida, Trichosporon* und *Cryptococcus*. Ein **Pilzabort** kann durch *Aspergillus*- und *Mucor*-Arten sowie durch einige Hefen wie *Candida* verursacht werden.

Außerdem gibt es noch die **Pseudomykosen,** die durch Bakterien verursacht werden, welche wie die Pilze verzweigte Filamente formen, wodurch das mikroskopische Bild stark dem Bild einer echten Pilzinfektion ähnelt. Als „Pseudomykose" wird gelegentlich Aktinomykose diagnostiziert.

Trichophytie ist meistens selbstlimitierend. Im Mittel dauern die Ausbreitung und das klinische Bild etwa drei Monate bis zu einem Jahr. Die Verbreitung des Erregers innerhalb einer Herde kann über einen Zeitraum von 9 Monaten ablaufen. Es ist deswegen wichtig, frühzeitig einzugreifen, um eine massive Infektion und Verbreitung zu verhindern. Ein Rind, welches einmal eine Trichophytie durchgemacht hat und genesen ist, wird nicht wieder befallen, da sich eine (zelluläre) Immunität entwickelt. Genesene Tiere bleiben aber eine Infektionsquelle (Träger) für junge Tiere.

• Diagnose

Eine Diagnose ist in der Regel anhand des klinischen Bildes zu stellen (rundliche, gräulich borkige Bezirke). In Zweifelsfällen kann die Diagnose durch eine mikroskopische Untersuchung oder durch Anlegen einer Kultur von Haar- und Hautschuppen erhärtet werden. *Trichophyton*-Arten fluoreszieren nicht unter einer Woodschen-Lampe! Im Gegensatz dazu zeigt *Microsporum canis* die typische gelb-grüne Fluoreszenz. Beim Anlegen einer Kultur ist zu beachten, daß Hautpilze nur sehr langsam wachsen (Ergebnis oft erst nach einigen Wochen) und eine mögliche Verunreinigung mit saprophytären Keimen erfolgen kann.

• Behandlung

Da die Erkrankung selbstlimitierend ist, sollte die Behandlung eine schnellere Genesung gewährleisten, um so den Infektionsdruck und die Verbreitung über die Jungviehherde zu verhindern. Darüber hinaus muß das Risiko einer Infektion des Personals vermindert werden (Zoonose).

1. Lokale Therapie: Hierbei ist wichtig, daß das gesamte Tier behandelt wird und nicht nur die Läsionen. Zur Vorbeugung der weiteren Verbreitung der Infektion ist es angeraten, alle Tiere der Herde in derselben Stallabteilung zu behandeln. Um den Infektionsdruck in Problembetrieben zu erniedrigen, sollte die Umgebung mitbehandelt werden. Das Entfernen der Krusten und Scheren der Tiere vor der Therapie haben einen positiven Effekt auf die Heilung. Als Mittel können Natamycin (Mycophyt®, Intervet) oder Enilconazol (Imaverol®, Janssen Pharmazeutika) verwendet werden. Letzteres kann auch zur Behandlung der Umgebung verwendet werden.

2. Systemische Therapie: Griseofulvin (Verabreichung über 7 Tage, 5 g/50 kg Körpergewicht; nicht bei tragenden Tieren anwenden).

• Prävention

- Zukauf von Tieren vermeiden.
- Nach Möglichkeit betroffene Tiere isolieren.
- Desinfektion der Umgebung; wie bei jeder Desinfektion ist eine vorhergehende gründliche mechanische Reinigung notwendig.

- Vakzination: Über eine Impfung (z.B. Permavax® Tricho, Mallinckrodt Vet), kann eine lebenslange Immunität erlangt werden. Bei Tieren, die sich zum Zeitpunkt der Impfung in der Inkubationszeit befinden, ist zwar ein Ausbruch der Erkrankung meist nicht mehr zu verhindern, aber die Erscheinungen scheinen rascher zu verschwinden.
  Eine Vakzination ist indiziert in stark befallenen Herden. Geimpft werden sollten alle Kälber im Alter von 3–4 Wochen. Dann ist mit einer guten prophylaktischen Wirkung zu rechnen.

3.6.3.4 Kupfermangel

• Allgemeines

In gewissen Gebieten kommt **primärer Kupfermangel** vor. Die absoluten Cu-Gehalte im Gras sind zu niedrig, z.B. in Naturgebieten, auf Sand- und sandigen Torfböden. Daneben kann auch ein **sekundärer Kupfermangel** vorkommen, z.B. bei eiweißreichem Futter, bei Futter, welches viel Molybdän, Zink oder Sulfat enthält, oder bei stark eisenhaltigem Futter oder Trinkwasser. Kupfermangel entsteht meist bei jungen Rindern, die kein Kraftfutter bekommen und dann bevorzugt im Herbst. Außerdem tritt Kupfermangel häufig bei den sog. „Robustrassen“ auf.

• Diagnose

- Kontrolle des Jungviehs auf klinische Erscheinungen, wie Depigmentierung des Haares, Bein- und Klauenbeschwerden;
- Kondition des Jungviehs;
- klinische Erscheinungen bei älteren Tieren und Leistungsminderung;
- Kontrolle der Futter- und Trinkwasserversorgung;
- Serumuntersuchung: Kupferversorgung ist ausreichend, wenn die Serum-Cu-Gehalte > 5 µmol/l liegen;
- Leberbiopsie: Auf eine ausreichende Kupferversorgung deuten Cu-Gehalte > 50 mg/kg Lebertrockensubstanz hin. Bei Konzentrationen < 25 mg/kg Lebertrockensubstanz besteht eine ernste Mangelsituation.

• Behandlung

Die Behandlung von defizienten Tieren besteht in der Zufuhr von Cu per os entweder über das Anbieten kupferhaltiger Lecksteine oder die Verabreichung von 2 g $CuSO_4$ über 3 Wochen (eingemischt in schmackhaftes Futter oder Einzeltierverabreichung des in Wasser aufgelösten Spurenelements). Bei Cu-Mangel aufgrund von stark eisenhaltigem Wasser muß ein Eisenfilter in der Leitung angebracht oder Trinkwasser benutzt werden.

In Problembetrieben besteht die Vorbeuge in der Verabreichung von kupferhaltigen Lecksteinen während der Weidesaison. In Nicht-Problembetrieben braucht keine Prävention zu erfolgen.

3.6.4 Störungen des Zentralnervensystems

Differentialdiagnostisch sollten folgende Ursachen in Betracht gezogen werden:

1. Mechanische Ursachen

Meistens traumatisch und auf Einzelfälle beschränkt, insbesondere bei schlechten Haltungsbedingungen.

2. Bakterielle Ursachen

- sporadisch (Meningitis, Abszeß, Sinusitis, Otitis, Osteomyelitis);
- Listeriose, Tetanus.

3. Virale Ursachen

- Bösartiges Katarrhalfieber (BKF);
- IBR;
- BVD;
- Aujeszkysche Krankheit;
- Tollwut;
- Bovine spongiforme Enzephalopathie (BSE); auch als Prionenkrankheit bezeichnet.

4. Nutritive Ursachen

- Hypoglykämie;
- Pansenazidose;
- Hypokalzämie;
- Hypomagnesämie;
- Ketonämie;
- Mangelzustände (Vitamine).

5. Vergiftungen

- Blei, Furoxon, Chinolon, Salzwasserintoxikation, chlorierte Kohlenwasserstoffe, organische Phosphorsäureester, Carbamate;
- Botulismus.

6. Sporadische Ursachen

- Hypoderma bovis;
- Tumoren.

Die wichtigsten bisher noch nicht besprochenen Infektionen sind in Tabelle 71 aufgeführt.

Literatur

Eckert, J., E. Kutzer, M. Rommel, H.-J. Bürger und W. Körting (Hrsg.) (1992): Veterinärmedizinische Parasitologie. Begr. v. J. Boch und R. Supperer. 4. Aufl., Paul Parey, Berlin, Hamburg.

Mayr, A. (Hrsg.) (1993): Medizinische Mikrobiologie, Infektions- und Seuchenlehre für Tierärzte, Biologen, Agrarwissenschaftler und Interessierte aus benachbarten Fachgebieten. 6. Aufl., Ferdinand Enke, Stuttgart.

Rosenberger, G. (Hrsg.) (1978): Krankheiten des Rindes. 2. Aufl., Paul Parey, Berlin, Hamburg.

Schadewinkel-Scherkl, A.-M., und R. Scherkl (1995): Antibiotika und Chemotherapeutika in der tierärztlichen Praxis. Gustav Fischer, Jena–Stuttgart.

Selbitz, H.-J., H.-J. Sinell und A. Sziegoleit (1995): Das Salmonellen-Problem. Gustav Fischer, Jena–Stuttgart.

Wolf, G., P. Thierauf, A. Wolfmeyer, M. Beer, J. Pichler und O.-R. Kaaden (1996): Impfindikation und Impfstrategie bei BVD. Prakt. Tierarzt 77, Collegium Veterinarium, 4–8.

Tab. 71 Wichtige Erkrankungen des Zentralnervensystems

Erkrankung	Ätiologie	Pathogenese	Symptome	Diagnose	Therapie
Listeriose (meldepflichtig)	*Listeria monocytogenes*	Infektion über kontaminierte Silage (pH-Wert > 5), kontaminierten Boden, aufsteigende Infektion über N. trigeminus, nichteitrige Meningoenzephalitis auf Höhe des Hirnstamms	Depression, oft Fieber, Ausfallserscheinungen der Kopfnerven, Kopfschiefhaltung, in schweren Fällen Kreisbewegungen, auch Aborte und septikämische Form	Klinisch nicht sicher, Erregernachweis, Serologie, pathologisch-anatomische und histologische Untersuchung insbesondere des Gehirns	Wegen intrazellulärer Lage der Bakterien + Blut-Hirn-Schranke hochdosiert: Tetracycline, Penicillin, Ampicillin, Dauer: mind.10 Tage
Bösartiges Katarrhalfieber	vermutlich Herpesvirus	Übertragung nicht genau geklärt; tritt oft auf, wenn Schafe in der Nähe sind, nekrotisierende Vaskulitis, nichteitrige Enzephalitis	Fieber, Nasenausfluß, Erosionen der Maul- und Nasenschleimhaut, Hornhauttrübung, Lymphknotenschwellung, Diarrhoe, Bronchopneumonie, extreme Depression, Mortalität bis zu 100 %	Klinische Symptome, pathologisch-anatomische und histologische Untersuchung, Anwesenheit von Schafen	nicht möglich
Aujeszkysche Krankheit (anzeigepflichtig)	Herpesvirus	Infektion über Kontakt mit Schweinen oder anderen Vektoren (Ratte/Mensch [infektiöse Kanülen]), 4–8 d Inkubation, Virus steigt an Nerven zum Rückenmark oder Gehirn, nichteitrige Meningoenzephalitis	Fieber, Speicheln, Schwitzen, Tachypnoe, Juckreiz mit z.T. Selbstverletzung, Deckbewegungen, final Ataxie, Paralyse, Tod nach 1–2 Tagen, Heilung äußerst selten	Anamnese, Symptome, pathologisch-histologische Untersuchung, Virusisolation aus Gehirn und Rückenmark	nicht möglich

Tab. 71 Fortsetzung

Erkrankung	Ätiologie	Pathogenese	Symptome	Diagnose	Therapie
Tollwut (anzeigepflichtig)	Rhabdovirus	Infektion über Speichel von Vektoren (Hund, Fuchs), Inkubation 10 Tage bis 6 Monate, lokale Virusvermehrung und Aufsteigen an peripheren Nerven zum Gehirn, von da aus zurück u.a. in die Speicheldrüsen	Variabel, zuerst leichte Depression, danach Exzitation, Aggressivität, Brüllen, „Beißen", Schluckbeschwerden, etc., Tod meist nach 48 h, auch paralytische Form möglich (nicht in Europa)	Klinische Symptome, regional Vorkommen von Tollwut, histologische Untersuchung des Gehirns: Negrische Körperchen, nicht-eitrige Enzephalitis, Mäuseinokulation, Immunfluoreszenz	nicht möglich
Bovine spongiforme Enzephalopathie (anzeigepflichtig)	„Scrapie-ähnlicher Erreger", infektiöse pathogene Prione	Infektion über die Verfütterung von aus Wiederkäuern gewonnenen nicht sachgemäß behandelten Tiermehlen (vor allem von Schafen), andere Übertragungswege? Inkubationszeit vermutlich bis zu mehreren Jahren, spongiforme Enzephalopathie, Entstehung von „Proteinplaques" im Gehirn	Tiere erkranken im Alter von 2–12 Jahren, Verhaltensänderung (Übererregbarkeit insbesondere gegenüber bekannten Situationen, z.B. Melken), Bewegungsstörungen (übermäßige Beinaktion), plötzliches Niederstürzen, in der Endphase Festliegen, Tod nach einer Krankheitsdauer von 1 Woche bis zu 6 Monaten	Klinische Symptome, pathologisch-histologische Untersuchung des Gehirns, Infektionsversuch	nicht möglich
Botulismus	Botulinumtoxin von *Clostridium botulinum* (Typ B,C,D)	Orale Aufnahme des Botulinumtoxin über mit Kadavern kontaminiertes Futter (z.B. Gebrauch von Hühnermist mit Kadavern als Einstreu, „tote Katze im Heu")	Progressive Bulbärparalyse, Zungen- und Pharynxlähmung, Speicheln (Typ B), und/oder Paralyse der Muskulatur (Typ C/D)	Klinische Symptome, Nachweis des Toxins in Serum, Leber, Pansen, Magen-Darm-Inhalt oder Futter	Symptomatische Therapie kaum erfolgreich, Gabe spezifischer Antitoxine (dafür aber Typisierung notwendig). Vorbeuge: Verhinderung der Kontamination, ggf. Impfung

3.7 Vergiftungen

Vergiftungsfälle sind relativ selten, betreffen aber häufig ganze Tiergruppen oder den gesamten Bestand, wenn alle Tiere den toxischen Einflüssen gleichermaßen ausgesetzt sind. Im folgenden soll das Herangehen an Vergiftungsprobleme auf Bestandsebene besprochen werden.

3.7.1 Vergiftungsfälle auf Bestandsebene

Im Rahmen der Bestandsbetreuung/Bestandsdiagnostik werden zwei Formen von Vergiftungen unterschieden:
a) einfache Vergiftungsfälle,
b) schwierige (komplexe) Vergiftungsfälle.

Einfache Vergiftungsfälle: Als „einfache Vergiftungsfälle" werden diejenigen Vergiftungen bezeichnet, die von Stoffen verursacht sind, die durch gängige diagnostische Verfahren leicht nachzuweisen sind, und von denen die bei den Tieren auftretenden Vergiftungserscheinungen sowie Dosis-Wirkungs-Beziehungen gut bekannt sind. Dabei ist zu denken an: Nitrat, Organophosphate, As, Pb, Zn, Tl, Hg, Cu und einige Schädlingsbekämpfungsmittel.

Der Tierarzt wird in eindeutigen Fällen zu einer Diagnose und einer Ursachenfeststellung kommen, so daß ein komplexerer diagnostischer Ansatz nicht notwendig wird.

Schwierige oder komplexe Vergiftungsfälle: Bei den „schwierigen" oder „komplexen" Vergiftungsfällen handelt es sich um Vergiftungen, deren verursachte Symptomatik nicht eindeutig ist oder/und die mit gängigen labordiagnostischen Methoden nicht nachweisbar sind. Zum Teil sind für die Nachweisverfahren teure Geräte oder besonderes „Know-how" erforderlich, die nicht allerorts zur Verfügung stehen. Die Diagnostik wird außerdem dadurch erschwert, daß in vielen Fällen das Wissen hinsichtlich der bei den Tieren hervorgerufenen Krankheitserscheinungen und der Dosis-Wirkungs-Beziehungen nicht ausreicht, oder daß mehrere Toxine gleichzeitig wirken.

3.7.2 Diagnostik

Vorberichtlich müssen Art, Umfang und Dauer der aufgetretenen Erscheinungen sowie die betroffenen Tiergruppen (Alter, Leistung/Laktationsstadium) erfragt werden. Außerdem muß festgestellt werden, ob zeitliche Zusammenhänge zwischen Ereignissen im Betrieb und dem Auftreten der Vergiftungserscheinungen bestehen können. Dabei können unwesentlich erscheinende Ereignisse (Öffnen eines neuen Futtersilos, Personalwechsel beim Füttern, Ausbrechen der Tiere auf der Weide etc.) ebenso von Belang sein wie offensichtliche. Auf diese Weise wird versucht, einer Differentialdiagnose näher zu kommen.

Die vorberichtlichen Angaben werden durch Auswertung der betrieblichen und/oder tierärztlichen Dokumentation (Grad des Leistungsabfalls, Anzahl von Erkrankungsfällen, Aborte, Todesfälle etc.) ergänzt.

Es folgt die Betriebsinspektion, bei der besonderer Wert zu legen ist auf:

- Untersuchung von Tieren mit klinischen Erscheinungen,
- Prüfung der vorgelegten Futterration und Feststellung verwendeter Additive,
- Feststellung, ob und falls ja, welche Arzneimittel verwendet wurden,
- Untersuchung der Tierumgebung (ggf. alle möglichen Aufenthaltsorte): Suche nach Faktoren, die mit den Vergiftungserscheinungen im Zusammenhang stehen können (von der Büchse Mennige bis zur chemischen Fabrik in der näheren Umgebung).

Die Fakten, die sich aus der Anamnese, der Analyse des vorhandenen Datenmaterials und den Ergebnissen der Bestandsinspektion ergeben, ermöglichen in einzelnen Fällen bereits eine (Verdachts-)Diagnose. In allen Fällen muß versucht werden, über nähere Untersuchungen zu einer sicheren Diagnose zu gelangen.

Es ist ratsam, sich bei dem Labor, das die weitergehenden Untersuchungen durchführen soll, genau zu erkundigen, welche Art Probenmaterial (z.B. Blut [Plasma, Serum], Harn, Panseninhalt, Haare, Organmaterial, Wasser, Futter- und Bodenproben) benötigt wird, wann und wie dieses gewonnen und wie und wohin es transportiert werden soll, um die Untersuchung entsprechend der Verdachtsdiagnose durchführen lassen zu können. Dies sollte für jeden Einzelfall neu besprochen werden.

Es ist ebenfalls wichtig, vor etwaigen Untersuchungen genau abzuklären, mit welchen Kosten zu rechnen ist, da einige Untersuchungen sehr teuer sind.

3.7.3 Ursachen

Futtermittel und Wasser: Viele Futtermittel können unter bestimmten Umständen unerwünschte Effekte bis hin zu Vergiftungen verursachen. Bei Grundfuttermitteln kommen Nitratvergiftungen, Verunreinigungen mit Ungräsern und Unkräutern (z.B. Farne, Schachtelhalme, Nachtschattengewächse [bei Mais]), Mykotoxikosen in Betracht. Bei Kraftfuttermitteln ist vor allem Aflatoxin bekannt, aber auch diverse nicht erwünschte oder sogar nicht erlaubte Additive (z.B. Antibiotika, Monensin) können größere Schäden verursachen. Auch Zwiebeln, Kohl und Stoppelrüben können Intoxikationen verursachen. Wasser, vor allem Oberflächenwasser, kann durch verschiedene Ursachen verunreinigt sein.

Fabriken, Mülldeponien etc.: Bei Vergiftungen, deren Ursachen durch die Nähe von Fabriken, Mülldeponien etc. bedingt sind, sind nicht nur toxikologische, sondern auch forensische Aspekte von Bedeutung. Dabei ist es gleichermaßen wichtig wie schwierig, den kausalen Zusammenhang und den Umfang des eingetretenen Schadens zu beweisen.

3.7.4 Prophylaktische und therapeutische Maßnahmen

Das frühzeitige Erkennen vergiftungsbedingter Gefahrensituationen durch den bestandsbetreuenden Tierarzt kann vielen Problemen zuvorkommen. Auch Fachwissen und Aufmerksamkeit des Viehalters sind von wesentlicher Bedeutung. Sachkenntnis im Umgang mit Schädlingsbekämpfungsmitteln, Kunstdünger und bestimmten, nicht unproblematischen Futtermitteln sind für die Präventive unentbehrlich.

Die Behandlung hängt stark von der jeweiligen Vergiftung ab. Bei jeder Behandlung von Vergiftungsfällen müssen Maßregeln aufgestellt werden, mit denen entsprechende Fälle in Zukunft vermieden werden. Dabei spielt die Frage der Kosteneffektivität solcher Maßnahmen eine wesentliche Rolle.

Literatur

Kühnert, M. (Hrsg.) (1991): Veterinärmedizinische Toxikologie. Gustav Fischer, Jena-Stuttgart.

Mansfeld, R., E. Grunert und J. Kautni (1989): Mykotoxikose als Bestandsproblem bei Milchkühen – ein Fallbericht. Mh. Vet.-Med. 44, 409–412.

Möller, J. A., A. Thalmann und M. Hausmann (1978): Über das Vorkommen von Fusarien und Zearalenon in Futtermitteln. Landwirtsch. Forsch. 31, 38–44.

Palyusik, M. (1977): Mykotoxikosen. Wien. Tierärztl. Mschr. 64, 211–220, 259–266.

Schuh, M., und W. Baumgartner (1988): Mikrobiologisch und mykotoxikologisch kontaminierte Futtermittel als Krankheitsursache bei Rindern. Wien. tierärztl. Mschr. 75, 329–332.

Stöber, M. (1978): Vergiftungen. In: G. Rosenberger (Hrsg.): Krankheiten des Rindes. 2. Aufl., Paul Parey, Berlin, Hamburg.

3.8 Zucht, Selektion und Bullenauswahl

3.8.1 Allgemeines und Erblichkeitsgrade wichtiger Merkmale

Rinder haben natürlicherweise eine geringe Nachkommenzahl und einen großen Generationenabstand. Selektionsmaßnahmen in der Rinderzucht wirken daher erst nach langer Zeit. Die Festlegung von Zuchtzielen ist immer eine schwierige, lange Zeit nachwirkende und dementsprechend verantwortungsvolle Aufgabe. Da sich die Zuchtziele an den agrarmarktpolitischen Gegebenheiten orientieren müssen, diese aber nicht immer längerfristig stabil sind, wird die Zuchtplanung durch äußere politische Einflüsse zusätzlich erschwert. In Deutschland werden vielfach *Zweinutzungsrassen* gehalten. In vorwiegend milchproduzierenden Betrieben werden allerdings Deutsche Schwarzbunte, wie auch das Schwarzbunte Milchrind in zunehmendem Maße mit Holstein-Friesian-Milchrindern gekreuzt, so daß eine stärkere Milchbetonung der Zweinutzungsrassen und eine Entwicklung in Richtung Einnutzungsrasse erkennbar werden.

Tab. 72 Erblichkeitsgrade ökonomisch relevanter Merkmale

Merkmal	Erblichkeitsgrad (h^2)
1. Milchproduktion	
Milchmenge	0,25
Fettgehalt	0,50
Eiweißgehalt	0,50
Persistenz	–
2. Fortpflanzung	
Fruchtbarkeit (Zwischenkalbezeit)	0,05
Nutzungsdauer	0,10
3. Fleischproduktion	
Futterumsetzung	0,05
Wachstumsgeschwindigkeit	0,40
Widerristhöhe	0,60
Körperliche Entwicklung	0,50
4. Grundfutterverbrauch	–
5. Krankheitsresistenz (Mastitis)	0,15

Tab. 73 Erblichkeitsgrade brauchbarkeitsrelevanter Merkmale

Merkmal	Erblichkeitsgrad (h^2)
1. Aufhängung und Form des Euters und der Zitzen	
Aufhängung des Euters	0,20
Form des Euters	0,35
2. Futteraufnahme und Melkbarkeit	
Futteraufnahme (Geschwindigkeit)	0,15
Maximaler Milchfluß	0,60
„Laufenlassen von Milch“	0,10
3. Kalbeeigenschaften	0,01
4. Dauerhafte Klauen- und Gliedmaßengesundheit	0,15
5. Umgänglichkeit	0,20

Der Zuchtfortschritt ist abhängig von der Größe der Zuchtpopulation, der Selektionsintensität, der Qualität und dem Umfang der Leistungsprüfungen, der Genauigkeit der Zuchtwertschätzung, der Funktionsfähigkeit der Zuchtprogramme (Auswahl geeigneter Merkmale, Heritabilitäten, genetische Variation [Standardabweichung von jedem Selektionsmerkmal]) und dem Generationsintervall. Die Tabellen 72 und 73 zeigen Übersichten über die Erblichkeitsgrade (Heritabilitäten) wichtiger ökonomisch relevanter Merkmale und „Brauchbarkeitsmerkmale“.

3.8.2 Zuchtprogramme

Aufgabe der Rinderzucht ist außer einer Verbesserung der sog. „direkten Leistungen" (Milch- und gegebenenfalls Fleischleistung) auch eine Verbesserung „indirekter Leistungen", wie Gesundheit, Konstitution, Fruchtbarkeit, Futteraufnahmevermögen, Abkalbevorgang, Melkbarkeit, Eutergesundheit etc. zu erzielen. In jüngerer Zeit wird verstärkt mit Zuchtwerten gearbeitet, die „indirekte Leistungen" berücksichtigen (s. auch 3.3.1). *Leistungsprüfungen* sind die wichtigste Grundlage für die Selektion.

Träger heutiger Zuchtprogramme sind Zuchtverbände, Besamungsorganisationen, Landeskontrollverbände und die staatliche Tierzuchtverwaltung. Ein Zuchtprogramm besteht aus folgenden Abschnitten:
- Leistungsprüfung und Zuchtwertschätzung der Bullen und Kühe,
- Auswahl von Bullenmüttern und Bullenvätern,
- gezielte Anpaarung,
- Selektion und Aufzucht der Bullenkälber aus gezielten Anpaarungen,
- Selektion der Prüfbullen,
- Nachkommenprüfung der Prüfbullen,
- planmäßiger Einsatz positiv geprüfter Bullen.

3.8.2.1 Bullenprüfung (klassisches Modell)

Das klassische Modell einer Bullenprüfung ist folgendermaßen aufgebaut (Abb. 33):
- *Prüfeinsatz* (Besamungen mit Samen des Prüfbullen bei einem Teil der aktiven Population), *Wartebullenhaltung* (Herausnehmen des Prüfbullen aus dem Besamungseinsatz bis zum Vorliegen des Ergebnisses der Nachkommenprüfung) oder
- *Spermalangzeitlagerung* (Anlegen eines ausreichenden Samendepots nach dem Prüfeinsatz und anschließende Schlachtung des Bullen),
- *Selektion der Bullen* (Auswahl der Bullen nach Vorliegen des Ergebnisses der Nachkommenprüfung),
- *Erteilung der Besamungserlaubnis* (Einsatz positiv geprüfter Bullen in der künstlichen Besamung).

Aus dem Prüfeinsatz der Bullen ergeben sich folgende leistungsrelevante Informationen:
- *Non-return-Rate* der angepaarten Kühe (NR 56, NR 90),
- *Trächtigkeitsdauer, Tot- und Schwergeburten* (350–400 erfaßte Geburten),
- *mittlere tägliche Zunahmen* bei Körungen vorgestellter Söhne (bei Zweinutzungsrassen),
- *Mast- und Schlachtleistungen* bei Söhnen in Nachkommenprüfstationen (12 Söhne; bei Zweinutzungsrassen),
- *Ergebnisse des Messens und Beurteilens von Jungkühen* in Praxisbetrieben (lineare Exterieurbeurteilung bei 50 Töchtern),
- *100-Tage-Leistung* (Probemelken 1–3),

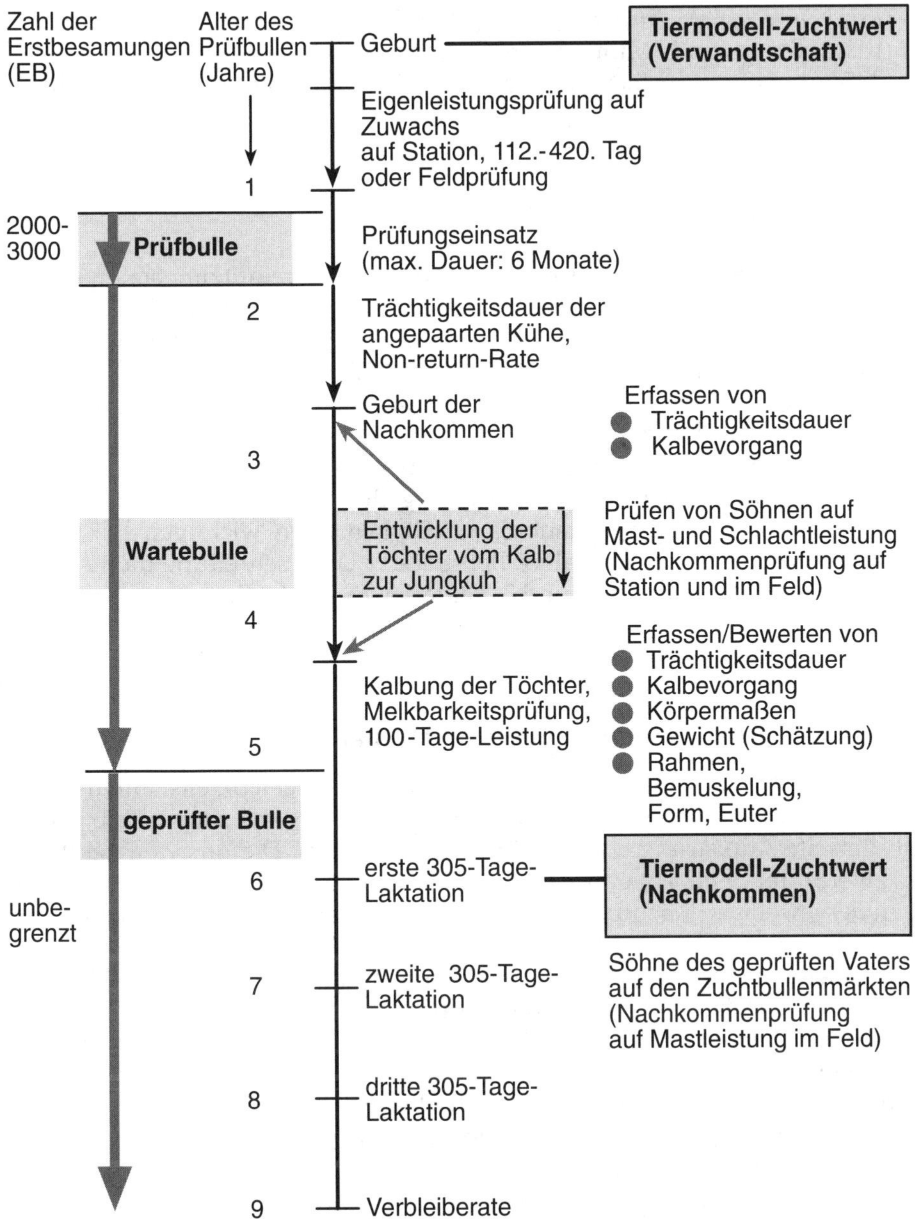

Abb. 33 Beispiel eines Bullenprüfprogramms für eine Zweinutzungsrasse (Fleckvieh) nach Wiedenmann (1994).

- *Ergebnisse der Melkbarkeitsprüfung* (30–50 Töchter in der 1. Laktation; Feststellung von Ø Minutengemelk und Ø Nachgemelk),
- *305-Tage-Leistung* (Milch-, Fett- und Eiweißmenge, Fett- und Eiweißgehalt),
- *Zellgehalt der Milch,*
- *Abgänge bis zum Abschluß der 1. Laktation,*
- *Zwischenkalbezeiten,*
- *Leistungen in 2. und 3. Laktation,*
- *Verbleiberate.*

Abb. 33 zeigt ein Bullenprüfprogramm für eine Zweinutzungsrasse (Deutsches Fleckvieh). Für die Zuchtwertschätzung ist es wichtig, daß beim Einsatz des Spermas von Prüfbullen das gesamte Leistungsspektrum der Kühe abgedeckt wird. In der Regel sollten wenigstens 25% aller Erstbesamungen mit Sperma von Prüfbullen erfolgen. Die Entscheidung über den weiteren Einsatz eines nachkommengeprüften Bullen kann erst erfolgen, wenn die Zuchtwertschätzung ausreichend sicher (bei Vorliegen von ca. 40 100-Tage-Leistungen) und die Exterieurbeurteilung der Töchter erfolgt ist. Für die Erteilung der Besamungserlaubnis werden in allen wichtigen Leistungskriterien Mindestwerte gefordert. Bei späterer Unterschreitung dieser Werte (z.B. geringere Leistung in 2. und 3. Laktation) wird die Besamungserlaubnis widerrufen.

3.8.2.2 Auswahl von Bullenmüttern und Bullenvätern

Die Auswahl als Bullenmutter erfolgt in der Regel bereits anhand der Leistungsdaten aus der 1. Laktation, so daß die Belegung zum 2. Kalb bereits als gezielte Anpaarung durchgeführt werden kann. Die Auswahl geschieht in zwei Stufen. Zuerst werden Herdbuchkühe, die den Leistungsanforderungen des jeweiligen Zuchtprogramms entsprechen (verschiedene Zuchtwerte, Leistung), mit Hilfe der zur Verfügung stehenden Daten vorausgewählt. Anschließend werden die vorausgewählten Tiere im Bestand einer Exterieurbeurteilung und einer Melkbarkeitsprüfung unterzogen. Entsprechen die Ergebnisse den Anforderungen, kann ein Tier in das Zuchtprogramm aufgenommen werden.

Aus den jährlich positiv geprüften Bullen werden je nach Rasse 3–25 als Bullenväter ausgewählt. Zur Vermeidung von Inzucht darf die Anzahl der Bullen nicht zu gering sein.

Die ausgewählten Bullenmütter und Bullenväter werden zur Erzeugung der nächsten Bullengeneration gezielt gepaart. Dazu erhält der Zuchtbetrieb von der Zuchtleitung eine sog. Paarungsempfehlung.

3.8.2.3 Zuchterfolg

Tabelle 74 zeigt die Anteile der verschiedenen „Zuchtpfade" am Zuchtfortschritt.

Tab. 74 Anteile verschiedener „Zuchtpfade" am Zuchtfortschritt

Pfad	Anteil (%)	Anmerkungen
Bullenväter	45	höchster Anteil, da schärfste Selektion
Bullenmütter	30	kann bei Einsatz von Embryotransfer höher liegen
Kuhväter	20	
Kuhmütter	5	sehr geringe Selektionsdifferenz im Betrieb

3.8.3 Alternative Zuchtprogramme

In „MOET-Zuchtprogrammen" oder „Nucleus-Zuchtprogrammen" werden in Eliteherden, den sog. Nucleus-Herden, bei Hochleistungskühen mehrfache Superovulationen herbeigeführt und Embryotransfers vorgenommen. Dabei wird zwischen offenen Nucleus-Zuchtprogrammen (es werden immer wieder neue Spitzenkühe aus der Population in den Nucleus einbezogen) und geschlossenen Nucleus-Zuchtprogrammen (keine Nachlieferung von Tieren in den Nucleus) unterschieden. Es gibt auch Kombinationen von herkömmlichen und alternativen Zuchtprogrammen, wie z.B. im Falle des Embryotransfer- und Donortest-Zuchtprogramms der Osnabrücker Herdbuchgesellschaft. Dabei werden ein offenes Nucleus-Zuchtprogramm und ein traditionelles Bullenprüfprogramm miteinander kombiniert (Abb. 34).

3.8.4 Tierbeurteilung

Da die Leistungsfähigkeit eines Tieres für eine bestimmte Nutzungsrichtung bereits frühzeitig am Exterieur erkannt werden kann, hat sich die *Exterieurbeurteilung* als Hilfsmittel zur Bewertung der Tiere bezüglich ihrer Eignung für das verfolgte Zuchtziel bewährt. Grundsätzlich werden zwei Typen unterschieden:

- *Milchtyp oder Stoffumsatztyp*
  Kennzeichen: schmaler, langer und feiner Kopf; schmale, lange und flache Brust; weit nach hinten reichende, hochgestellte Berippung.
- *Masttyp oder Stoffansatztyp*
  Kennzeichen: breiter, kurzer Kopf; kurzer, steiler Hals; stark gewölbte, tiefgestellte Berippung.

Tabelle 75 zeigt Beispiele für Zusammenhänge zwischen Körperformen und leistungsrelevanten Parametern.

Die praktische Tierbeurteilung umfaßt die Bewertung wirtschaftlich relevanter Exterieureigenschaften. Zur Durchführung dient ein bundeseinheitliches Bewertungssystem für die äußere Erscheinung. In diesem System wird für die Kriterien „Rahmen", „Bemuskelung", „Form" und „Euter" eine Benotung vorgenommen (9 = beste Note, 5 = Mittelwert, 1 = schlechteste Note).

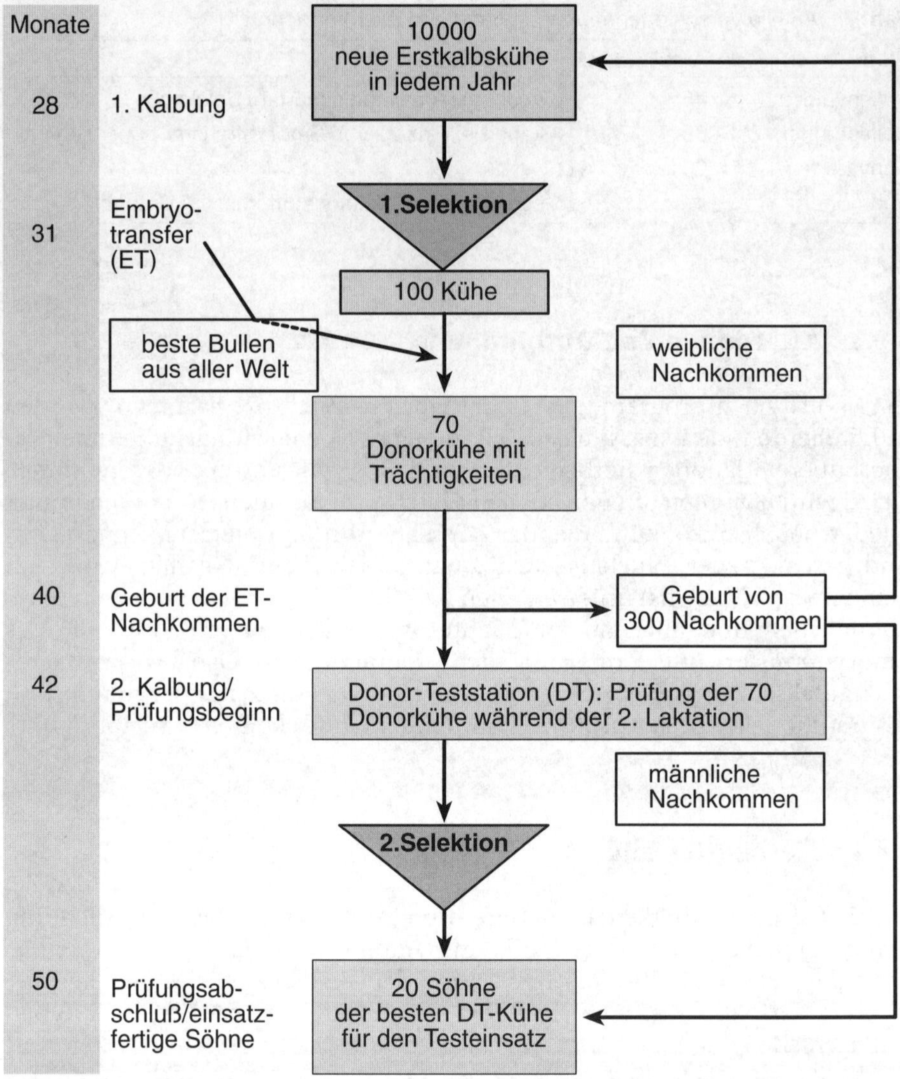

Abb. 34 Schema des Embryotransfer-Donortest (ET/DT-)Zuchtprogramms der Osnabrücker Herdbuch-Gesellschaft nach Wiedenmann (1994).

Bewertung des Rahmens: Körpergröße, -länge, -breite und -tiefe (Abb. 35). Die Richtwerte für die Benotung des Rahmens sind rassespezifisch.

Bewertung der Bemuskelung: Bewertung in der Reihenfolge Keule, Rücken, Schulter. Für die Benotung müssen Rassezugehörigkeit, Futterzustand, Alter und Laktationsstadium berücksichtigt werden.

Bewertung der Form: Hier wird im wesentlichen das Fundament beurteilt, dessen Merkmale die Nutzungsdauer der Tiere am stärksten beeinflussen. Abweichungen werden daher auch als „nutzungsbeschränkende Mängel" bezeichnet.

Tab. 75 Zusammenhänge zwischen Körperformen und Leistung (in Anlehnung an Wiedenmann, 1994)

Formmerkmal	Art der Leistungsbeeinflussung
Kieferverkürzung	negative Beeinflussung der Futteraufnahme
lockere Schulter	Beeinträchtigung der Fortbewegung
Schnürbrust, gratiger Rücken	Fehlen einer ausgeprägten Schulter-, Rücken- und Lendenmuskulatur
gespaltene Schulter und Kruppe	ausgeprägte Muskulatur (gute Fleischleistung); negative Beeinflussung der Abkalbevorgänge (Schwergeburten)
kurzes, schmales Becken	kleine Keule, kurzer Euteransatz
Fundamentmängel (Stuhlbeinigkeit, spastische Parese, verdrehte Vorbeinstellung etc.)	Beeinträchtigung der Fortbewegung, frühzeitige Verbrauchserscheinungen
Klauenmängel (Rollklauen, zu kleine Klauen, Klauen mit zu steiler Wand, Spreizklauen etc.)	Beeinträchtigung der Fortbewegung, schmerzhafte Erkrankungen (→ Leistung ↓)
fehlerhaftes Euter (Stufeneuter, Hängeeuter, Beizitzen etc.)	Beeinträchtigung der Melkbarkeit und der Eutergesundheit (→ Leistung ↓)

Bewertung des Euters: Die Euterqualität ist bei Milchkühen von außerordentlicher Bedeutung. Die Euterbeurteilung soll etwa 6–10 Wochen nach dem Kalben vorgenommen werden, da das Laktationsstadium die Euterform beeinflußt.

Das *„ideale Euter"* hat folgende Eigenschaften:
- weit nach vorn reichendes Baucheuter,
- weit nach hinten reichendes, hoch und breit angesetztes Schenkeleuter,
- straffer Eutersitz (festes Zentralband),
- korrekte Zitzenstellung (möglichst senkrecht; ausreichender Abstand),
- mittlere Zitzenlänge (6–7 cm) und -dicke,
- keine überzähligen Zitzen.

3.8.4.1 Lineare Beschreibung der Milchkühe

Bei der ursprünglich aus den USA stammenden linearen Beschreibung der Milchkühe werden möglichst viele Merkmale erfaßt, die für direkte oder indirekte Leistungen von Bedeutung sind. Die Ausprägung der einzelnen Merkmale wird einer vorgegebenen Beschreibung zugeordnet und mit einer Ziffer beschrieben (normale Ausprägung = 5, Extreme = 1 und 9; Abb. 36–38, ABL 13). Die lineare Beschreibung wird vor allem bei der Bewertung der Bullenmütter und -töchter (Nachzuchtbewertung) angewendet. Bei den Bullentöchtern wird das Ergebnis im Nachzuchtbericht als Abweichung vom Vergleichsmittel angegeben (Abb. 39). Maß ist die Standardabweichung für

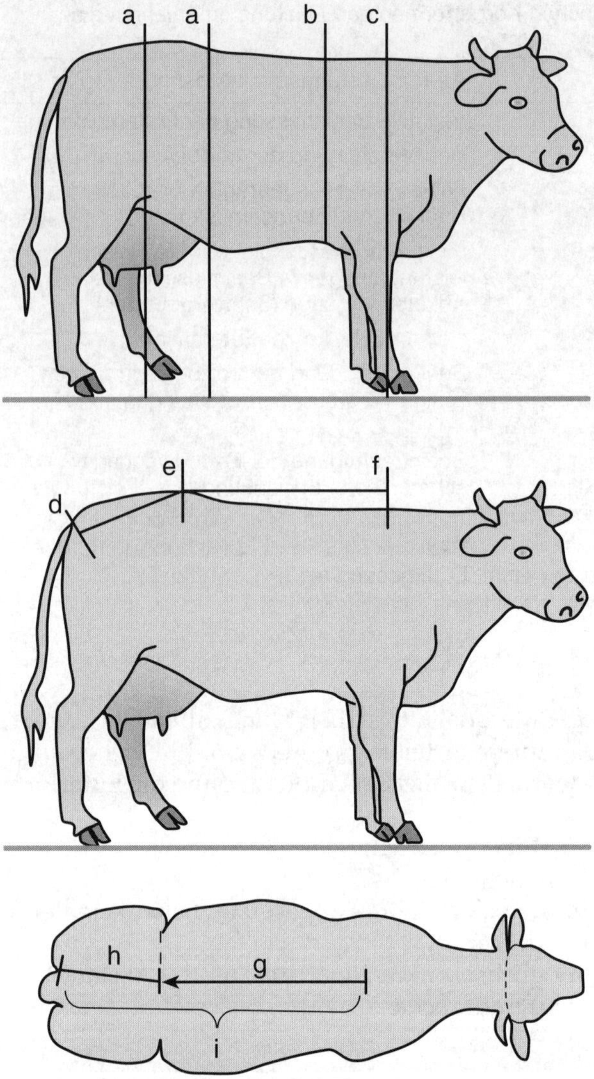

Abb. 35 Körpermaße beim Rind, in Anlehnung an Wiedenmann, 1994, modifiziert (Zeichnung: Steffen).
a = Kreuzhöhe,
b = Brustumfang,
c = Widerristhöhe,
d = Sitzbeinhöcker,
e = Kreuz,
f = Widerrist,
g = Mittelhandlänge,
h = Beckenlänge,
i = Körperlänge.

das jeweilige Merkmal. Die Abweichung wird in Standardabweichungen oder als Relativzahl (Mittelwert = 100; Standardabweichung = 12 Punkte) angegeben. Weist die Nachzucht eines Bullen in einem Merkmal +2 Standardabweichungen oder eine Relativzahl von 124 auf, so bedeutet das, daß diese Nachzucht bezüglich dieses Merkmals zur Spitzengruppe von 2,3% gehört. Die Einzelmerkmale werden zu einer Gesamtbewertung in den Hauptkriterien Rahmen, Bemuskelung, Form und Euter zusammengefaßt, wobei die Heritabilitäten und die wirtschaftlichen Bedeutungen der Einzelmerkmale berücksichtigt werden.

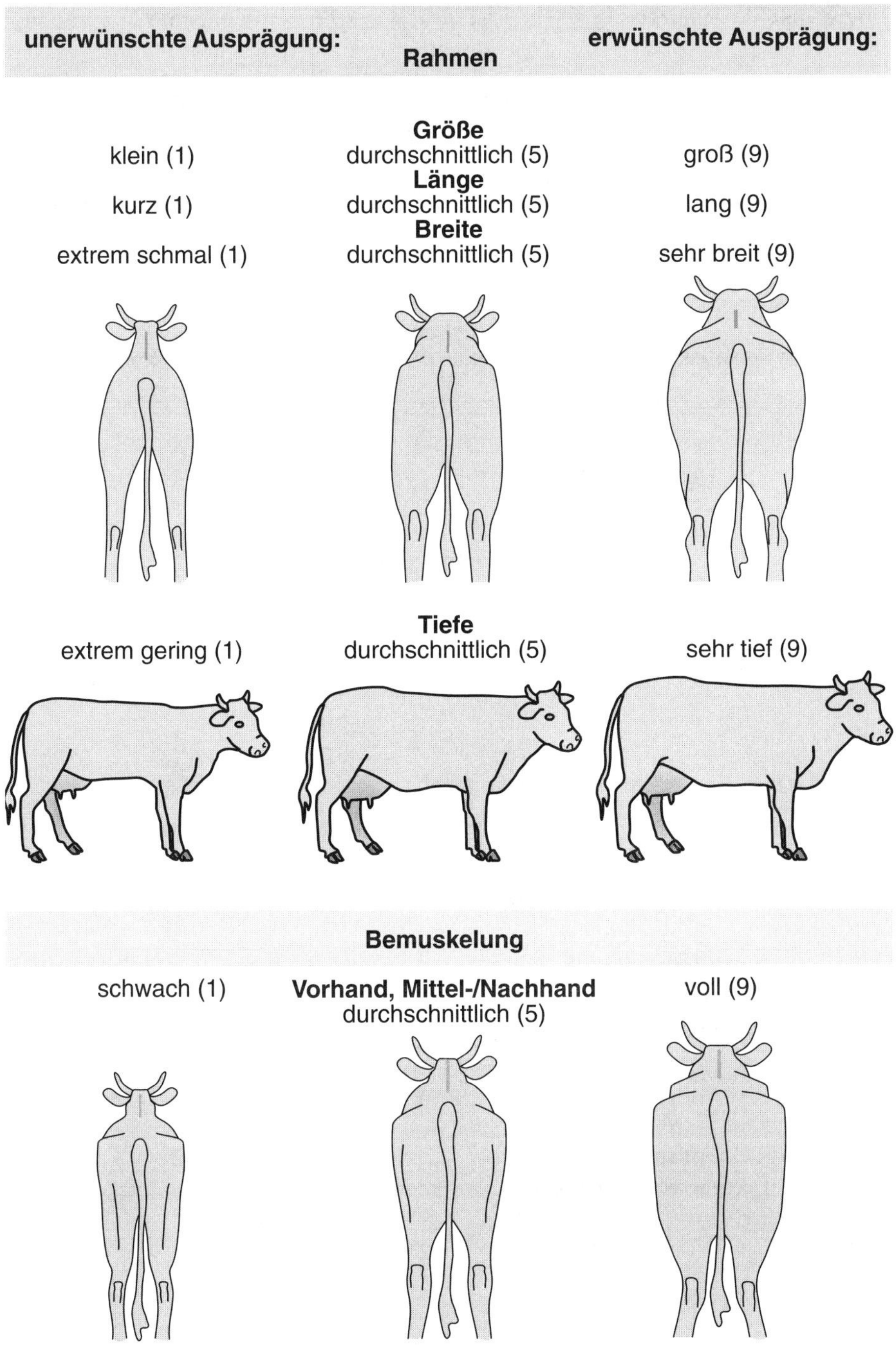

Abb. 36 Beispiel für eine lineare Beschreibung von Milchkühen – im Rahmen und Bemuskelung – in Anlehnung an Wiedenmann (1994), modifiziert (Zeichnung: Steffen).

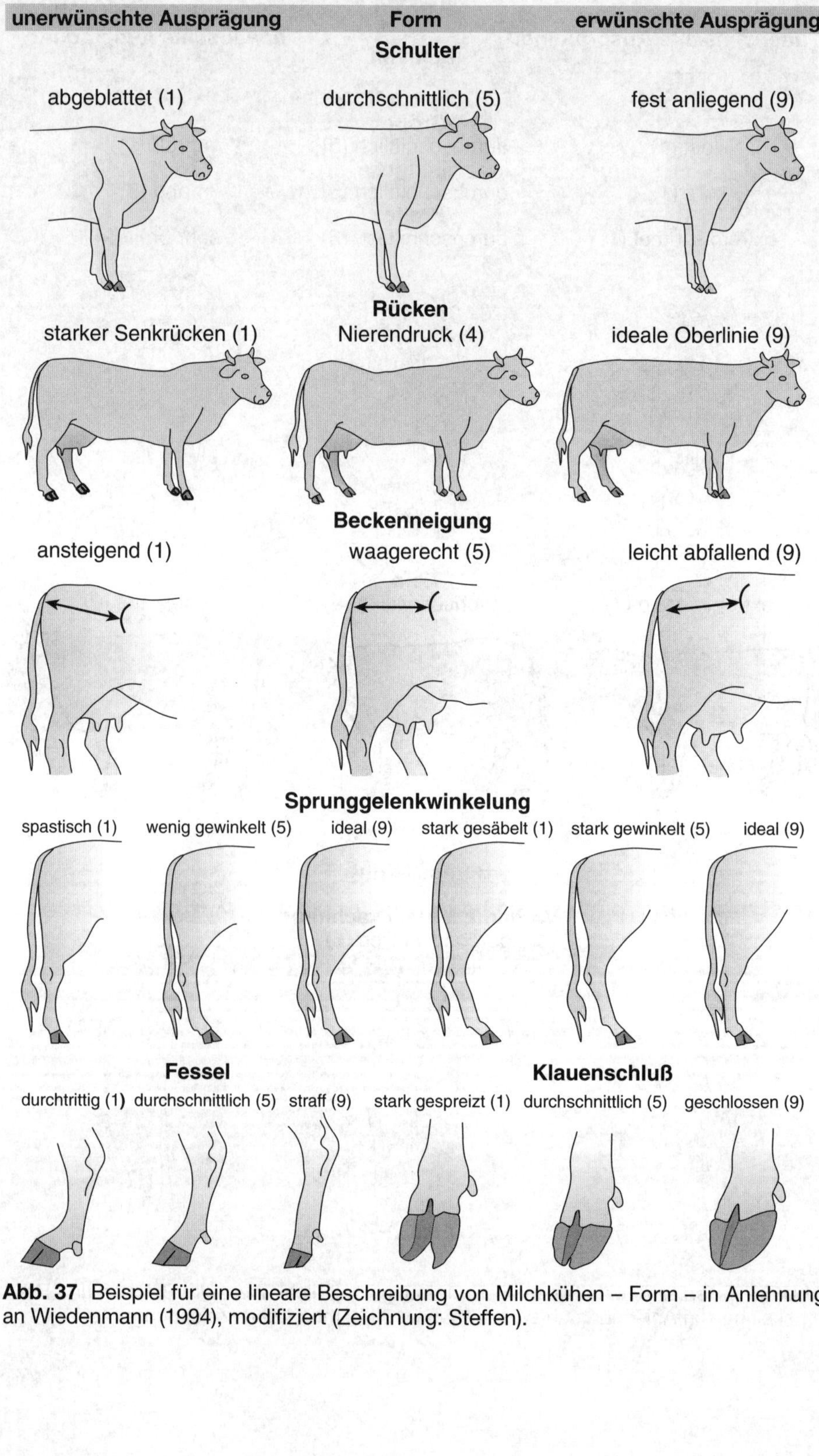

Abb. 37 Beispiel für eine lineare Beschreibung von Milchkühen – Form – in Anlehnung an Wiedenmann (1994), modifiziert (Zeichnung: Steffen).

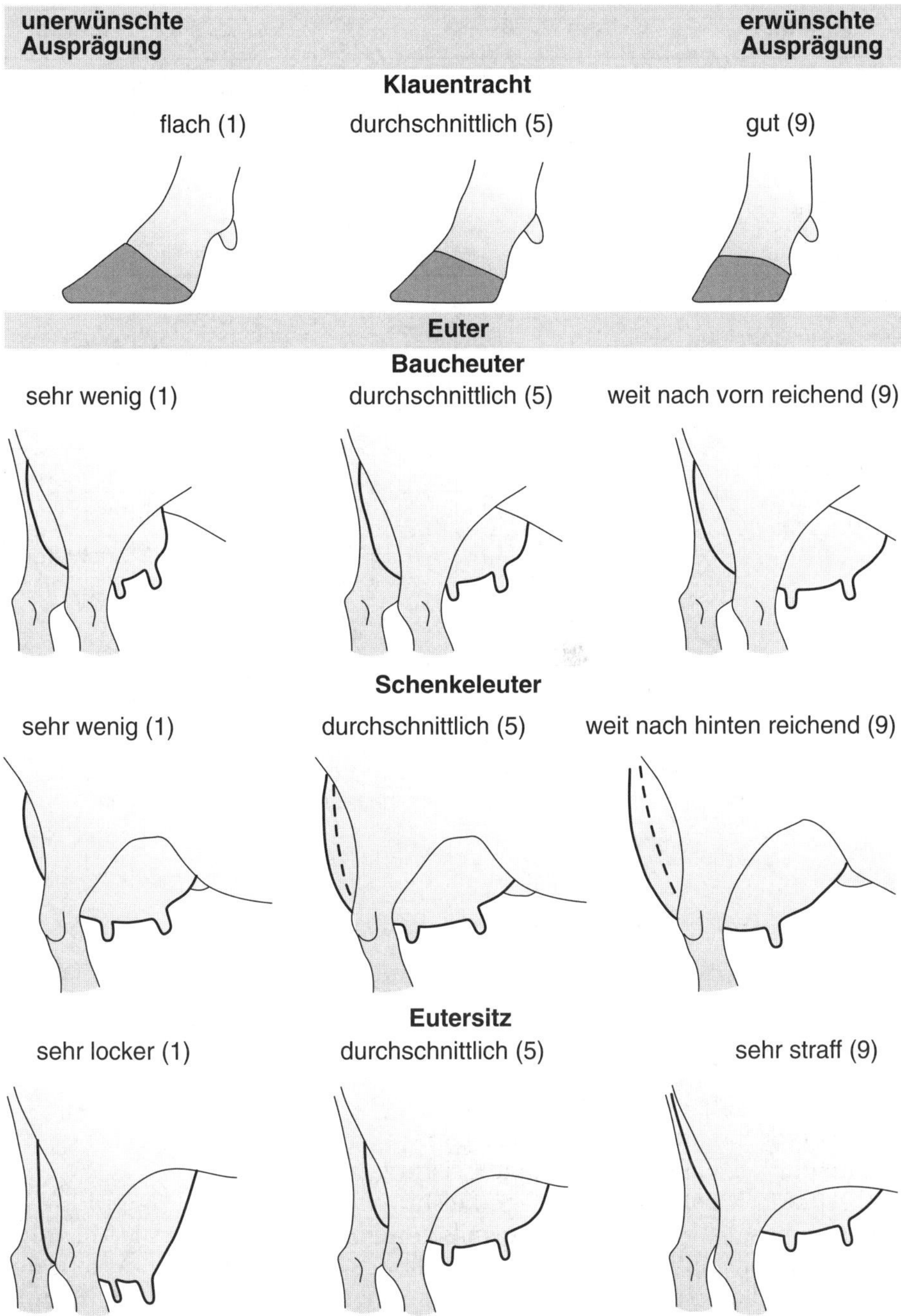

Abb. 38 Beispiel für eine lineare Beschreibung von Milchkühen – Klauen und Euter – in Anlehnung an Wiedenmann (1994), modifiziert (Zeichnung: Steffen).

Merkmal	Extrem	3 2 1 Ø 1 2 3		Extrem
Größe	klein		6,5	groß
Stärke	schwach		5,5	stark
Körpertiefe	wenig		6,4	viel
Milchcharakter	rund/herb		7,3	scharf/edel
Beckenbreite	schmal		5,7	breit
Beckenneigung	ansteigend		4,5	abfallend
Hinterbeinwinkelung	steil		5,2	gewinkelt
Klauen	flach		5,9	hoch
Euterboden	tief		6,0	hoch
Vordereuter	kurz		5,5	lang
Aufhängung des Vordereuters	lose		5,9	fest
Hintereuter	tief/schmal		6,2	hoch/breit
Zentralband	schwach		7,0	stark
Strichplazierung vorn	außen		5,0	innen
Strichlänge	kurz		4,6	lang

Abb. 39 Beispiel für einen Nachzuchtbericht eines Schwarzbuntbullen (Ø ± Standardabweichung). Vorletzte Spalte: = Mittelwerte der linearen Exterieurbeschreibung.

3.8.4.2 Zuchtwertschätzung für Milchleistung

Die Zuchtwertschätzung für Milchleistung wird seit 1991 bundeseinheitlich nach dem „Mehr-Abschnitts-Tiermodell" durchgeführt. Dazu werden 5 Leistungsabschnitte herangezogen:
1. Abschnitt: 1. Laktation (1.–100. Tag),
2. Abschnitt: 1. Laktation (101.–200. Tag),
3. Abschnitt: 1. Laktation (201.–305. Tag),
4. Abschnitt: 2. Laktation (305-Tage-Leistung),
5. Abschnitt: 3. Laktation (305-Tage-Leistung).

Die Leistungsabschnitte werden jeweils getrennt für die Merkmale Milch-kg, Fett-kg und Eiweiß-kg ausgewertet und daraus die prozentualen Anteile der Inhaltsstoffe berechnet. Dieses Verfahren ermöglicht durch die Unterteilung der 1. Laktation frühzeitige Selektionsentscheidungen. Außerdem ermöglicht die vergleichende Beurteilung der Leistungsabschnitte Aussagen zum Durchhaltevermögen (Persistenz) der Tiere.

Die Zuchtwertschätzung wird nach dem BLUP-Verfahren (Best Linear Unbiased Prediction = beste lineare, nicht verzerrte Vorhersage) durchge-

ABL 13 Erfassungsbeleg für lineare Beschreibung von Kühen

Erfassungsbeleg für lineare Beschreibung von Kühen

Tier-Nr./Name: Gabriela **Datum:** 20.06.'97

Merkmal	Ausprägung		Besonderheit	
Größe	**klein-groß**	6	**übergroß**	......
Länge	**kurz-lang**	6	**grobknochig**	......
Breite	**schmal-breit**	5	**sehr feinknochig**	......
Tiefe	**gering-ausgeprägt**	5		
Vorhand	**schwach-voll**	4	**stark verfettet**	......
Mittel-/Nachhand	**schwach-voll**	5	**stark abgemagert**	......
Schulter	**locker-fest**	7	**geschnürt**	......
Rücken	**matt-straff**	8	**Karpfenrücken**	......
Beckenneigung	**ansteigend-leicht**		**kurzes Becken**	......
	abfallend	6	**verjüngtes Becken**	......
Sprunggelenk			**abgedachtes Becken**	......
-winkelung	**steil-ideal**	8	**Hohlschwänzigkeit**	X
	gesäbelt-ideal	......	**verstellte Vorderbeine**	......
-ausprägung	**schwammig-trocken**	7	**verstellte Hinterbeine**	......
			Überköten	......
Fessel	**durchtrittig-fest**	6	**Limax**	......
Trachten	**flach-hoch**	6	**Rollklaue**	......
Klauenschluß	**offen-geschlossen**	6		
Baucheuter	**wenig-viel**	6	**Stufeneuter**	......
Schenkeleuter	**wenig-viel**	6	**Hängeeuter**	......
Eutersitz	**locker-straff**	5	**Ödemeuter**	......
Zitzenausbildung	**fehlerhaft-gut**	5	**derbes Euter**	......
Zitzenstellung	**gespreizt-senkrecht**	5	**seitlich stark geviertelt**	......
			lange Zitzen	......
Euterreinheit	**Beizitzen-reines Euter**	9	**kurze Zitzen**	......
			dicke Zitzen	......
			milchbrüchige Zitzen	......
			Zitzen weit außen	......
			Beizitzen/Afterzitzen	......

Bemerkungen:

führt. Für die Berechnung werden eine Reihe von Einflußfaktoren im Tiermodell über Vorkorrekturen oder im Rechenmodus berücksichtigt. So werden „Umweltklassen" gebildet (Regioneneinteilung, Saison- und Herdenklassen) und Faktoren wie Jahrgang, Kalbealter, Zwischenkalbezeit sowie Intervall Kalben – 1. Probemelken berücksichtigt. Als Informationen werden sämtliche Leistungsdaten aus der Verwandtschaft des zu schätzenden Tieres herangezogen (Tier-/Verwandtschaftsmodell).

3.8.4.3 Tierbeurteilung und Nutzung von Zuchtdaten im Rahmen der Integrierten Tierärztlichen Bestandsbetreuung

Anhand der linearen Exterieurbeschreibung und der Ergebnisse der Zuchtwertschätzung können Vor- und Nachteile eines Bullen für einzelne Merkmale sehr gut bewertet werden. Die dafür erforderlichen Informationen sind in den aktuellen Bullenkatalogen enthalten. Der Züchter und der in der Zucht beratende ITB-Tierarzt können so nach entsprechender Beurteilung der Kühe eines Bestands (lineare Beschreibung, s. ABL 13) sowohl den zu einer Kuh passenden Bullen aussuchen, als auch Zuchtziele definieren und durch regelmäßige Beurteilungen systematisch verfolgen. Die lineare Beschreibung der Kühe einer Herde und die nahezu lückenlose Dokumentation von Leistungs-, Fruchtbarkeits-, Gesundheits- und Abgangsdaten im Rahmen der ITB bieten dabei die wichtigsten Grundlagen für die Überwachung des Zuchtfortschritts auf Bestandsebene.

Literatur

Gottschalk, A. (1992): Praktische Rinderzucht und Rinderhaltung. 2. Aufl., BLV Verlagsgesellschaft mbH, München.

Kräusslich, H. (1994): Tierzüchtungslehre. 4. Aufl., Eugen Ulmer, Stuttgart.

Wiedenmann, F. (1994): Rinderzucht. In: Die Landwirtschaft, Band 2, Tierische Erzeugung. 10. Aufl., BLV Verlagsgesellschaft mbH, München, S. 225–305.

3.9 Hygiene

3.9.1 Allgemeines

Im Rahmen eines Bestandsbetreuungsprogramms darf auch die Hygiene nicht außer acht gelassen werden. Dabei sollte auf folgendes geachtet werden:
- Hof und Ställe,
- die Tiere,
- das Wasser,
- das Futter,
- etwaiges Ungeziefer,
- die Aufbewahrung und Anwendung von Arzneimitteln durch den Betriebsleiter,

- Injektionsspritzen und -kanülen (soweit vorhanden),
- Rückstandsproblematik,
- Tierzukauf,
- Arbeitskleidung, Schuhe, Desinfektionsmittel und -einrichtungen,
- Durchführung von Reinigungs- und Desinfektionsmaßnahmen,
- Abtransport von Tierkadavern.

3.9.2 Prophylaktische Maßnahmen

Für die Präventive sind externe und interne Hygienemaßnahmen von Bedeutung, die dazu dienen, das Risiko von Krankheitsübertragungen zu vermindern.

• **Externe Hygiene**
- Maßregeln zur Vermeidung von Krankheitseinschleppung (z.B. beim Antransport von Tieren, Produkten oder bei Personenverkehr);
- Maßregeln zur Vermeidung einer Krankheitsverschleppung aus dem Bestand (z.B. beim Abtransport von Kadavern, Müll und Mist/Gülle).

• **Interne Hygiene**
Maßnahmen zu Vermeidung von Krankheitsübertragungen (z.B. bei Geburten, Infektionen und im Zusammenhang mit der Futter- und Tränkwasserversorgung) durch Tiere und Personen.

3.9.3 Wege der Krankheitseinschleppung in einen Bestand

Es gibt viele Wege, auf denen Krankheitserreger in einen Bestand gelangen können. Die wichtigsten Vektoren müssen beachtet werden:
- *Tier:* durch Tierzukauf, sowohl bei Import als auch bei Zukauf über Viehmärkte/Auktionen, aber auch durch den Besuch von Schauen etc. können Krankheiten eingeschleppt werden (z.B. IBR, BVD, Leptospirose, Leukose, Brucellose).
- *Sperma und Embryonen:* Unter normalen Bedingungen der künstlichen Besamung wird auf prophylaktische Maßnahmen gegen die Verbreitung von Krankheiten über Samenportionen oder Embryonen geachtet. Gefahren bestehen vor allem bei illegalem Handel (z.B. Übertragung von BVD).
- *Wasser:* Z.B. Übertragung von Leptospiren durch Oberflächenwasser; Belastung des Wassers mit Schwermetallen in der Umgebung von Fabriken, H_2S-Bildung bei Verunreinigungen, Fe-Belastung bei Brunnenwasser; Grundwasserbelastungen in der Nähe von Mülldeponien.
- *Futter:* Im Grundfutter inkl. Maissilage können unter anderem Schimmelpilze, Fusarien, Hefen und Listerien vorkommen. Bei Kraftfuttermitteln, besonders bei Importfuttermitteln, denen Tier- oder Blutmehle zugesetzt sind, können Risiken für die Übertragung von Salmonellen oder Milz-

branderregern entstehen; auch muß Importen aus Ländern, in denen neue Erkrankungen aufgetreten sind (wie z.B. BSE in England) mit äußerster Vorsicht begegnet werden. Verunreinigungen von Futtermitteln können auch in der Umgebung von Industrieanlagen oder z.B. in der Nähe von Tontaubenschießständen (Blei) auftreten.

- *Dünger:* Mit dem Dünger können Schwermetalle und Mikroorganismen in den Betrieb kommen; Schwermetalle z.B. mit Gewässer-/Hafenschlamm (Schlick); Mikroorganismen (z.B. Clostridien [Botulismus], Staphylokokken, Listerien, Salmonellen, Paratuberkuloseerreger) bei Verwendung von Mist/Gülle aus anderen Betrieben.
- *Einstreu:* z.B. Tierkadaver mit Botulismuserregern; Sägemehlkontamination mit *E. coli* und Staphylokokken.
- *Mensch:* Die Einschleppung von Krankheiten kann auch durch den Menschen erfolgen (z.B. Tierarzt, Milchkontrolleur, Viehhändler; andere viehhaltende Landwirte). Im allgemeinen werden heute in Milchviehbetrieben noch relativ wenige Vorsichtsmaßnahmen getroffen, um eine Krankheitseinschleppung durch den Menschen zu vermeiden. Der bestandsbetreuende Tierarzt sollte ggf. den Tierhalter auf die Notwendigkeit solcher Maßnahmen hinweisen. Es ist zu empfehlen, betriebseigene Schutzkleidung zu tragen (Stiefel, Kittel, Overall) und Wannen mit (Stiefel-) Desinfektionsmittel zu benutzen. Der Tierarzt selbst muß besondere Sorgfalt walten lassen, um die Verschleppung von Krankheiten von einem Bestand in den anderen nach besten Kräften zu vermeiden (Stiefel, Kleidung, Kanülen, Katheter, Pipetten, Instrumente etc.).

4 Datenverarbeitung und -auswertung

4.1 Allgemeines

Die Integrierte Tierärztliche Bestandsbetreuung steht und fällt mit einer *exakten Dokumentation.* Sie ist die Grundlage für regelmäßige Datenauswertungen, Verfolgung von Zielen und für die Organisation (Terminplanung, Erstellung von Aktionslisten etc.) der Betreuungstätigkeit. Karteikarten, die jedoch eine extrem auswertungsunfreundliche Dokumentationsform darstellen, die Fruchtbarkeits- und Krankenkarte (FKKR = Bestandsbetreuungskarte) und die Jungviehaufzuchtkarte oder das geeignete Betriebstagebuch müssen ebenso korrekt geführt werden, wie eventuell genutzte Computerprogramme (Kuhplaner im landwirtschaftlichen Betrieb, Herden-Computerprogramme in der tierärztlichen Praxis).

4.2 Manuelle Auswertung

Für die manuelle Auswertung eignen sich besonders die FKKR in Kombination mit der 12-Monate-Übersicht sowie die Jungviehaufzuchtkarte. Diese Dokumentationsformen sind sehr übersichtlich und kostengünstig. Sie sind besonders für Betriebe mit bis zu 100 laktierenden Kühen gut geeignet.

4.2.1 Beispiel Herdenfruchtbarkeit

An dieser Stelle soll nur die manuelle Auswertung der *Fruchtbarkeits- und Krankenkarte (FKKR)* hinsichtlich der Herdenfruchtbarkeit dargestellt werden (s. 2.3.1).

Die FKKR bietet verschiedene Auswertungsmöglichkeiten, die für das Fruchtbarkeitsgeschehen in einer Herde von Bedeutung sind. Dabei können herausragende Auffälligkeiten mit Hilfe der übersichtlichen Darstellung (Herdenübersicht) auf den ersten Blick erkannt werden, wie z.B. ungenügende Brunstdokumentation, häufigeres Auftreten bestimmter Störungen im Zusammenhang mit der Kalbung, häufigere Mehrfachbesamungen etc. In regelmäßigen Abständen erfolgt eine Auswertung mit Berechnung verschiedener Fruchtbarkeitskennzahlen. Zum Teil wird die Auswertungsarbeit durch vereinfachte Berechnungsmethoden beschleunigt.

- **Mit Hilfe der FKKR zu berechnende Fruchtbarkeitskennzahlen**

Trächtigkeitsrate nach Erstbesamung (TR)

Anteil der Erstbesamungen in % im Berechnungszeitraum, die zur Trächtigkeit geführt haben.

Beispiel:

20 Erstbesamungen wurden durchgeführt, 15 davon führten zu einer Trächtigkeit;

$$TR = \frac{15}{20} \times 100 = 75\%.$$

Mittlere Rastzeit (RZ) (Zeitraum zwischen Abkalbung und erster Wiederbelegung).

Mittlere Güstzeit (GZ) (Zeitraum zwischen Abkalbung und 1. Trächtigkeitstag).

Zur Vereinfachung der Berechnung der mittleren Güstzeit wird bei der Auswertung der FKKR ein Monat grundsätzlich mit 30 Tagen berechnet.

Trächtigkeitsindex (TI)

Der Trächtigkeitsindex entspricht der mittleren Anzahl Besamungen bei graviden Tieren.

Beispiel:

Im Berechnungszeitraum wurden 60 Trächtigkeiten sicher festgestellt. Die entsprechenden Tiere wurden insgesamt 98 mal besamt. Der Trächtigkeitsindex beträgt 98 ÷ 60 = 1,6.

Fruchtbarkeitsstatus (F.S.)

Der Fruchtbarkeitsstatus stellt den Versuch dar, die Fruchtbarkeitssituation einer Herde in einer Zahl zusammenzufassen (s. 3.1.1.1). Es vereinfacht die Zusammenarbeit mit dem Landwirt, wenn eine Herdenmaßzahl vorhanden ist, an der man sich orientieren kann. Dieses Vorgehen beinhaltet jedoch die Gefahr eines erheblichen Informationsverlusts, wenn nicht gleichzeitig eine Betrachtung und Interpretation der einzelnen Kennzahlen erfolgt. Der Bestandsbetreuer muß sich dessen bewußt sein.

F. S. = EBE ÷ TI – GZ + 125

Beispiele für die Berechnung

EBE = 70%	EBE = 50%	EBE = 60%
TI = 1,5	TI = 1,7	TI = 1,8
GZ = 120 Tage	GZ = 90 Tage	GZ = 100 Tage
F.S. = 47 + 5 = 52	F.S. = 29 + 35 = 64	FS. = 33 + 25 = 58

EBE = Erstbesamungserfolg, TI = Trächtigkeitsindex, GZ = Güstzeit

Erstbesamungsindex (EBI): Quotient aus der Anzahl sämtlicher Belegungen und der Anzahl Erstbelegungen. Der EBI bietet den Vorteil, daß alle Belegungen erfaßt werden. Auch zwischenzeitlich abgegangene Tiere fließen in die Berechnung ein. In kleineren Herden können Problemtiere das Ergebnis allerdings extrem verfälschen und eine Herdeninfertilität vortäuschen.

Erwartete Zwischenkalbezeit (eZKZ): Bei Verwendung der Fruchtbarkeitskarte wird die erwartete Zwischenkalbezeit (eZKZ) für die Tiere berechnet, die für tragend befunden worden sind. Der Einfachheit halber wird dabei davon ausgegangen, daß das Jahr aus 365 Tagen besteht und dies gleichzeitig die anzustrebende Zwischenkalbezeit ist. Da bei jeder Trächtigkeitsfeststellung das erwartete Kalbedatum (9 Monate + 6 Tage) in die FKKR eingetragen wird, läßt sich durch Vergleich des letzten Kalbedatums mit dem erwarteten nächsten leicht die Abweichung von einem Jahr ausrechnen. Diese Abweichung wird in eine „Minus-0-Plus"-Tabelle eingetragen. Anschließend werden die Summen der Werte in der Minusspalte und in der Plusspalte gebildet. Die Differenz beider Summen wird durch die Anzahl aller Werte (ggf. auch 0-Werte berücksichtigen) dividiert. Das Ergebnis wird zu 365 addiert bzw. subtrahiert. Es ergibt sich die mittlere eZKZ für alle bereits tragenden Tiere.

Beispiel:

zurückliegendes Kalbedatum	erwartetes Kalbedatum	minus	0	plus
01.1.	15.01.			14
31.12.	16.12.	15		
01.02.	20.03.			49
02.02.	14.02.			12
03.02.	03.02.		0	
04.02.	06.02.			2
15.03.	10.03.	5		
16.03.	15.03.	1		
20.03.	01.04.			11
Summen		21		88
Differenz			+ 67	

67 ÷ 9 = 7,5

365 + 8 = 373 = mittlere eZKZ der z.Z. tragenden Tiere

4.3 Auswertung mit Hilfe von Computerprogrammen

In größeren Herden ist es von Vorteil, die Datenauswertung mit Hilfe von Computerprogrammen durchzuführen. Zum Teil wird in den Betrieben bereits mit elektronischen Kuhplanern etc. gearbeitet, die oft einige für den Bestandsbetreuer wesentliche Auswertungen erlauben. Seit einigen Jahren gibt es auch gute Herdencomputerprogramme für Tierärzte, deren Auswertungsmöglichkeiten in der Regel umfassender sind. Durch etliche Schnittstellen, die im Laufe der Zeit erarbeitet worden sind, lassen sich heute viele für den Bestandsbetreuer relevante Daten von landwirtschaftlichen Rechenzentren oder aus dem jeweiligen Betrieb ohne viel zusätzliche Handarbeit direkt übernehmen. Auch wenn alle von extern kommenden Daten immer einer eingehenden Konsistenzprüfung unterzogen werden müssen, stellen diese neuen Möglichkeiten erhebliche Arbeitserleichterungen dar. Nach Übernahme der Daten werden diese durch die im Rahmen der Bestandsbetreuung anfallenden tierärztlichen Daten ergänzt und gemeinsam ausgewertet.

Eine wichtige Funktion von Herdencomputerprogrammen ist die Berechnung von Kennzahlen. Dabei wird zwischen *retrospektiven* und *prospektiven Kennzahlen* unterschieden. Kennzahlen können für alle Betreuungsbereiche (Fruchtbarkeit, Eutergesundheit, Milchleistung, Körperkonditionsentwicklung etc.) berechnet werden.

4.3.1 Beispiel Herdenfruchtbarkeit

Im folgenden soll zunächst näher auf die **Fruchtbarkeitskennzahlen** eingegangen werden (Tab. 76). Während mit Hilfe *retrospektiver Kennzahlen* die Daten eines zurückliegenden Zeitraums ausgewertet werden („Fruchtbarkeitsanamnese“, Tab. 77), beziehen sich prospektive Kennzahlen auf das aktuelle Datum, die aktuelle Laktation und gehen z.T. von Annahmen aus („Fruchtbarkeitsstatus“; Tab. 78). Dabei können die Auswertungen für alle Tiere einer Herde, für bestimmte Gruppen (Alter, Leistung etc.) oder für Einzeltiere durchgeführt werden. Es ist wichtig, zur Beurteilung immer mehrere Kennzahlen heranzuziehen und nicht nur Mittelwerte, sondern auch die Streuung der Werte zu beachten (Tab. 79).

Für die Auswertung und Interpretation von Daten ist es wichtig zu wissen, welche Tiere bei der Berechnung der einzelnen Kennzahlen berücksichtigt werden, d.h. welche Auswahlkriterien und Rechenregeln sieht das Computerprogramm vor? Da es hierfür keine allgemeingültigen Regeln gibt, muß der Bestandsbetreuer sich bei dem Hersteller der von ihm verwendeten Software, ggf. auch bei den Herstellern der elektronischen Kuhplaner erkundigen, um nicht Gefahr zu laufen, Auswertungsergebnisse falsch zu interpretieren. Das in der ATF-Schriftenreihe erschienene „Pflichtenheft für EDV-Systeme zur Unterstützung der tierärztlichen Betreuung von Rinderbestän-

Tab. 76 Formeln für die Berechnung einiger wichtiger Fruchtbarkeitskennzahlen

Erstbesamungsindex (EBI)	Anzahl Belegungen ÷ Anzahl Erstbelegungen
Trächtigkeitsindex (TI)	Anzahl Belegungen bei tragenden Tieren ÷ Anzahl tragender Tiere
Erstbesamungserfolg (EBE)	(Anzahl tragender Tiere nach Erstbelegung ÷ Anzahl Erstbelegungen) x 100
Gesamtträchtigkeit	(Anzahl tragender Tiere ÷ Anzahl Erstbelegungen) x 100
Untergrenze 1. Belegung – 1. Trächtigkeitstag	(Trächtigkeitsindex – 1) x 21
Brunsterkennungsrate (BER)	(21 : Ø beobachtetes Brunstintervall) x 100

Tab. 77 Beispiel für mit Hilfe eines Herdencomputerprogramms ermittelte retrospektive Fruchtbarkeitskennzahlen („Fruchtbarkeitsanamnese")

Auswahl: alle Tiere
Analysenzeitraum von: 01.01.1990–31.12.1994
Abkalbeergebnis: 176 Kühe und 62 Färsen (nicht enthalten: 8 Totgeburten)
Durchschnittliche Zuchtherde: 79,0
Abgänge im Zeitraum: 103, davon Verkauf: 44

Intervall-berechnungen:	arith. Mittel	n	Min.	Max.	s	Referenz
Zwischenkalbezeit	383,7	125	322	600	51,7	< 385
Intervall Kalbung – 1.Brunst	58,5	204	12	144	24,0	
Rastzeit	75,5	197	30	144	20,8	< 85
Intervall Kalbung – letzte Besamung	134,7	42	34	301	63,1	
Güstzeit	101,2	155	38	323	50,8	< 105
Verzögerungszeit	23,6	255	0	286	46,4	< 18

Besamungsergebnisse:

Erstbesamungen:	316	Besamungen ingesamt:	552
Erstbesamungsindex:	1,7	Trächtigkeitsindex:	1,6
Erstbesamungserfolg:	63,5 %	Untergrenze 1. Besamung-1. Trächtigkeitstag:	12,2
Anzahl Tiere besamt < 51 Tage p.p.:	19	Brunsterkennungsrate:	61,1 %

den" enthält entsprechende Regeln, die aber nicht von allen Softwarefirmen beachtet werden. Die Interpretation von Kennzahlen wird durch Darstellung der Auswertungsergebnisse in Form von Histogrammen mit Einzeltieridentifikation (Tab. 79) wesentlich erleichtert. Fortschrittliche Herdencomputerprogramme erlauben von dieser Übersicht aus einen direkten Zugriff auf das jeweilige Tier, so daß die „elektronischen Karteikarten" von Tieren, die extreme Kennzahlen aufweisen, sofort einer eingehenden Betrachtung unterzogen werden können.

Die verbreitet angewandte *„Zwischenkalbezeit"* (ZKZ) sagt als Kennzahl relativ wenig aus. Sie setzt sich aus Rastzeit, Verzögerungszeit und Tragezeit zusammen (Abb. 40). Ähnlich wie der Fruchtbarkeitsindex ist die ZKZ eher eine von mehreren Zielgrößen als eine Arbeitsgröße. Da der Landwirt mit der ZKZ vertraut ist, sollte nicht vollständig auf sie verzichtet werden. Der Bestandsbetreuer muß sich aber darüber im klaren sein, daß eine kurze ZKZ nicht mit guter Herdenfruchtbarkeit gleichbedeutend ist (Tab. 80).

Die *„Brunsterkennungsrate"* (BER) ist eine in der Auswertung problematische Kennzahl. Häufig werden auch heute noch nicht alle Brunsten dokumentiert. So kann es sein, daß die berechnete BER nicht der tatsächlichen, d.h. den Beobachtungen entspricht. Da das frühzeitige Erkennen von Brunsten nach der Abkalbung zu einer Verkürzung der Güstzeiten beiträgt, ist es sinnvoll, alle Brunsten zu dokumentieren und das Intervall *„Kalbung –*

Tab. 78 Prospektive Fruchtbarkeitskennzahlen (Fruchtbarkeitsstatus)

Herdenstruktur: weiblich: 1052 männlich: 0 Zwitter/unbekannt: 0

Herdenstatus:

Kälber/Jungrinder	offen	belegt	TU pos., LN = 0	TU pos., LN > 0	bewußt güst
0	74	65	0	165	0

Intervall-berechnungen	arith. Mittel	n	Min.	Max.	s	Referenz
erwartete Zwischen-kalbezeit	369,2	165	316	519	40,9	< 385
Rastzeit	71,3	230	23	220	25,6	< 85
Verzögerungszeit	20,8	165	0	148	29,2	< 18
minimale Rastzeit	104,7	26	61	428	72,9	
Zuchtreife-überschreitung	–	–	–	–	–	< 60
ungeklärte Trächtigkeit	31,1	53	13	69	13,5	< 60
minimale Verzögerungszeit	53,3	65	0	306	66,1	
ungeklärtes Zyklusgeschehen	45,6	23	1	368	76,3	< 42

Besamungsergebnisse:

Erstbesamungen:	230	Besamungen ingesamt:	434
Erstbesamungsindex:	1,9	Trächtigkeitsindex:	1,8
Erstbesamungserfolg:	39,8 %	Untergrenze 1. Besamung-1. Trächtigkeitstag:	16,7
Anzahl Tiere besamt < 51 Tage p.p.:	40	Brunsterkennungsrate:	73,3 %

Realisierte Kennzahlen beziehen sich nur auf die laufende Laktation.
Minimalwerte gehen vom Istzustand und Annahmen aus (z.B. *„minimale Rastzeit"* = Rastzeit, die sich ergäbe, wenn alle nach Ablauf der freiwilligen Wartezeit noch nicht belegten Tiere am Tag der Auswertung belegt würden).
„Ungeklärte Trächtigkeit" = Ø Anzahl Tage nach Besamung bei Tieren, für die noch kein Trächtigkeitsuntersuchungsergebnis vorliegt (Maßstab für die zeitgerechte Durchführung von Trächtigkeitsuntersuchungen).
„Ungeklärtes Zyklusgeschehen" = Ø Anzahl Tage nach der Kalbung oder nach einem vorher festgelegten Tag post partum , bis zu dem keine Information über den Zyklus der Tiere vorliegt (keine Brunst beobachtet).
TU = Trächtigkeitsuntersuchung.
LN = Laktationsnummer.

1.Brunst" als Kennzahl zu bestimmen. Aufgrund der in der Regel erheblichen Streuung der Werte innerhalb einer Herde ist hier die Beurteilung der Einzelwerte wichtig.

Die Notwendigkeit einer *„biologischen Rastzeit"* ist unumstritten. Hinsichtlich der Länge der erforderlichen Rastzeit gibt es jedoch keine einheitlichen Empfehlungen. Einerseits weiß man, daß die Besamungsergebnisse mit zunehmender Rastzeit besser werden, andererseits wird ein erheblicher Prozentsatz der Tiere auch bei früher Besamung kurz nach Ende des Gesamtpuerperiums tragend, ohne einen erkennbaren Schaden davonzutra-

Tab. 79 Realisierte Rastzeiten bei einer Fruchtbarkeitsstatusbestimmung in Form eines Histogramms mit Einzeltieridentifikation
(n = 230, Ø = 71,3)
realisierte Rastzeiten 28.03.1996

10–29	30–39	40–49	50–69	70–89	90–109	110-129	>129 Tage p.p.
		258F	999K	237F	945J		
		220F	989F	230F	932I		
		192G	988K	226F	898I		
		181G	987H	217G	877F		
		175H	986K	216H	870I	998H	
		163G	977J	199G	857F	985H	
		158H	974H	191H	845F	982J	
		152F	973K	182H	839F	937F	
		141H	968H	105H	364F	919I	
		140F	960H	101L	345F	895I	
		138F	958J	87N	313F	835F	980K
		136F	943K	86F	238F	802F	976K
		134F	938K	80F	225F	316F	881F
	934J	133F	927J	73L	178H	296F	822F
	551C	125H	923I	46H	177H	187H	302F
	270F	47H	878J	8H	98H	39N	24H
546C	215G	42H	487C	6N	44J	4F	21Q
0,4	1,7	13,0	43,9	23,9	8,3	5,7	3,0 %

Das Beispiel zeigt eine zu große Streuung der Rastzeiten (RZ). Es gibt sowohl Tiere mit unerwünscht kurzer RZ als auch eine erhebliche Anzahl Tiere mit zu langer RZ. Beides deutet auf Mängel im Reproduktionsmanagement hin.
Im Histogramm bedeutet das Einrahmen einer Säule, daß sich mehr Tiere dahinter verbergen, als auf dem Monitor darstellbar sind. Am Rechner kann in den Säulen auf- und abgerollt und so auf alle Tiere zugegriffen werden.

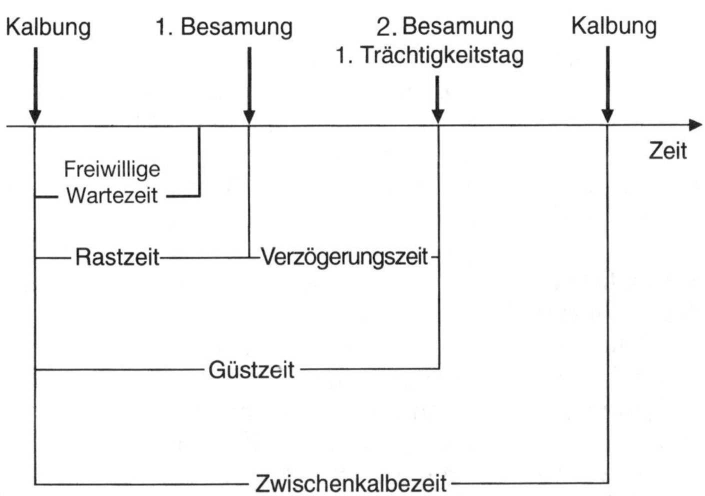

Abb. 40 Komponenten der Kennzahl „Zwischenkalbezeit".

Tab. 80 Beispiel für einen Fall von kurzer Zwischenkalbezeit bei erkennbaren Mängeln hinsichtlich der Herdenfruchtbarkeit

Auswahl: LN > 1
Analysenzeitraum von: 01.01.1995 – 29.02.1996
Abkalbeergebnis: 639 Kühe und 0 Färsen
Durchschnittliche Zuchtherde: 846,8 Abgänge im Zeitraum: 38, davon Verkauf: 0

Intervall-berechnungen	arith. Mittel	n	Min.	Max.	s	Referenz
Zwischenkalbezeit	353,7	97	315	421	23,3	< 385
Intervall Kalbung – 1. Brunst	66,3	511	8	191	26,6	
Rastzeit	69,6	477	32	191	24,8	< 85
Intervall Kalbung - letzte Besamung	109,5	126	37	288	60,3	
Güstzeit	90,3	351	39	317	42,8	< 105
Verzögerungszeit	22,9	351	0	226	32,1	< 18

Besamungsergebnisse:

Erstbesamungen:	477	Besamungen ingesamt:	912
Erstbesamungsindex:	1,9	Trächtigkeitsindex:	1,8
Erstbesamungserfolg:	36,2 %	Untergrenze 1. Besamung-1. Trächtigkeitstag:	17,1
Anzahl Tiere besamt < 51 Tage p.p.:	87	Brunsterkennungsrate:	73,7 %

Das Beispiel zeigt eine zu weite Streuung der Rastzeiten (es wurden Tiere zu früh und andere viel zu spät wiederbelegt); ein zu langes Intervall „Kalbung – 1.Brunst" mit zu weiter Streuung (die Brunstdokumentation ist unzureichend); zu weite Streuungen der Kennzahlen „Verzögerungszeit", „Güstzeit" und „Intervall Kalbung – letzte Besamung" (letztere bezieht sich auf Tiere, die nicht als „tragend" registriert wurden); nicht zufriedenstellende Besamungsergebnisse.

gen. So ist die *freiwillige Wartezeit* (FWZ), die die Grundlage für die Rastzeit bildet, eine Größe, die in der Regel in Abhängigkeit von den jeweiligen betrieblichen Gegebenheiten, ggf. auch in mehreren Stufen festgelegt wird. Hochzuchtbetriebe tendieren eher zu einer späteren Wiederbelegung, da sie oft auf möglichst hohe 305-Tage-Leistungen Wert legen und einen frühen „Milchleistungsknick" fürchten. Geht es ausschließlich um die Milchproduktion, so muß eine möglichst kurze Rastzeit angestrebt werden, um zu jedem Zeitpunkt möglichst viele Tiere in der Hochlaktation zu haben, d.h. möglichst viel Milch pro Zeiteinheit zu produzieren (s. 3.3). Die Beurteilung der Rastzeit bedeutet für den Bestandsbetreuer also in erster Linie Überprüfung eines konsequenten Herdenmanagements in dieser Phase.

Die *„Verzögerungszeit"* (VZ) kann aus unterschiedlichen Gründen verlängert sein. Inwieweit die Verlängerung der VZ auf Mängel in der Brunsterkennung oder -nutzung zurückzuführen ist, kann durch Vergleich mit der Kennzahl *„Untergrenze 1. Belegung – 1. Trächtigkeitstag"* festgestellt werden (Tab. 81). Die Differenz beider Kennzahlen multipliziert mit der Anzahl berechneter

Tab. 81 Feststellung des Verlusts durch nicht genutzte Brunsten während der Verzögerungszeit

Beispiel 1:

1. Besamung ------------ 2. Besamung ------------ 3. Besamung
0. Tag - ---------------- 21. Tag ---------------- 42. Tag

42. Tag = 1. Trächtigkeitstag
Verzögerungszeit (VZ) = 42 Tage
Untergrenze 1. Belegung – 1. Trächtigkeitstag (UBT):
Trächtigkeitsindex (TI) = 3,0
UBT = (3,0 – 1) x 21 = 42 Tage

Alle Brunsten wurden für eine Besamung genutzt.

Beispiel 2:

1. Besamung -------------------------------- 2. Besamung
0. Tag ------------------- 21. Tag --------------- 42. Tag

42. Tag = 1. Trächtigkeitstag
VZ = 42 Tage
TI = 2,0
UBT: (2,0 –1) x 21 = 21 Tage   VZ – UBT = 42 – 21 = 21

Die Brunst nach 21 Tagen (nicht geäußert/nicht gesehen/nicht genutzt) wurde nicht für eine Besamung genutzt. Es entstand dadurch ein Verlust von 21 Tagen.

Die Beispiele lassen sich auf die ganze Herde übertragen, indem die Mittelwerte beider Kennzahlen errechnet und deren Differenz mit der Anzahl der in die Berechnung einfließenden Verzögerungszeiten multipliziert wird.

Verlust an (Kuh-)Tagen durch nicht genutzte Brunsten während der Verzögerungszeit (xTg):

$$xTg = (\varnothing\, VZ - \varnothing\, UBT) \times nVZ$$

Nach Feststellung der Kosten, die durch einen (Kuh-)Tag bei Verlängerung der Zwischenkalbezeit entstehen (DM_T) (Größenordnung ≈ 5 DM [Betrieb mittlerer Größe]), läßt sich der Verlust in DM (V_{DM}) errechnen:

$$V_{DM} = xTg \times DM_T$$

(Achtung: Tiere, die nicht tragend geworden sind, werden bei dieser Berechnung nicht berücksichtigt.)

Verzögerungszeiten (n) ergibt den Verlust an Tagen infolge nicht genutzter Brunsten während der VZ. Wird ein verlorener Tag der ZKZ je nach betrieblichen Gegebenheiten mit 2–8 DM Verlust veranschlagt, läßt sich durch nochmalige Multiplikation der an dieser Stelle eingetretene Gesamtverlust errechnen. Auch wenn diese Berechnung nicht auf den Pfennig genau ist, so gibt das Ergebnis eine weitere Möglichkeit, ein Ziel zu definieren, Ergebnisse verschiedener Auswertungen miteinander zu vergleichen und Entwicklungen zu beurteilen.

Die Beurteilung von Entwicklungen ist auch durch die *Bilanzierung von Kennzahlen oder des Besamungserfolgs* über einen bestimmten Zeitraum möglich (Abb. 41).

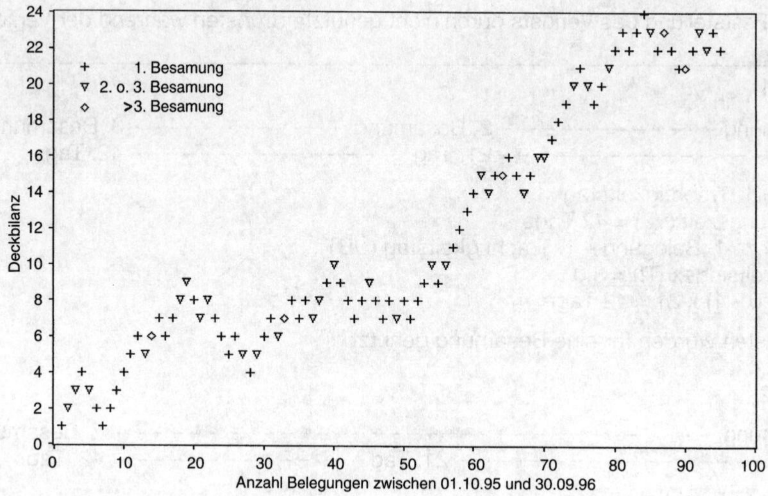

Abb. 41 Feststellung der Entwicklung des Besamungserfolgs durch einfache Bilanzierung (Deckbilanz). Bei erfolgreicher Besamung erfolgt bei der Eintragung ein Schritt nach rechts und nach oben, bei erfolgloser Besamung ein Schritt nach rechts und nach unten, bei unsicherem Ergebnis ein Schritt nach rechts bei gleichbleibendem Niveau.

4.3.2 Beispiel Eutergesundheit

Bezüglich der Kennzahlen zur Beurteilung der Eutergesundheit wird auf Kapitel 3.2.2 verwiesen. Die Auswertungen können sich auf die gesamte Herde, auf bestimmte Tiergruppen (z.B. aufgegliedert nach Laktationsnummern oder Laktationsstadien) oder auf Einzeltiere beziehen. Verlaufskontrollen geben dabei einen guten Überblick über Entwicklungen der Eutergesundheit (z.B. Erfolg von Sanierungsmaßnahmen, retrospektive Analysen, z.B. um ein bestimmtes Problem zeitlich einordnen zu können, frühzeitiges Erkennen von Problemen). Es sei noch einmal darauf hingewiesen, daß zur Beurteilung der Eutergesundheit Informationen über die Häufigkeit klinischer Mastitiden und den Zellgehalt erforderlich sind. Die Analysen können weiterhin retrospektiv sein oder sich auf die aktuelle Situation beziehen.

Aus einer Herdenübersicht (Abb. 42) erhält man Informationen über klinische Mastitiden, Mastitishäufigkeiten bei Einzeltieren und sonstige Veränderungen, z.B. Zitzenverletzungen, Stenosen, in einem vorher festgesetzten Analysenzeitraum. Die Auswertungen beziehen sich dabei auf eine vorab definierte Risikogruppe (im Beispiel: laktierende und trockenstehende Kühe). Weiterhin sind der Prozentsatz der Tiere mit einem Zellgehalt über 250.000/ml im Gesamtgemelk und das Ergebnis der letzten Milchkontrolle angegeben. Bei der Herdenzellzahl handelt es sich um die sog. „theoretische Tankmilchzellzahl". Diese errechnet sich nach folgender Formel:

Anamnese — Eutergesundheit

Auswahl: alle Tiere
Analysenzeitraum von: 05. 01. 96 – 04. 01. 97

Risikogruppe: 60 Tiere (LN > 0, anwesend und laktierend/trocken) ≤ 240 Euterviertel
Laktationstage: 16283 aus 82 in den Zeitraum reichenden ZKZ

Euterdiagnosen:	**Anzahl Tiere**	**Anzahl Viertel** (% Risiko)
Erkrankungen des Euters:	28 (46,7%)	39 (16,3%)
klinische Mastitiden:	24 (40,0%)	32 (13,3%)
subklinische Mastitiden:	3 (5,0%)	3 (1,3%)
atrophierte Euterviertel:	0 (0,0%)	0 (0,0%)
Verletzungen:	3 (5,0%)	4 (1,7%)
Zitzenstenosen:	0 (0,0%)	0 (0,0%)

Häufigkeiten/Tier:	**1**	**2**	**>2**		
klinische Mastitisfälle:	15	7	2	Mastitis + Verletzung:	2
Verletzungsfälle:	2	1	0	Problemtiere:	2

Milchleistung (21.11.96):	Mtg*	Menge (kg)	Zellen (x1 000/ml)	Fett %	Eiweiß %
n = 36	171	26,3	169	4,1	3,6
(unter Berücksichtigung der Milchmenge)			156	4,1	3,6

erhöhter Zellgehalt (21. 11. 96) (>250000): 11 (30,6%)

*Mtg: Melktage

Abb. 42 Retrospektive Analyse der Eutergesundheit im Zeitraum von einem Jahr.

$$\text{Theor. TZ pro ml} = \frac{\Sigma\text{ZZ im GGM pro ml x kg Milch}}{\text{Anzahl gemolkener Tiere}}.$$

Dabei bedeuten: TZ = Tankmilchzellzahl,
ZZ = Zellzahl,
GGM = Gesamtgemelk.

Die theoretische Tankmilchzellzahl ist meist etwas höher als die aktuelle Zellzahl in der Herdensammelmilch, da alle laktierenden Tiere mit berücksichtigt werden (auch Tiere, die sich in der Wartezeit befinden, oder Tiere, deren Milch wegen erhöhter Zellzahlen nicht in den Tank gemolken wird). Aus Abbildung 42 wird deutlich, daß der Prozentsatz von klinischen Mastitiden mit 40% sehr hoch liegt. Aus der Verlaufskurve der theoretischen Tankmilchzellzahl und dem Prozentsatz der Tiere mit einem Zellgehalt von über 250.000/ml (Abb. 43) sowie einer Verteilung der Mastitisfälle nach der Jahreszeit (Abb. 44) ist zu ersehen, daß in den Monaten März bis Juni offensichtlich große Probleme mit der Eutergesundheit aufgetreten sind. Als Ursache

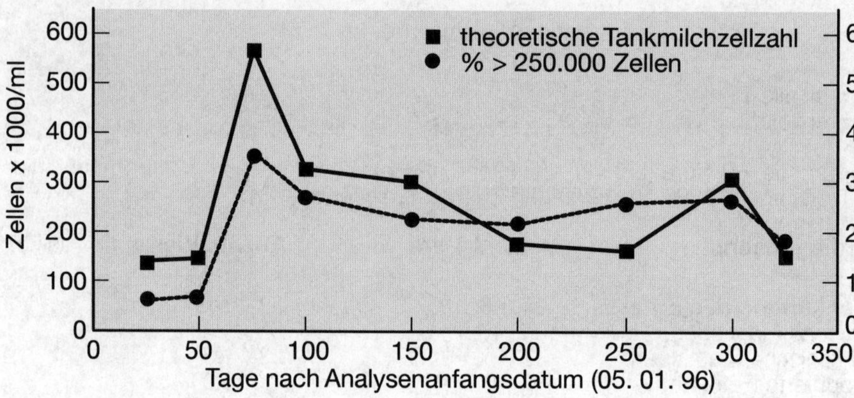

Abb. 43 Zeitlicher Verlauf (05.01.1996 – 04.01.1997) der theoretischen Tankmilchzellzahl und des Prozentsatzes der Tiere mit einem Zellgehalt im Gesamtgemelk von über 250.000/ml.

```
              100A
               98A         80A
               92A   98A   48A   55A
               85A   97A   25A   45A
               80A   46A   12A   41A
               69A   46A    9A   40A                     58A
         98A   68A   12A    9A    8A                     28A   11A   79A
         85A   21A    9A    8A    6A                     11A    9A   28A

   0.0   5.6  22.2  16.7  19.4  16.7   0.0   0.0   0.0   8.3   5.6   5.6
 ------+-----+-----+-----+-----+-----+-----+-----+-----+-----+-----+------
   Jan   Feb   Mär   Apr   Mai   Jun   Jul   Aug   Sep   Okt   Nov   Dez
```

Abb. 44 Verteilung der Mastitisfälle im Beispielbetrieb nach Jahreszeiten (05.01.1996–04.01.1997).

wurde eine vorübergehende Verschlechterung der hygienischen Verhältnisse im Stall (voller Güllekanal mit zeitweisem Überlaufen der Gülle sowie Überbelegung) festgestellt. Dies führte zu einem massiven Problem mit klinischen Mastitiden, verursacht durch koliforme Keime und *Streptococcus uberis*. Die Situation hat sich in den darauffolgenden Monaten aufgrund der durchgeführten Maßnahmen zwar gebessert, aber der „Idealzustand" ist noch nicht erreicht.

Weitere sinnvolle Auswertungen sind z.B. eine Häufigkeitsverteilung der Mastitiden nach Laktationsstadium oder Laktationsnummer, eine Aufgliederung der Eutererkrankungen sowie eine Verteilung festgestellter Mastitiserreger. Manche Computerprogamme bieten einen direkten Zugriff auf das Einzeltier in Form von Histogrammen mit Einzeltieridentifikation (Abb. 44). So können sofort Informationen über bestimmte Tiere erhalten und weitere Maßnahmen (z.B. Entscheidung darüber, ob das Tier im Bestand bleiben oder gemerzt werden soll) beschlossen werden.

Zellgehalt

Prüfungsergebnis vom: 21.11.96
Zellgehalt (x 1000/ml)

Prüfungsergebnis vom: 22.10.96	> 250	≤ 250
> 250	n = 5 16 % 8A 46A 47A	n = 6 19 % 28A 45A 57A
≤ 250	n = 4 13 % 100A 92A 33A 32A	n = 16 52 % 6A 9A 11A

Abb. 45 Vierfelder-Tafel zur Darstellung der Zellzahlentwicklung in zwei Monaten, Computerausdruck.

Andere Auswertungen ermöglichen es, Entwicklungen von Monat zu Monat oder die Situation in einem bestimmten Monat zu erfassen, was dann bei den regelmäßigen Bestandsbesuchen erörtert werden und ggf. Maßnahmen nach sich ziehen kann.

Bei den eingerahmten Zahlensäulen können nicht alle Tiere auf dem Monitor dargestellt werden. Bei der Arbeit am Rechner kann in den Säulen auf- und abgerollt und so auf alle Tiere zugegriffen werden.

Aus einer Darstellung der Zellzahlen von zwei Kontrollmonaten in Form einer Vierfelder-Tafel (Abb. 45) lassen sich z.B. die Tiere herausfinden, die zweimal einen erhöhten Zellgehalt aufgewiesen haben. Weiterhin sind Tiere aufgeführt, bei denen sich die Zellzahl verschlechtert hat. So ist aus Abbildung 45 zu ersehen, daß 52% der geprüften Tiere in beiden Kontrollmonaten einen Zellgehalt < 250.000/ml und 16% einen Zellgehalt > 250.000/ml hatten. Bei 19% der Tiere hat eine Verbesserung und bei 13% eine Verschlechterung der Zellzahlsituation stattgefunden. Setzt man auf Einzeltierniveau den Übergang der Zellzahl von z.B. unter 250.000 Zellen/ml Gesamtgemelk auf über 250.000/ml als Indikator für eine Neuinfektion fest, so beträgt die Neuinfektionsrate im Monat November für den Beispielbetrieb 13%.

Anhand folgender Formel läßt sich der Beitrag eines Tieres am Herdendurchschnitt der Zellzahl ermitteln:

$$\% \text{ Beitrag} = \frac{\text{individuelle Zellzahl x kg Milch x 100}}{\text{Tierzahl x mittlere Zellzahl x mittlere kg Milch}}$$

Diese Auswertung kann von Bedeutung sein, wenn es aus irgend einem Grund zu einem starken Anstieg der Tankmilchzellzahl gekommen ist und vielleicht sogar die Gefahr von Milchgeldabzügen wegen Zellzahlüberschrei-

Ergebnisse der Milchleistungskontrolle vom 16. 02. 96

Tnr	Tiername	LN	Melktage	kg	%Fett	%Eiw.	(F/E)	Lakt.	Harnst.	Zellzahl	%TZ
222A	Rabea	2	13	26,4	4,56	3,74	1,2	4,60	231	790	4,9
180A	Katharina	1	51	29,0	3,82	3,12	1,2	4,73	211	1120	7,6
139B	Belinda	5	71	27,5	5,30	3,55	1,5	4,53	286	1151	7,4
133B	Petra	4	418	16,4	5,57	4,22	1,3	4,53	398	1614	6,2
261A	Liguste	3	218	17,4	6,53	3,76	1,7	4,54	263	5848	23,9

Herdenübersicht aus den aufgelisteten Werten:

Kuhzahl LN > 0	Prüfung	Milch (kg) am Prüftag	Melkdurchschnitt Melktage	kg	%Fett	%Eiw.	Harnst.	Zellzahl
69	55	1370,1	167	24,9	4,77	3,53	296,6	310

Tiere mit Zellzahlen > 250 : 29%

Abb. 46 Ergebnisse einer Milchleistungskontrolle mit Angabe des Beitrags der Einzelkühe zur theoretischen Tankmilchzellzahl (TZ) (verkürzte Darstellung).

tung besteht. Wird die Milch von Tieren mit einem hohen Beitrag zur durchschnittlichen Zellzahl nicht mitgemolken, dann kann meist wieder Milch, die den gesetzlich vorgeschriebenen Gütemerkmalen entspricht, abgeliefert werden. Aus Abb. 46 ist z.B. zu ersehen, daß 23,9% der theoretischen Tankmilchzellzahl von 310.000/ml durch die Kuh „Liguste" verursacht wird.

Es sei allerdings darauf hingewiesen, daß es sich hierbei nur um eine Notfallmaßnahme handelt. Auf Dauer ist es natürlich nicht wirtschaftlich, die Milch von Tieren mit erhöhten Zellzahlen nicht mit abzuliefern. Vielmehr sollte mit einem effektiven Mastitissanierungsprogramm versucht werden, die Eutergesundheit der Herde zu verbessern.

4.3.3 Beispiel Milchleistung und Fütterung

Die Auswertung von Milchleistungsdaten wird im Kapitel 3.3 beschrieben. Moderne Herdencomputerprogramme und z.T. auch die gebräuchlichen elektronischen Kuhplaner bieten diese Auswertungsmöglichkeiten. Dabei ist die Darstellung in Form von „Punktewolken" sehr anschaulich (Abb. 20 und 21). Einige Programme bieten hier die Möglichkeit des direkten Zugriffs auf die Karteikarte der Einzeltiere, so daß „Ausreißer" schnell identifiziert und näher betrachtet werden können. Auch bei der Auswertung von Milchleistungsdaten ist die Berücksichtigung von Zeiträumen sinnvoll. So können z.B. jahreszeitliche Einflüsse oder Einflüsse von termingebundenen Futterumstellungen auf bestimmte Kenndaten ermittelt oder auch Veränderungen unter dem Einfluß betreuerischer Maßnahmen dargestellt werden (Abb. 47).

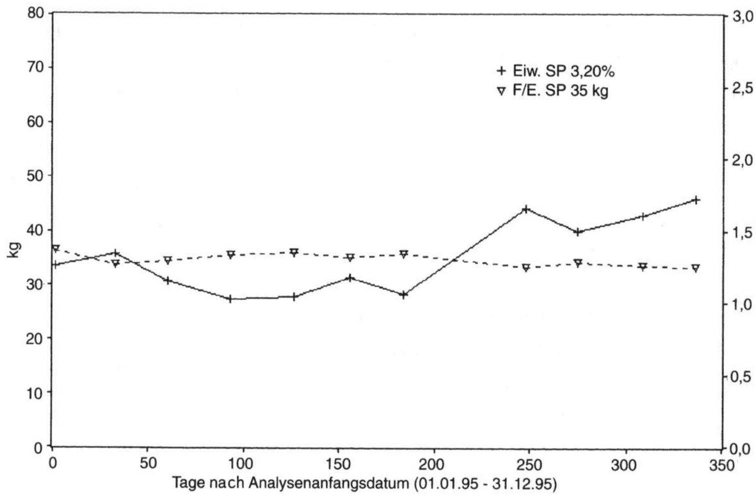

Abb. 47 Auswertung von Kenndaten der Milchleistung.
Eiw.SP = Schnittpunkt der Regressionsgeraden (Milcheiweißgehalt/Milchmenge) mit der 3,2%-Eiweißlinie (s. 3.3.2.5);
F/E.SP = Schnittpunkt der Regressionsgeraden (Fett-Eiweiß-Quotient/Milchmenge) mit einer Senkrechten bei 35 kg Milchleistung.
Das Beispiel zeigt einen deutlichen Anstieg des Eiw.SP im Verlauf eines Jahres nach Fütterungskorrektur. Der gleichzeitig stabile F/E.SP belegt, daß die Optimierung der Energieversorgung die „Wiederkäuergerechtheit" der Ration (Rohfaseranteil) nicht wesentlich beeinträchtigt hat.

4.4 Bewertung ökonomischer Ergebnisse

4.4.1 Allgemeines

Die Bewertung ökonomischer Ergebnisse stellt in der heutigen Landwirtschaft ein besonderes Problem dar. Zum einen gibt es Mängel in der Dokumentation und der Leistungsfähigkeit elektronischer Kuhplaner im Hinblick auf betriebswirtschaftliche Analysen, zum anderen machen die äußeren Wirtschaftsbedingungen mit Milchquotensystem, saisonalen Milchpreisschwankungen und schwer zu überblickenden Prämienbedingungen eine Beurteilung schwierig. Für den bestandsbetreuenden Tierarzt ergeben sich weitere Schwierigkeiten, da bezüglich der Kosteneffektivität seiner Tätigkeiten kaum gesicherte Erkenntnisse vorliegen. Zwar muß eine Kosten-Nutzen-Analyse (KNA) nicht auf rein monetäre Aspekte beschränkt bleiben, sondern kann durch nichtmonetäre Leistungen, Ansprüche und Nutzenaspekte (Mehrleistung durch Krankheitsvermeidung oder Behebung von Managementmängeln; Verlustreduktion) erweitert werden, doch beachten die üblichen Schätzungen der Verluste durch Krankheiten und z.T. auch durch

Managementmängel häufig nicht den tatsächlichen Nutzenentgang, da ihnen vereinfachte mathematische Methoden zugrunde liegen.

Grundlage für eine exakte KNA ist die präzise Datenerfassung und -verwaltung im Rahmen eines umfassenden **Kontroll- und Managementsystems** (KMS; Tab. 82). Der bestandsbetreuende Tierarzt muß in dieses KMS integriert sein. Für alle veterinärmedizinisch relevanten Bereiche (Gesundheitsvorsorge, Leistungsoptimierung und -überwachung, Reproduktionsmanagement, Milchqualität etc.) kommt ihm im Rahmen einer Integrierten Tierärztlichen Bestandsbetreuung (ITB) eine tragende Rolle zu. Im Idealfall wird er zum „Herden-Controller", der in enger Zusammenarbeit mit dem landwirtschaftlichen Betriebsleiter die Gesamtleistung einer Herde plant, Ziele definiert, Ergebnisse prüft und dabei möglichst viele Einflußfaktoren kontrolliert. Das Erreichen der gesteckten Ziele (Betriebsziele, Arbeitsziele, Ergebnisse) und das betriebliche Gesamtergebnis (Deckungsbeitrag pro kg Milchquote) entscheiden in einem solchen System letztendlich über Erfolg oder Mißerfolg der gemeinsamen Arbeit.

Die Möglichkeiten, Daten für ein KMS kontinuierlich zu erfassen, sind von Betrieb zu Betrieb noch sehr unterschiedlich. Die Realisierung geeigneter Modelle umfassender Kontroll- und Managementsysteme steht noch am Anfang. Sie stellt gegenwärtig eine große Herausforderung für die Integrierte Tierärztliche Bestandsbetreuung dar.

4.4.2 Das „Verbleib-Ersatz-Problem"

Ein Problem, mit dem der ITB-Tierarzt immer wieder konfrontiert wird, ist die Frage, wann und unter Berücksichtigung welcher Kriterien ein Tier zuchtuntauglich wird und den Bestand verlassen muß. Da es bisher nur sehr aufwendige methodische Konzepte für die Beantwortung der Frage nach Abgang oder Verbleib gibt, werden fast alle Kosten- und Nutzenabwägungen ohne derartige Hilfen vorgenommen.

Unter Berücksichtigung der Betriebszweigabrechnung lassen sich vereinfachte Konzepte verfolgen. Weist ein Tier unterdurchschnittliche Leistungs- und Erfolgswerte auf, so ist der Ersatz umso eher geboten, je weiter das Tier dem Durchschnitt nachhinkt, je höher die nachhaltige Leistungseinbuße durch die jeweilige Gesundheitsstörung sein wird und je geringer der Zuchtwert ist. Unter Berücksichtigung eines höheren Leistungsniveaus des Ersatztiers infolge des allgemeinen Zuchtfortschritts, ist im Falle dauerhafter gesundheitlicher Schäden in aller Regel der Ersatz die bessere Alternative. Schwierig ist die Beantwortung der Frage bei Spitzentieren, da hier weitere, sog. „dynamische Entscheidungsvariablen" (Zuchtwert, überdurchschnittlicher Zuchtwert der Nachkommen, Bedeutung der Spitzentiere für die Beurteilung der Herde etc.) berücksichtigt werden müssen, und der allgemeine Zuchtfortschritt als Argument für den Ersatz wegfällt. Ein Spitzentier bleibt unter Umständen trotz eines bestehenden Gesundheitsschadens wirtschaftlicher als sein Ersatz. Zur Feststellung muß außer dem Vergleich mit

Tab. 82 Datenaufkommen in einem Kontroll- und Managementsystem (in Anlehnung an Walter et al., 1992)

1. Naturale Daten tierspezifisch (inkl. Jungvieh)
   - Milchleistung (9–11 Proben/Jahr); Milchmenge und Inhaltsstoffe, zusätzlich tägliche Milchmengenerfassung
   - Brunst, Besamung, Trockenstellen, Kalbung, Ansätze elektronischer Gesundheitskontrolle
   - Zwischenkalbezeit; Laktationsdauer und Trockenzeit; Trächtigkeit und Güstzeit, täglicher Kraftfutterverzehr netto (Sollwert abzgl. nicht abgerufene Menge)
   - Grundfutteraufnahme (nach Haltungsgruppen)
2. Naturale Daten herdenbezogen und nach Bestandsklassen/Haltungsgruppen
   - Milch-, Fett- und Eiweißleistung
   - Tägliche/monatliche Futtermengen (Soll/Ist)
   - ZKZ, Laktationsdauer...
   - Fruchtbarkeitskennzahlen
   - Quotenbezug
   - Differenzierte Grundfutterzuordnung
3. Monetäre Daten tierspezifisch (inkl. Jungvieh)
   - Milchertrag
   - Wert des Kalbes (Verkaufspreis)
   - Kraftfutterkosten
   - Grundfutterkosten (variable und fixe)
   - Andere variable Kosten (Besamungen, Tierarzt, Versicherungen etc.)
4. Monetäre Daten herdenbezogen und nach Bestandsklassen/Haltungsgruppen
   - Milchertrag
   - Ertrag aus Kälbern, Altkühen
   - Kosten der eigenen Färsen, Bestandsergänzung
   - Kraftfutterkosten
   - Grundfutterkosten (variable und fixe)
   - Sonstige variable Kosten (Löhne [soweit nicht in Einzelposten enthalten], Besamung, Tierarzt, Versicherungen, Energie, Wasser etc.)
5. Prognose naturaler und monetärer Parameter für Einzeltiere, Haltungsgruppen etc.
   - Milchertrag
   - Ertrag aus Kälbern, Altkühen

ableitbar: Kosten- sowie Gewinn- und Verlustrechnung

dem Herdendurchschnitt auch ein Vergleich zwischen der (Zukauf-)Färse und dem zu ersetzenden Tier durchgeführt werden. Für das zu ersetzende Tier sind Alter, Vorjahresleistungen unter Berücksichtigung möglicher früherer Erkrankungen zu extrapolieren, um die Leistungserwartung ohne Krankheit zu schätzen. Diese Schätzung wird um die Schädigung infolge der vorliegenden Erkrankung reduziert. Die Färse wird bewertet, indem die durchschnittliche Leistung der Färsen des Vorjahres, erhöht um die durch den allgemeinen Zuchtfortschritt bedingte, zu erwartende Mehrleistung, zugrunde gelegt wird. Außerdem wird für dieses Tier die durchschnittliche Nutzungsdauer angenommen und dementsprechend die zu erwartende Lebensleistung in Ansatz gebracht.

Alle halbwegs korrekten Ansätze sind für die tägliche Arbeit in den Bestän-

ABL 14 Ausmerzhilfe

Faktor	−100	−75	−50	−25	0	+25	+50	+75	+100
Jahresleistung									
≥ 150%									x
110–149%							x		
90–109%					x				
80–89%			x						
< 80%	x								
zu erwartende Leistung in dieser Laktation									
≥ 75% dLL*									x
50–74% dLL							x		
35–49% dLL					x				
25–34% dLL			x						
< 25% dLL	x								
offene Tage									
< 50									x
50–100							x		
101–150					x				
151–200			x						
> 200	x								
Zuchtwert									
% vom dZW**									
Zellgehalt*** x 1.000									
< 150									x
≥ 250							x		
251–300					x				
301–400			x						
> 400	x								
Dreistrich			x						
min. 2 therapieresistente Euterviertel	x								
1/4 klinisch#			x						
2/4 klinisch#	x								
kein Zyklus			x						
Konditionsmangel (BCS≤2)			x						
Alter									
LN= 1–2									x
LN= 3–4							x		
LN= 5–6					x				
LN> 6			x						

* dLL = durchschnittliche Laktationsleistung, ** dZW = durchschnittlicher Zuchtwert,
*** Zellgehalte in mind. 3 Kontrollen; schwankende Zellgehalte werden mit 0 Punkten gewertet;
\# Flocken und/oder deutliche Verhärtungen.
Tiere < 0 Punkte: Vorschlag zur Merzung (im letzten Trächtigkeitsdrittel: Separieren und Merzung nach Abkalbung). Tiere ≥ 0 Punkte: Behandlungsversuch.

ABL 15 Zuchtuntauglichkeitskontrolle (ZU-Liste)

Ohr-Nr.	LN	Mtg	letzte Laktations-Leistung	letzte Kon-trolle	TR-Tage	BCS	Zellzahl	Drei-strich	Hauptmer-zungsgrund	Nebenmer-zungsgründe	* Behand-lungs-versuch	* ZU	* ZT

*Spalten sind nur von der Betriebsleitung auszufüllen

Abk.: LN = Laktations-Nr.; Mtg = Melktage; TR-Tage = Trächtigkeitstage; BCS = Body Condition Score; ZU = zuchtuntauglich; ZT = zuchttauglich den, bei der schnelle Entscheidungen erforderlich sind, zu kompliziert, solange sie nicht durch entsprechende computergestützte Herdenmanagementsysteme nutzbar gemacht werden. Die Arbeitsblätter (ABL) 14 und 15 zeigen Hilfsmittel, wie sie in der täglichen Arbeit genutzt werden können. ABL 14 ermöglicht die Bewertung eines Tieres nach einem Punkteschema. Durch die Spalte „Faktor" kann eine zusätzliche Gewichtung der einzelnen Bewertungskriterien vorgenommen werden. ABL 15 wird vor allem in größeren Betrieben genutzt, um Tiere, die vom Personal als zuchtuntauglich eingestuft werden, zu registrieren und die Entscheidung der Betriebsleitung über Abgang oder Verbleib vorzubereiten.

Einige moderne Herdencomputerprogramme bieten die Möglichkeit, die in der laufenden Laktation noch zu erwartende Milchleistung eines Tieres aufgrund der von dem jeweiligen Tier vorhandenen Leistungsdaten schnell zu ermitteln, was eine weitere Unterstützung bei der Verbleib-Ersatz-Entscheidung darstellt.

Literatur

AG Rinderbestandsbetreuung/Mansfeld, R. (Hrsg.) (1992): Pflichtenheft für EDV-Systeme zur Unterstützung der tierärztlichen Betreuung von Rinderbeständen. Schriftenreihe der Akademie für tierärztliche Fortbildung (ATF).

Binder, S., und O. Distl (1986): Einsatzmöglichkeiten von Computern und Anforderungen an Computerprogramme für das Management von Milchrinderbeständen am Beispiel des Lehr- und Versuchsgutes der Universität München. EDV in Medizin und Biologie 17, (4), 80–90.

Dohoo, I. R., and K. E. Leslie (1991): Evaluation of changes in somatic cell counts as indicators of new intramammary infections. Prev. Vet. Med. 10, 225–237.

Ewy, A., T. van Halsema und T. Held (1992): Integrierte tierärztliche Bestandsbetreuung mit Hilfe der Fruchtbarkeits- und Krankenkarte für Rinder und der 12-Monatsübersicht. Prakt. Tierarzt 73, 611–619.

Lotthammer, K.-H. (1990): Ökonomische Bewertung der Fruchtbarkeit des Rindes. Tierhygiene – Information (Eberswalde) 22, Sonderheft, 99–127.

Metzner, M. (1991): Überwachung der Herdengesundheit von Milchrinderbeständen mit dem Computerprogramm Bovi-Concept. VI. Seminar der Deutsch-Niederländischen Arbeitsgruppe für Rindviehhaltung, Berlin, 02.–03.05.1991. In: Klinik für Klauentiere, Fortpflanzung und Haltungshygiene der Freien Univ. Berlin (Hrsg.): Beiträge zu Fragen der Ernährung, Haltung und Gesundheit von Rindern, S. 125–130.

Metzner, M., und R. Mansfeld (1992): Tierärztliche Betreuung von Milcherzeugerbetrieben. Teil 2: Die Beurteilung von Fruchtbarkeitsparametern. Möglichkeiten und Grenzen. Prakt. Tierarzt 73, 800–814.

Renkema, J. A., und A. A. Dijkhuizen (1985): Betriebswirtschaftliche Aspekte von Tierkrankheiten unter besonderer Berücksichtigung von tiergesundheitlichen Vorbeugemaßnahmen in der Milchviehhaltung. Züchtungskunde 57, 225–236.

Walter, K. (1993): Überlegungen zu einem ökonomischen Konzept zur Bewertung von Behandlungen in der Rinderhaltung. Prakt. Tierarzt 74, 649–652.

Walter, K., K.-H. Lotthammer, F. Marx und H. Niederstucke (1992): Modul „Kosten-Nutzen-Analysen". In: Arbeitsgruppe Rinderbestandsbetreuung/Mansfeld, R. (Hrsg.): Pflichtenheft für EDV-Systeme zur Unterstützung der tierärztlichen Bestandsbetreuung von Rinderbeständen, Schriftenreihe der Akademie für tierärztl. Fortbildung (ATF), S. 283–317.

Zeddies, J. (1989): Kostenfaktoren in der Milcherzeugung. Prakt. Tierarzt 70, 38–48.

Sachregister